청소년의 섭식장애 어떻게 도울까?

청소년의 섭식장애 어떻게 도울까?

가족기반치료(Family-Based Treatment) 중심

제2판

James Lock, Md, Phd
Daniel Le Grange, Phd 지음
윤줄리아 영 옮김

圖書出版 하나醫學社

Help Your Teenager Beat an Eating Disorder, SECOND EDITION(the "Work")

by James Lock, Md, Phd & Daniel Le Grange, Phd

목차

역자 서문 7
서론 11
저자의 글 23

PART 1 시작하기
섭식장애를 겪고 있는 자녀들을 돕기 위한 첫 번째 단계

1. 지금 행동하기 27

2. 함께 하기 61

3. '왜?'라는 질문으로 시간을 낭비하지 않기 93

PART 2 섭식장애를 이해하기

4. 무엇을 겪고 있는지 알기 121
섭식장애의 복잡성

5. 자녀의 머릿속으로 들어가기 151
십 대 자녀들의 행동 안에 숨겨진 왜곡된 사고

6. 다른 옵션들을 이해하기 183
연구보고가 이야기하는 거식증, 신경성 폭식증, 폭식증 그리고 회피적/제한적 음식 섭취장애를 치료하는 최상의 방법들

PART 3 치료의 효과를 위해서

자녀가 회복할 수 있도록 돕기 위해 매일 일어나는 문제들을 어떻게 해결할 것인가?

7. 변화를 위해 책임지기 211
섭식장애의 회복을 위해 가족기반치료(Family-Based Treatment)를 어떻게 적용하면 될까?

8. 지지 역할이 되어주기 275
자녀의 회복에 도움이 될 수 있는 다른 방법들

9. 단합의 힘을 활용할 것 313
섭식장애와의 싸움에서 구성원들이
어떻게 일치됨을 유지하는가?

10. 정보를 받고 힘을 얻기 347
자녀를 돕고자 하는 전문가들과 어떻게 작업하는가?

섭식장애 전문기관 371
찾아보기 417

역자 서문

이 책은 역자가 미국 UC 샌디에이고 주립대학(UC San Diego)과 영국 국립 섭식장애 센터(NCFED: National Center for Eating Disorder)에서 수련 중 추천을 받은 책 중 하나이다. 특히 가족기반치료(Family-Based Treatment)접근을 중심으로 한 UC 샌디에이고 주립대학의 섭식장애 센터 치료사들 및 그 구성원들의 일치 된 팀목과 그들이 제시하는 분명한 정보와 지침 및 지지적인 태도에 깊은 인상을 받게 되었고 추후 이 치료방법에 대한 저자의 책을 번역하고 싶다는 생각을 하게 되었다. 또한, UC 샌디에이고 주립대학 산하의 소아병동의 전문적인 입원 세팅의 구조는 섭식장애를 전문으로 하는 심리치료사, 가족치료사, 정신과 전문의, 소아 청소년 전문의, 간호사, 영양사, 요가치료사, 심리기술 요원(Psychitric Technician) 등이 한 팀을 이루어 환자의 회복을 위해 의논하고 가족들을 교육하는 시스템이 포함되었는데, 그들의 다양한 프로그램 및 치료 과정을 보면서 우리나라의 섭식장애 환자와 가족들을 위한 치료 환경이 개선되어야 함을 절실히 느끼게 되었다. 그럼에도 불구하고 다른 선진국에서조차 많은 의료진이나 심리전문가들의 섭식장애에 대한 한정된 지식과 이해의 결여로 인해 환자들의 상태가 악화되는 것이 이슈화되고 있어 일부 섭식 전문인들은 입증된 연구정보 및 질병에 대한 지식과 예방에 대한 교육적 정보를 보급하고자 노력하고 있다. 또한, 미국이나 영국에서는 대학교의 석사 및 박사과정으로 섭식 치료 학과들이 개설되었으며 일부 치료센터에서는 섭식장애 환자들을 위한 거주자 집단치료 프로그램을 활발히 진행하는 등 그에 관한 관심과 연구가 증가하고 있다. 또한, 대부분의 치료가 임상 및 심리전문가에 의해서 진행되거나 정신과 의료진들과의 팀목으로 구성되어져 있는 반면 한국에서의 전문적 치료와 이러한 노력은 소수의 정신과 의료진들에 의해서 행해지고 있는 것으로 보이며 섭식장애의 전문적인 자격 요건을 갖춘 심리전문가들이 턱없이 부족한 상황이다. 섭식장애와의 경험은 환자뿐 아니라 가족 모든 구성원들에게 '트라우마'일 수 있으며 상당한 스트레스를 수반한다. 또한, 회복을 위해서 많은 지혜와 유연성, 각고의 인내 등 수많은 연습이 필요하다.

가족기반치료(FBT: Family-Based Treatment)는 청소년들에게 가장 효과적인 치료로 알려진, 여러 데이터에 의해 입증된 가족치료법으로써 영국 모즐리 병원의 섭식장애 가족치료의 효과성이 보고되면서 모즐리 가족치료라는 이름으로 알려지기 시작하였으며, 이후 미국의 James Lock 박사와 Daniel Le Grange 박사가 그곳에서 훈련을 받고 미국에 보급하면서 가족기반치료라는 이름으로 불려지게 되었다. 이들의 노력으로 많은 섭식장애 아동 청소년들의 가족 지지 모임과 교육 등이 미국 여러 지역에서 활성화되기 시작하였다는 이야기를 듣게 되었다.

앞으로 한국에서도 남모르게 고통받고 있는 많은 섭식장애 내담자들을 도울 수 있는 지지단체와 섭식 전문 치료사들이 증가하길 소망하는 마음이다.

이 책은 40년 이상을 섭식장애 치료와 연구에 힘 써왔던 두 저자의 가족기반치료에 근거한 경험과 지혜가 고스란히 담겨있다. 이 접근 방식은 가족과 부모를 탓하지 않으면서 그들의 자원을 찾고 가족들을 치료회복의 핵심 구성원으로 보며 전문가들과 협력관계 안에서 자녀들의 정상적인 섭식 회복을 돕는 것이다. 그들이 알려주는 섭식장애 치료의 명료한 안내와 구체적인 정보 및 지침 등은 부모들이 마음을 잡고 올바른 치료의 방향으로 향하도록 도우며 치료사들에게는 환자의 부모 및 가족들을 교육하는 유익한 정보가 되리라 믿는다.

참고로, 이 책의 내용 중 공식적인 진단명인 신경성 식욕부진증(anorexia nervosa)이 거식증(anorexia)과 함께 쓰였으며 이 둘은 일반적으로 동일하게 쓰이고 있다. 또한, 신경성 폭식증의 전형적인 증상인 음식을 게워내는 행동은 영어인 퍼징(purging)을 그대로 사용하였다.

마지막으로 이 책을 번역할 수 있도록 허락해 주신 하나의학사 소정영 사장님과 편집을 도와주신 모든 임직원들 그리고 의학적 내용에 대한 번역 수정을 도와주신 소아 청소년 전문의 이경신 선생님, 그 외의 번역 내용을 기꺼이 읽어주고 수정을 도와준 상담 동료 우스계 모임의 강영숙 선생님과 박인숙 선생님, 이 책을 번역하도록 동기를 준 모든 내담자분들과 그 가족들 그리고 남편 Paul과 자녀들 영진, 영혜, 영은에게 감사를 전한다.

서론

만약 자녀가 아프다면 부모는 아이들을 의사의 진료실이나 병원에 데려다 놓고 그냥 오거나 그들이 방어하는 대로 내버려 두지는 않을 것이다. 자녀가 감기에 전염된 것이라면 수분을 섭취하고 휴식을 취하며 열이 내려가도록 약을 먹이는 것이 필요하다. 만약 알레르기가 있다면 알레르기를 일으키는 성분이 그 음식에 있는지 확인하기 위해 식품의 레벨 표시를 점검하는 것이 필요하며 천식이 있다면 흡입기를 잘 챙기고 급성으로 오게 되는 그 사인을 유심히 관찰해야 할 것이다. 더군다나 자녀가 암이나 심장질환과 같은 같은 아주 심한 질병을 앓고 있다면 당신은 그냥 자연히 나을 것이라고 기대하지는 않을 것이다.

의사가 없다면 누군가 옆에 있어 주어야 한다. 바로 그 사람이 부모인 것이다. 부모란 자녀의 모든 질병에 있어서 치료의 중요한 일 부분을 차지한다. 그렇다면 섭식장애라고 해서 달라야 할 이유가 있는가?

전혀 그래야 할 이유는 없으며 섭식장애에서도 동일하게 적용되어야 한다. 특히, 섭식장애는 자녀의 생존을 위협할 수 있는 매우 심각한 질병이며 그 특성상 교묘하고 자가 영속성을 띤다. 그것이 바로 섭식장애를 겪는 상당수의 청소년들이나 성인들이 질병을 앓는 과정 중 병원 신세를 지게 되는 이유이기도 하다. 그들이 정상적인 체중과 식습관을 회복할 수 있게 하기 위해서는 한 팀으로 구성된 전문가들의 주의 깊은 관찰이 지속적이고 일관적으로 이루어지는 것이 중요하다.

문제는 그들이 집으로 돌아와서 벌어지는 일들이다. 섭식장애를 위한 많은 치료 프로그램들은 여전히 다양한 이유로 섭식장애 청소년들을 놀보는 역할에 있어서 부모들을 제외시키는 것을 선호하며 이 책을 통해 그러한 내용이 거론될 것이다. 부모들이 그 역할에서 제외됨으로써 종종 섭식장애는 재발하게 된다. 섭식장애가 여전히 십 대 자녀들의 발목을 쥐고 있는 한, 집에 돌아오는 대로 그들 스스로 질병에 대처하도록 놔두는 것은 자기 돌봄의 허술한 방어로 인해 섭식장애가 삐져나오도록 기회를 주는 것이며 자녀들을 신체적 심리적 손상의 소용돌이에 휘말리게 하는 것이나 다름없다.

우리는 이렇게 호전되었다가, 다시 악화되는 끔찍한 사이클로 괴로워하는 청소년들과 그 부모들을 20년 이상 보아왔다. 진료실로 오게 되는 대부분의 부모들은 자녀의 혼란스러운 상태에 대해 불안해하고 가슴이 먹먹해지는 것을 경험하게 되며 심지어는 기이하게 느껴지는 이 질병에 의해 무너져버린 느낌을 받기도 한다. 상당수의 많은 부모들이 이미 다른 전문인들로부터 자녀에게서 한 걸음 떨어져 있으라는 이야기를 들어왔으며 또는 그들이 질병을 "더욱더 악화시킨다"라는 말을 들어왔다. 일반적으로 대부분의 부모들은 혼란 속에 빠지고 심지어 자녀가 정말로 섭식장애를 겪고 있는지에 대해서도 잘 알지 못하는 경우가 많다. 때론, 섭식장애가 정확히 무엇인지 모를 수도 있으며 질병에 맞서 도대체 무엇을 해야 할지 모르는 경우도 많다.

우리는 그동안 발견해 온 잘못된 개념들을 낱낱이 정리하기 위해 이 책을 쓰게 되었다. 그리고 연구를 통해서 드러나기 시작한 것은 청소년들이 섭식장애로부터 회복하는 것을 더욱더 어렵게만 만드는 것이란 이 문제를 부모의 탓으로 돌리고 그들의 생각을 반영하거나 개입(일명 '간섭'이라고 간주함으로써)을 필요로 하지 않는 치료를 권하는 것이다. 이러한 치료 방식을 선호하는 전문가에게 진단과 치료를 맡긴다는 것은, 자녀가 암에 걸렸거나 심장에 문제가 있거나 혹은 뼈가 부러졌다면 절대로 동의하지 않을 방식일 것이다. 그러므로 이 책은 다음과 같은 순수한 목적을 갖는다. 섭식장애와 그 교묘한 특성을 이해하도록 돕고 섭식장애가 자녀들의 삶으로 침범하려고 하는 그 깨진 틈을 봉합하기 위해 어떻게 그들을 도울 수 있는지 보여주는 것이다. 그렇다고 이 책이 'self-help(자가도움)'의 책자라는 뜻은 아니다. 섭식장애는 매우 심각한 질병이고 self-hep의 접근이 청소년들과 그들 가족을 위해 그 자체로 충분하다는 증거는 없다. 그 대신 이 책은 현존하는 연구 결과와 우리만의 광범위한 임상적 경험에 근거한 섭식장애에 대한 실제적 정보와 분명한 해답들을 제공하고자 하는 취지로 만들어졌다. 그리고 이 책의 목표는 오로지 밝혀진 사실들을 제공하는 것이다. 부모는 자녀의 회복을 돕는 데 있어서 중요한 역할을 한다는 것. 우리는 실제로 부모가 자녀의 건강을 회복시키기 위한 열쇠라고 믿고 있다. 이것은 부모가 단지 자녀의 진단을 위해 의사에게 평가받는 것을 고려하고 있거나 혹은 과거에 자녀가 다른 많은 치료를 받아왔으나 아직 그 병을 이기지 못하고 있다거나 그 어느 쪽에도 해당한다. 부모는 섭식장애가 자녀의 건강을 심각하게 손상시키는 기회를 포착하기 전에 가장 신속히 행동을 취할 수 있는 사람이다. 연구에 의하면 거식증과 신경성 폭식증의 경우 치료를 일찍 시작만 해도 완전히 회복할 가능성이 높다고 보고 되고 있다. 만약 당신에게 그 어느 것도 주어지지 않았다면 우리는 이 책이, 당신으로 하여금 자녀의 문제를 심각하게 인지할 수 있도록 이끌고 바로 지금 도움을 받을 수 있길 바란다. 바라건대, 이 책은 앞서 말한 것보다 좀 더 당신을 도울 수 있을 것이다. 즉, 이 책은 자녀를 에워싼 섭식장애를 무너뜨리기 위해 치료사와 성공적인 팀목을 형성하는 기반이 되도록 도울 것이다. 우리는 이 책을 통해 섭식장애를 잘 설명할 수 있기를 바라고 동시에 그러한 질병이 자녀와 가족들에게 영향을 미치는 문제들을 부모들이 어떻게 도울 수 있을지 생각해 보도록 격려한다.

우리는 자녀의 섭식장애를 돕는 데 ***'관여해서는 안된다'***는 신념을 가지고 센터를 방문하는 부모들을 흔히 보게 된다. 전형적으로 이러한 메시지는 외부의 정보에 의한 것이기도 하지만 어떤 부모들은 자녀가 생명을 위협하는 질병을 얻게 되면 본능적으로 '그것으로부터 회피하게 되는' 심리적 기제를 경험하기 때문이기도 하다. 그러므로 이 책은 처음에는 다소 급진적인 견해를 밝히는 것으로 보일 수도 있겠다. 하지만 우리는 당신이 이 책의 6장과 그 밖의 내용을 읽으면서 그렇지 않다는 것을 발견하게 되길 바란다. 즉, 당신은 이 책을 통하여 치료에 있어서 부모들의 참여는 섭식장애를 겪는 청소년들의 회복에 상당히 긍정적인 공헌을 할 수 있다는 것을 보게 될 것이다. 또한 원인 및 치료 형태를 불문하고 우리는 이 책을 통하여 부모들이 그런 참여를 할 수 있을 뿐 아니라 그렇게 해야 한다는 것을 강조할 것이다.

우리의 치료센터에서 대부분 사용하고 있는 접근 방식은 가족기반치료라고 부른다(family-based treatment). 이 치료가 담고 있는 개념은 거식증을 위해 수십 년간 다루었던 런던의 모즐리 병원의 가족작업(Family Work)에서 유래되었다. 이 작업은 부모가 관여하는 것의 중요성을 강조하고 섭식장애의 청소년들이 부딪히게 되는 딜레마에 대한 해결책을 찾도록 도움을 주는 것에 중점을 둔다. 이러한 관점은 부모를 탓하거나 혹은 그들을 치료에서 제외하는 접근법들과는 뚜렷이 대조적인 입장이다.

부모들을 우선순위로 둔다는 점에서 이 책은 다른 섭식장애를 위한 많은 책과는 동떨어져 있다는 느낌을 받을 것이다. 이 책이 처음으로 출판되었을 때는, 전반적으로 아픈 성인이나 청소년을 대상으로 쓰였었기 때문에 부모들을 위한 정보에는 큰 미흡함이 있었다. 그러므로 우리가 책을 다시 쓰게 된 이유는 바로 수십 년간의 치료 현장에서 부모들이 우리에게 가지고 왔던 질문들 그리고 여전히 듣게 되는 다음과 같은 모든 질문에 답을 주기 위해서이다. "제 잘못인가요?"라는 질문부터 "아이가 밥 먹자마자 사라져 버리면 어떻게 하나요? 우리는 아이가 먹은 것을 다 토 할거라는 것을 아는데요.", "우리가 주는 음식을 아이가 거부할 때 어떻게 하면 다시 건강한 음식을 먹게할 수 있나요?", "아이가 약을 좀 먹어야 하는 건 아닌가요?", "이 병을 이해하기가 힘들어요. 그냥 직접적인 해결책은 없는 건 가요? 그냥 먹으면 되는 거잖아요?"

우리는 학술 의학 센터에서 섭식장애의 청소년들을 치료하는 동안 임상가, 연구자로서 따로 혹은 함께 작업하면서 총 40년 이상 앞의 질문들을 위한 대답을 모아오고 있다. 섭식장애들은 상대적으로 흔하지는 않지만, 우리 팀들 각자는 그동안 수많은 환자와 그들의 부모들을 보아왔다. 그리고 우리는 입원 세팅, 집단 프로그램 그리고 개인과 가족치료 세팅에서 환자들을 치료해 왔다. 또한 섭식장애를 겪는 청소년들을 어떻게 좀 더 도울 수 있을지 탐색하는 것으로 우리의 학술적 경력을 쌓아왔으며 이 책은 이러한 우리의 노력의 중요한 일부분이다.

새로 편집된 이 책의 각 장은 청소년들의 섭식장애와 관련된 치료 연구들과 임상적인 요인들에 대한 업데이트를 수록하면서 많은 부분이 수정되었다. 우리는 예들을 간소화시키고 논의해 왔던 핵심적인 개입들 및 개념들과 관련된 새로운 것들을 추가하였다. 기쁘게도 원작의 출판 이래로 아동과 청소년들의 섭식장애 치료에 관한 연구들은 진보해 왔으며 특별히 이 장애에 대한 가족 개입의 유효성과 효율성을 수록해 왔다. 그 외에 다른 큰 발전을 보인 것은 섭식장애에 대한 인지적 과정과 관련된 것들을 발견하고 그것과 관련된 개입을 포함했으며 논의하였다. 우리는 또한 아동과 청소년 섭식장애에 관한 정신 장애들을 분류해 왔던 진단적 체계가 어떻게 개정되었는지 기술하였고 그러한 개정은 대체로 긍정적인 영향을 미쳤다. 새로 편집된 미국 정신의학회의 정신장애 진단 및 통계 매뉴얼(DSM-5)은 섭식장애와 관련된 발달적 이슈들을 좀 더 고려하였으며 신경성 식욕 부진 및 신경성 식욕 폭식증의 진단에 대한 필요 사항을 덜 엄격하게 하고 폭식장애와 회피적/제한적 음식 섭취장애를 포함하는 새로운 섭식장애 진단명들을 추가하였다. 우리가 폭식장애에 대한 실질적인 새로운 정보를 추가해 왔지만 회피적/제한적 음식 섭취장애에 관해서는 현재 거의 알려지지 않은 관계로 그것에 대한 정보는 충분히 제공되지 못하고 있는 실정이다.

매우 의미 있는 방식으로 우리를 놀라게 해 온 한가지 특별한 발견은 부모들이 치료 과정 안에 들어오게 되었을 때 보통 그들의 자원이 얼마나 풍부한지 그리고 그들이 얼마나 훌륭한 자원인지를 보게 되는 것이다. 우리는 부모들이 만약 섭식장애에 대해 좀 더 이해할 수 있도록 도움을 받고 건설적인 방법으로 자녀의 어려움에 개입하기 위해 분명한 초기 단계를 밟는다면 대부분 자녀의 상태는 호전을 보일 것이고 어떤 자녀들은 실제로 생명을 구하게 되리라는 것을 강하게 믿고 있다.

우리 두 명은 20여 년 동안 의학부 담당 하에 연구자로서 그리고 임상자로서 일해왔다. 우리는 세계 여러 다른 지역에서 일해 왔지만, 섭식장애를 겪는 청소년들의 치료법에 관한 서로의 관심은 각자의 실습을 통해 매일 우리가 할 수 있는 가장 최선은 무엇인지에 대해서였으며 그것이 우리의 생각을 모으게 하여 이렇게 함께 하게 되었다. 우리의 이러한 관심은 1988년에 시작되어 풍부하고 생산적인 협력으로 이끌었고 그해에 합작으로 거식증의 청소년들을 치료하는 전문가들을 위한 매뉴얼을 첫 번째 책으로 선보였다. 그 이후로 우리는 전 세계적으로 이러한 치료법에 관한 워크숍들을 시행해 왔다. 우리는 서로 어려운 케이스들을 논의하고 전문가 모임과 연구에서 밝혀진 것들을 발표하며 지속적으로 새로운 임상 치료 연구를 위해 협력하며 일하고 있다. 이 책의 초판이 출판된 이후로 섭식장애를 겪고 있는 아동을 돕기 위한 부모의 역할에 관해 증가된 관심이 몇몇 부모들로 결성 된 조직들을 설립하도록 이끈 것에 대해 기쁘게 생각한다. 이들 조직은 자녀들을 돕기 위해 부모 역할의 중요성에 대한 인식 등을 강력히 지지하고 섭식장애를 위한 좀 더 나은 임상적인 서비스를 추구하며 섭식장애 아동과 청소년들을 더 도울 수 있는 방법들을 찾기 위해 새로운 연구의 도입을 위한 노력들을 촉진시킨다. 더욱이 우리는 전 세계적으로 퍼져있는 섭식장애 프로그램들이 이러한 어려움에 처해 있는 자녀를 돕기 위한 부모의 역할에 대해서 가족들을 교육하는 자료로써 이 책을 사용하고 있다는 소식을 꾸준히 듣고 있다.이 책은 포르투갈어, 일본어, 네덜란드어, 폴란드어로 번역이 되었다. 청소년들과 그들의 부모님들과 함께 한 모든 작업을 통하여 우리는 치료 과정에서 보게 된 부모들의 공헌에 대한 진정한 가치를 매일 되뇌이게 된다. 이 작업은 섭식장애를 겪는 십 대들을 치료하고 그 치료 과정 안에 부모들을 참여시키는 것이며 이러한 경험에 대해 연구하고 학술 저널에 기록하는 수집적 경험은 이 책을 씀으로써 지속적으로 그 치료 과정에 부모들을 참여시키도록 우리에게 영감을 줄 것이다.

이 책을 어떻게 사용할 것인가?

이 책은 3부로 나뉘어 져 있다. 우리는 섭식장애의 가장 두드러지는 측면들을 강조하기 위해서 그리고 이러한 지식을 바탕으로 제일 나은 방법으로 자녀의 질병에 대응하기 위해서 또한 그 문제의 시급함에 주의를 돌릴 수 있도록 각 장의 제목들을 주의 깊게 선택하였다. 만약 "지금 행동하라", "함께 하라" 그리고 "시간을 낭비하지 말아라"와 같은 우리의 명령조의 사용이 다소 공격적으로 느껴진다면 당신이 주목할 수 있게 하기 위해서임을 이해해 주길 바란다. 건강의 문제가 자연히 없어지길 바라는 것은 우리 인간의 본능일 테지만 당신의 아들이나 딸이 그러한 문제가 생겼을 때 도움을 구하는 것을 뒤로 미루는 것은 매우 위험한 일이 될 수 있다. 안타깝게도, 자녀의 건강을 돌보는 보호자로서의 정당한 역할을 배제시키는 치료 방법은 당신이 언제, 무엇을 해야 하는지에 대한 중요한 결정권을 타인에게 맡기도록 이끌 뿐이다.

이 책의 1부에서는 자녀가 섭식장애의 증상이 있다면 *왜* 지금 행동을 취할 필요가 있는지에 대해 집중할 것이다. 또한 우리는 왜 섭식장애가 심각한 문제이고 치료를 시작하기 위해서는 왜 부모가 함께 행동해야 하는지 그리고 '왜' 이런문제가 발생했는지에 대해 덜 걱정해야 하는지, '어떻게' 이것을 소멸시킬 수 있을지에 집중하는 것이 왜 더 중요한지에 대해 논의할 것이다. 섭식장애를 효과적으로 다루기 위해서는 자녀의 거식증이나 신경성 폭식증을 신속하게 대처해야 하는 위급한 문제로서 늘 인식하는 것이 필요하다. 사실 '위급함'은 이 책 1부의 키워드이다. 우리가 이미 말한 것은 반복할 만큼 중요하다. 당신의 자녀가 섭식장애의 사인을 보인다면 시급히 도움을 받아야 한다. 그리고 자녀가 이러한 도움을 받는 것을 가장 잘 지켜볼 수 있는 위치에 있는 사람은 바로 부모이다.

2부는 섭식장애에 관해 조금 더 '기본적인 정보들'을 제공한다. 섭식장애는 의사, 부모, 환자 모두에게 매우 혼란스러울 수 있다. 그러므로 당신이 무엇과 대항하고 있는지 아는 것이 매우 중요하며 아마도 이것은 다른 많은 질병보다도 더 중요할지 모른다. 이 책의 2부에서의 목적은 이러한 질병들의 복잡성을 분명히 이해하는 것이다. 우리는 섭식장애의 다양한 종류들, 특히 신경성 식욕 부진, 신경성 폭식증, 폭식장애, 회피적/제한적 음식 섭취장애에 대해서 그리고 어떻게 굶주림과 폭식 및 퍼징이 심각한 의학적 문제로 이끄는지를 논의할 것이다. 당신은 종종 우리가 섭식장애를 당신 자녀와는 독립된 개체로서 다루고 논의하는 것을 발견하게 될 것이다. 우리가 이렇게 하는 이유는 섭식장애는 분명 질병이며 이것은 자녀가 부모와 반대편 입장이 되기 위한 고의적인 선택이 아니라는 우리의 견해를 강조하기 위해서이다. 다음으로 우리는 섭식장애를 겪는 십 대들이 어떻게 생각하는지 논의하고자 하며 치료의 필요성을 강조하기 위해서 그들의 사고 과정에서 공통으로 나타나는 인지적 왜곡에 관해 설명할 것이다. 이것들은 또한 질병과 자녀를 분리해서 생각할 수 있도록 도와 그들에게 지지적으로 될 수 있도록 이끌 것이다. 결국, 그들은 자신의 몸을 경험하고 있는 방식, 체중과 음식에 대한 그들의 사고 그리고 왜곡된 신념들로 인해 고통받고 있는 것이다. 우리는 섭식장애를 위한 주된 치료 접근들에 대한 정보를 제공하고 무엇이 자녀를 돕고 돕지 않을지에 대한 과학적인 이해를 도모하기 위해 그것의 효과성을 밝힌 증거들에 관한 정보를 2부의 후반부에 나누고자 한다.

3부는 자녀의 섭식장애를 위해 도움을 얻고 적용하고자 노력하는 가운데 직면하게 될 실제적인 문제를 해결하도록 도움을 주기위해 고안되었다. 우리는 비록 어떤 치료의 형태가 부모의 개입을 방해한다 하더라도 섭식장애 치료로 알려진 주요 치료 요법들 안에서 부모가 어떻게 참여할 수 있는지에 대한 다양한 방법을 설명할 것이다. 우리는 또한 음식과 체중에 대한 왜곡된 사고들을 부추기는 문화적인 강압적 요소에 대응할 수 있는 팁들도 제공할 것이다. 하지만 무엇보다 중요한 것은 우리가 초기에 언급한 협력관계다. 자녀의 섭식장애가 안간힘을 쓰며 빠져나오게 되는 그 틈들을 봉합하기 위해 치료팀들 전체는 질병과 싸우기 위해 단합된 봉쇄망을 구축하는 것이 필요하다. 이는 자녀의 회복을 돕기 위해 애쓰는 부모, 또는 당신 그리고 다른 어떤 성인들이라도 질병과 작업하기 위해서는 늘 같은 목소리를 내는 것이 필요하다는 의미이다. 이것은 또한 부모가 치료 팀의 전문가들과 유익한 동맹을 형성하는 방법을 찾는 것이 필요하다는 뜻이기도 하다. 그러므로 3부에서는 십 대 자녀들을 치료하고자 하는 전문가의 의견에 동의하지 않을 때 어떻게 건설적으로 당신의 입장을 견고히 취할 수 있을지 그리고 '분열시키고 군림하려는' 섭식장애의 침투를 어떻게 멈추게 할 수 있는지에 대한 내용을 포함하였다.

이 책에서 배우게 될 것

이 책을 읽은 후에 우리는 섭식장애를 겪는 자녀의 회복을 위해 부모가 도울 수 있는 역할이 분명히 있다는 것을 확신하게 되길 바란다. 부모는 섭식장애가 어떤 방식으로 발전하는지, 정상적인 청소년들이 몸에 대한 걱정이 좀 더 심각해지고 있다면 언제쯤 걱정해야 하는 시기인지 알고 있어야 한다. 또한 자녀의 섭식장애가 효과적으로 치료되지 않는다면 앞으로 발전할 수 있거나 발전하게 될 의학적 문제들에 대해 알아야 할 것이다. 자녀의 진단적 평가가 이루어질 때 무엇을 예상할 수 있을지 그리고 어떤 종류의 치료가 가능한지에 대해서도 알게 될 것이며 부모의 개입이 다양한 형태로 나타날 수 있다는 것을 배우게 될 것이다. 예를 들면 굶주린 자녀가 집에서 먹을 수 있도록 실제적인 도움을 주거나 자녀의 개인치료를 지원 및 지지하는 것으로 또는 폭식과 퍼징을 모니터하고 자녀의 대인관계에서의 수용 능력과 역할들을 촉진하는 치료에 참여하는 것으로 개입할 수 있다.

우리는 부모들이 이 책을 읽은 후 섭식장애를 겪는 자녀를 위해 도움을 받을 수 있다는 확신이 서기를 바라며 또한 마지막에 수록한 참고자료가 이러한 지원을 받기 위해 어디로 가야 할지 결정할 수 있도록 도움이 되길 바란다.

저자의 글

이 책은 자가도움(self-help) 가이드 목적으로 쓰인 것은 아니며 의사나 치료사의 조언을 대체할 수 있는 어떤 방법을 제시하고자 쓰인 것도 역시 아니다. 더욱이 섭식장애에 관한 연구와 그 원인들 그리고 가장 최선의 치료법들은 계속해서 속출되고 있다. 그 영역에 대한 진보적인 정보를 지속적으로 갖기 위해서는 마지막 참고 자료에 수록된 것과 같은 신뢰할 수 있는 정보망을 참고하길 바란다.

이 책은 연령이 높은 아동이나 청소년들의 부모들을 돕기 위한 목적으로 쓰인 것이지 아주 어린 아동이나 성인 자녀들을 위한 것은 아니다.

섭식장애는 여아들에게 더 흔하긴 하지만 십 대 남아나 여아들 모두에게 영향을 미치는 경우가 늘어나는 추세다. 즉 만약 기록하지 않았다면, 이 책의 모든 대상에 대한 진술들은 모든 남아나 여아를 지칭하는 것이다. 이러한 점을 강조하기 위해서 우리는 예를 들어 기술할 때 대명사를 교대로 썼다. 우리는 또한 섭식장애를 겪는 많은 청소년의 예를 들었는데 개인정보를 보호하기 위해 철저히 사례를 변형시키거나 실제 임상 사례들을 합성하여 기록하였다.

PART 1

시작하기

섭식장애를 겪고 있는 자녀들을
돕기 위한 첫 번째 단계

CHAPTER 01

지금 행동하기

당신은 무엇을 해야 할지 모른다

13살의 쉴라(Sheila)는 6개월 동안 체중을 줄여왔다. 처음에는 그것이 단지 '정상적인 청소년이라면 할 수 있는 다이어트이겠지'라고 생각했었다. 그러나 그녀는 지금 너무 마른 상태이다. 그녀는 이제 가족과 함께 식사하지 않는다. 그런데 가족 전체를 위해 자신이 모든 것을 요리하겠다고 고집을 부린다. 저번 주 쉴라는 4개의 디저트를 만들어 놓았으나 자신은 전혀 입에 대지도 않는다. 그녀는 우리가 보통 먹는 거의 모든 음식에 대한 칼로리를 나열한 책을 갖고 있었으나 다 외우고 있어서 그 목록이 더 이상 필요하지 않다. 게다가 현재 그녀는 오로지 세 가지 음식만 먹는다. 생채소, 두부 그리고 마른 시리얼이다. 그러나 쉴라는 여전히 학교에서는 잘 지내고 있다. 그녀의 전체성적은 모두 A이지만 그녀에게 그것이 성취감을 주기보다는 예전보다 조금 더 부담감으로 다가오는 거 같긴 하다. 그녀가 공부하지 않을 때는 달리기를 하거나 윗몸 일으키기를 한다. 그녀는 친구들의 전화를 무시하며 점점 더 우울해 지고 있다. 그녀에게 먹으라고 도닥여도 보지만 성을 내거나 상관하지 말라고 한다. 그리고 자신은 괜찮다고 주장한다.

당신은 무엇을 해야 할지 모른다

당신은 17살의 도나(Donna)가 토하는 것을 보게 되었다. 그녀는 아프다고 얘기하였다. 그러나 그것이 처음은 아니었고 그전에도 그런 소리를 들었다. 식사 후에는 항상 곧장 화장실로 간다. 그녀는 별일 아니라고 얘기하며 단지 배가 아파서 그런 것이라고 한다. 당신은 그녀가 아침이나 점심을 거의 안 먹지만 밤에 집에 돌아왔을 때 스낵 장을 열어보면 많은 음식이 없어졌다는 것을 알아차릴 것이다. 특히 그 음식들은 쿠키, 포테이토 칩 그리고 빵 종류들이다. 당신은 주중에 그 음식을 다시 채워 놓기 위해 다시 마트에 가야 했을 것이다. 그녀의 친구 중 하나가 당신에게 도나가 걱정된다는 소리를 하였으며 당신도 걱정되는 바이다.

당신은 무엇을 해야 할지 모른다

톰(Tom)은 고등학교에서 다이빙을 잘하는 학생이었다. 그는 이제 너무 약해져서 가장 고난도의 다이빙을 하지 못한다. 그는 오로지 단백질 바(Protein Bar)와 과일 주스만을 마신다. 톰은 완벽한 배 근육을 가지려고 지속해서 운동하지만, 갈비뼈가 앙상히 드러나기 시작했으며 여전히 자신이 뚱뚱하다고 얘기한다. 처음에 톰의 코치는 톰이 다이빙 항목에서 실력이 향상되었기 때문에 그의 체중이 감소한 것에 칭찬하였다. 그러나 지금은 코치가 당신에게 연락하여 톰이 그 팀을 떠나는 것이 좋겠다고 권유한다. 톰의 가장 친한 친구는 그를 놀리기 위해 해골이라고 불렀다. 그러나 당신은 톰 역시 걱정하고 있다는 것을 알고 있다.

과연 무엇을 해야 하는가?

만약 당신의 아들이나 딸이 섭식장애를 겪고 있는 것은 아닌지 걱정이 든다면 이것이 바로 당신이 마주하고 있는 첫 번째 문제이다. 우리는 대부분의 아동들의 섭식 문제가 일시적인 것일 수 있다는 것을 알고 있다. 어떤 자녀들은 인스턴트 음식이나 단 음식들을 너무 많이 먹어서 어려움을 겪었을 수도 있을 것이다. 또한 그런 일들은 다른 가정에서도 많이 일어나는 일들이다. 많은 아이들은 보통 한동안 먹는 것에 까다롭게 굴 수도 있고 보통 때보다 더 많이 먹거나 혹은 적게 먹을 수도 있으며 때론 심지어 배가 아프다고 호소하거나 약간의 소화 문제와 변비증세를 겪는 기간도 있을 것이다. 우리는 이러한 행동들에 대해서 다른 부모들이나 친척들에게 물어보기도 하며 보통 짧은 시간 동안이지만 먹는 것에 대한 문제는 거의 모든 이들에게 보편적으로 나타난다는 것을 알고 있을 것이다. 자녀들이 사춘기로 접어들 때 대부분 특히 여자아이들 경우에는 외모나 체중에 아주 많이 관심을 갖게 되고 다이어트를 시도하거나 체중을 감소하기 위한 전략들을 사용하기도 한다. 우리는 또한 십 대에 들어서서 아이들이 외모에 대해 좀 더 신경을 쓰게 된다는 것이 정상이라는 것을 알고 있고 또 자녀의 친구들이 비슷한 생각들을 표현하거나 유사한 행동들 안에서 연결되어 있다는 것을 보아왔기 때문에 그러려니 할 것이다. 당신은 누구에게든지 나타날 수 있는 것들로 문제 삼고 싶지는 않을 것이다.

정말로 문제가 있다는 것을 어떻게 알 수 있을까?

당신이 보기에 자녀의 생각이나 행동들이 쉴라, 도나, 또는 톰과 비슷하다면 도움을 받기 위한 행동을 취할 때이다. 만약 치료하지 않고 놔둔다면 섭식장애는 만성적인 건강 문제, 우울증, 또는 심지어 사망으로 이끌 수 있기 때문이다. 특히 거식증과 관련된 심각한 체중감소는 신체를 손상시키는데, 예를 들면, 굶주림은 거칠고 건조한 피부를 만들고, 머리카락이 빠질 뿐 아니라, 골다공증이 올 수 있으며, 체온 저하, 저혈압, 심장 박동수 감소가 일어나며 여성의 경우 월경이 멈추기도 한다. 이는 몸 안에 음식이 제공되지 않음으로써 근육이 연료를 태우기 위해 사용되면서 일어나는 현상이다. 이러한 현상은 몸을 약화시키고 지치게 하며 심장 질량을 감소시키는데(심장이 몸 안의 큰 근육으로 남게 됨), 곧 심장의 리듬에 위험한 변화를 유발하고 결국 심장마비로 사망하게 될 수도 있다. 지금까지의 추정 결과, 거식증으로 인한 합병증으로 사망할 위험성은 6~15%로 추정되고 있다. 이 같은 사망률은 다른 심리적인 질병에 비해 가장 높다.

신경성 폭식증일 경우 사망위험은 조금 낮은 것으로 보이나 여전히 심각한 의학적인 합병증을 낳는다. 이러한 합병증의 가장 흔한 현상 중 하나는 몸속의 칼륨이 고갈되는 것인데(Hypokalemia라고 불림) 그 원인은 퍼징(purging, 위 안의 음식을 게워내는 행위)으로 인해 몸 안의 필수 전해질이 손실되면서 생긴 결과이다. 칼륨이란 여러 근본적인 물리적 과정들을 위해 요구되기도 하지만 근육수축에 매우 중요한 물질로써 그것이 없이는 부정맥이 올 수 있으며 결국 심장이 정지되어 사망에 이르게 된다. 게다가 만성적으로 음식을 토해 오면서 식도와 위 벽이 침식돼 피가 나거나 궤양이 생기고 치아의 에나멜이 침식될 수 있으며 만약 피가 멈추지 않는다면 사망에 이르게 된다. 또한, 장기간 동안의 설사제와 구토제의 사용은 지속적으로 심각한 변비 증상과 고통을 수반하는 위장 문제를 가져오게 된다. 퍼징과 설사제의 사용은 모두 체내의 수분 고갈을 일으켜(탈수 현상) 혈압이 불안정해지고 저하되어 실신 및 기절할 가능성이 높다. 폭식증일 경우 비만, 고혈압 및 당뇨를 포함한 의학적 위험을 가져올 수 있다. 회피적/제한적 음식 섭취장애와 관련된 특정한 의학적 위험은 알려지지 않았지만, 이 장애를 겪는 사람들이 심각한 체중감소를 보인다면 영양 결핍에 대한 위험은 거식증에서 발견되는 것들과 비슷하다고 볼 수 있겠다.

우리는 4장에서 좀 더 세부적으로 이 합병증에 대해서 논의할 것이다. 하지만 지금쯤 당신은 이미 섭식장애가 심각한 건강상의 문제를 가져온다는 것에 대해서는 의심의 여지가 없을 것이다. 자녀가 섭식장애에 걸렸을 수도 있다는 그 가능성과 마주하면서도 괜찮을 것이라는 안일한마음을 갖는 것은 부모들이 질병의 발생으로부터 심각한 문제를 막기 위해 취하게 되는 가장 위험한 사인이다.

섭식장애가 발생함에 따라 그 증상은 어떻게 나타나게 되는가?

만약 당신이 섭식장애가 발생하기 전에 그 문제를 포착하고자 한다면 시간이 지나면서 무엇을 관찰해야 하는지 알아야 한다. 쉴라, 도나 그리고 톰의 문제는 하루 만에 일어나지 않았다. 섭식장애 대부분이 그렇듯이 그들의 문제는 서서히 발전해 나갔고 때로는 비밀리에 일어나기도 한다. 만약 당신이 더 전형적이면서 일시적인 식생활 및 체중 문제가 어떤 경로로 인해 섭식장애가 될 수 있다는 것을 이해한다면, 자녀가 어느 궤도에 있는지를 감지할 수 있을 것이다.

극심한 다이어트 – 거식증으로 가게 되는 경로

> 14살의 로사(Rosa)는 항상 모범이 되는 아이였다. 로사의 부모는 그녀가 항상 순하고 독립적이며 믿음이 가고 성숙하여서 늘 부모 자신들은 너무 편하게 지냈다는 이야기를 하였다. 그렇기에 더더욱 최근에 일어난 그녀의 체중감소에 충격은 받았다. 로사는 감정적으로도 문제가 될 만한 어떤 사인도 보인 적이 없었다. 그녀는 학업적으로도 우수한 학생이었고 수영팀의 챔피언이었으며 학교에서도 인기도 많았다. 그리고 한 번도 정상 체중을 넘은 적도 없었다. 사실 그녀는 항상 마른 편이기는 하였다.
>
> 문제는 9학년이 시작되기 전 여름방학 때 시작되었던 거 같다. 로사는 여름 수영팀에 들어갔는데 그녀의 부모는 처음으로 그녀가 연습 후에도 더 오래 남아서 수영을 하기를 원한다는 것을 알아차렸다. 그녀는 몸을 더 단련시키고 싶어 했고 평영과 자유형 팀 모두에 선발될 수 있을 거라고 이야기했다. 동시에 그녀는 채식 다이어트를 시작하였다. 로사는 육식을 먹는 것이 잔인하다고 느꼈으며 게다가 더 건강해지려면 지방은 필요 없다고 생각하였다. 처음에는 그녀가 기뻐하고 자신감을 느끼는 것 같아 자신을 향상시키기 위한 그녀의 노력을 이해하고 지지하였다.
>
> 그런 다음 로사는 다른 주에 위치하고 있는 하계 팀을 위한 특별 3주 수영 캠프에 참가하였다. 그녀는 7월 중순에 떠났었고 8월 첫째 주 마지막 날에 돌아왔다. 그녀의 부모는 버스에서 로사를 픽업할 당시 말라서 돌아온

그녀를 보고 깜짝 놀랐다. 하지만 그녀의 부모는 그 당시 아무 말도 하지 않았다. 단지 딸이 집으로 돌아온 것이 기쁘기만 하였다. 로사의 부모는 캠프에서의 음식이 너무 안 좋았다고 생각하였으며 그녀 또한 그렇다는 것을 피력하였다. 로사는 그곳에서는 충분히 좋은 채소 식단이 제공되지 않았으며 그녀 또한 매우 활동적이었다고 이야기하였다. 그녀는 원하는 대로 그 두 팀에 선발되었다.

그러고 나서 새로운 학기가 시작되었다. 9학년은 로사에게 전환점이 되는 해였다. 그녀의 고등학교는 3개의 중학교에서 모이게 된 학생들로 구성되어 있었기 때문에 교실에는 새로운 학생들도 많이 있었다. 그녀의 부모는 로사가 학업에 대해서 좀 더 집착하며 걱정한다는 것을 알아차렸으나 고등학교를 들어가게 되면서 일어날 수 있는 일이라고 생각하였다. 로사의 하루는 등교 전인 오전 5시에 수영을 두 시간 연습하는 것으로 시작되었다. 그러고 나서 종일 학교 수업을 듣고 오후 5시부터 7시까지 또다시 두 시간 수영 연습을 하였다. 로사는 가족들이 이미 저녁을 먹은 후에 집에 들어왔다. 그리고 그녀는 밤 11시까지 공부하였다.

로사는 부모가 안 보이는 사이 아주 제한된 섭식 패턴을 발전시켜왔다. 그녀는 오전 연습전에 오렌지 주스 한 컵만을 마셨다. 그리고 엄마에게는 연습 후에 학교에서 우유와 크림치즈를 바른 베이글을 먹겠다고 하였지만 실제로는 물 한잔과 마른 베이글 반쪽만을 먹었다. 또한 그녀를 위해서 엄마가 조심스럽게 싸 준 도시락은 매일 쓰레기통에 버려졌다. 그리곤 오후 연습 시간 전에 또다시 오렌지 주스 한 컵을 마셨다. 그녀는 매일 가족이 저녁을 먹은 후에 집에 돌아왔기 때문에 부모는 그녀가 저녁을 얼마나 많이 먹는지 정확하게 알지 못했다. 보통 로사는 썬 두부 한 조각, 몇 개의 당근 조각 그리고 사과 하나의 무게를 조심스럽게 재곤 하였다.

로사의 부모는 로사의 지속적인 체중감소에 신경이 곤두서기 시작하였다. 수영팀 코치는 부모에게 연락을 취하였고 로사에게 무슨 일이 있냐고 물었다. 그 코치는 로사가 섭식장애에 걸릴까 봐 염려하고 있었다. 로사의 부모는 소아청소년과에 예약을 잡았고 그렇게 하기까지는 어느 정도 시간이 걸렸다. 의사는 로사가 너무 말랐다고 이야기하였고 그녀는 이제부터 좀 더 먹겠다고 약속하였다. 그러나 불행히도 로사는 먹지 않았다. 로사의 부모는 관여하려고 노력하였으나 로사에게 먹는 것에 관해 이야기하려고 할 때마다 그녀는 화를 냈고 부모는 그녀와 상대하는 것이 점점 힘들게 되었다.

거식증은 보통 전형적으로 초기 청소년기인 13~14세에 시작되지만 8세에서 11세 사이의 아동에게도 발생하는 것을 흔히 보게 된다. 보통 다이어트의 에피소드로 시작하며 서서히 생명을 위협하는 굶주림으로 이끌게 된다. 때로는 식별 가능한 어떠한 촉발 사건들이 다이어트 과정을 촉진시키기도 한다. 어떤 아동들은 체중 때문에 놀림을 당했었을 수도 있고 친구가 다이어트를 시작했을 수도 있다. 어떤 자녀는 부모가 다이어트를 하는 것을 보았을 수도 있다. 어떤 여자아이들은 생리가 시작하면서 다이어트를 할 수도 있고 학교에서 새로운 학년으로 올라가거나 학교를 옮기면서 또는 데이트를 시작하면서 다이어트를 할 수도 있다. 때론 부모의 질병이 다이어트를 하게 되는 촉발요인이 되기도 한다. 중요한 것은 이러한 사건들이 종종 다이어트 과정을 시작하게 하는 요인이 되기는 하나 이것이 거식증의 원인이라는 뜻은 아니다.

십 대들이 다이어트를 하는 것에는 수많은 이유가 있을 수 있다. 쉴라는 조금 더 건강한 사람이 되기 위해서 다이어트를 시작했다고 이야기하는 반면 톰의 다이어트 시작은 다이빙 실력을 향상하기 위해서 시작되었다. 대부분 청소년은 그들이 다이어트를 시작한 이유가 체중을 줄이기 위해서, 혹은 더 건강하게 먹기 위해서, 또는 스포츠 실력을 향상하기 위해서였다고 한다. 어떤 청소년들은 '좋은' 일을 수행한다는 의미로 칼로리를 적게 섭취하기 시작하며, 그들이 그렇게 정의함에 따라, '더 적게 섭취할수록 더 좋다'와 같이 금욕주의적인 개념을 안착시킨다.

다이어트를 하려는 이러한 모든 동기는 어떤 공통된 특성들을 가지는데, 예를 들면 각각 자신 스스로의 발전에 관한 생각들로 시작된다. 특히 그것들은 구체적이고 외부로 드러나있으며 타인들이 보기에 눈에 띄는 향상을 의미하는데 더 좋게 보이기 위해, 더 나은 수행능력을 보여주기 위해 그리고 더 건강해지기 위해서이다. 하지만 다이어트를 하기 위한 이러한 동기 중에는 각기 다른 점들도 있다. 마른 외모를 가지는 것에 집중하는 것은 미에 대한 사회적 기준과 관련이 있는 반면 스포츠에 대한 향상 욕구나, 건강 그리고 도덕성에 대한 개선의 욕구들은 좀 더 야망, 에너지 그리고 완벽주의와 직접적인 관련이 있다. 후자의 특성들은 섭식장애를 갖게 되는 자녀들에게 나타나는 공통된 성격적 특성들로 보인다. 동기부여와 관련없이 다이어트는 보통 은밀하게 시작된다. 자녀들은 디저트나 스낵을 먹지 않는 것으로 시작할 수 있으며 시간이 지남에 따라 고기와 단백질, 지방 그리고 설탕이 들어간 음식들을 제외시킨다. 일단 음식의 선택폭이 좁아지기 시작하면 다이어트를 하는 노력들은 전형적으로 이러한 제한된 선택의 범위 안에서조차도 점점 먹는 음식의 양을 줄이는 것에 몰입하는 양상을 보인다. 종종 세밀하게 칼로리를 세거나 무게를 달고 음식을 정교하게 준비하려고 하는 행동은 꼭 해야만 하는 규칙이 되어버린다. 그런 시점에서는 청소년들은 타인과 음식을 먹는 것을 피하려고 하고 자신은 먹지 않으면서 타인들을 위해 따로 독립적으로 음식을 준비하거나 때론 타인들을 위해 손이 많이 가는 음식이나 디저트를 만들기도 한다. 극단적인 음식 제한과 함께 운동도 또한 늘어나게 되는데 그러한 계획은 지속적인 체중감소를 달성하기 위해 세워지게 된다. 이 시점에서는 초기에 목표 체중을 몇으로 삼았는지에 상관없이 보통 그 선을 넘어서게 되고 체중 감량에 대한 목표 그 자체는 확고히 달성하게 된다. 때론 스스로 음식을 역류시켜 토하거나 다이어트 약물이나 설사제를 복용하기도 하는데 초기에는 보통 소량의 음식을 퍼징 해보는 것으로 시작한다.

섭식장애의 길로 들어서는 자녀들에게 먹는다는 의미는 종종 죄책감, 불안, 또는 분노와 연관성이 있다. 한편, 먹지 않는 것은 성취, 힘 그리고 강인함의 감정과 연관이 있다. 역설적으로 계속해서 체중이 감소하면 언제 배고픈지에 대한 감각 사인은 사라지게 되고 계속해서 음식을 제한하는 그 과정은 점점 쉬워지게 된다. 그런데도 거식증을 겪는 대부분 십 대들은 여전히 유별나게 음식에 집착하게 된다. 어떤 아이들은 음식을 보기 위해 또는 냄새 맡기 위해 슈퍼마켓이나 빵집에 가기도 하지만 절대 먹지 않는다. 부모들은 자녀들이 평소와 달리 어떤 특정한 그릇이나 접시에만 담아서 먹으려고 하거나, 음식을 정확히 측정하고 무게를 재려고 하거나 젓가락을 사용하는 등의 행동들이 늘어나고 있다는 것을 알아차릴지도 모른다. 이러한 연쇄적인 사건들이 발생하는 기간은 사람마다 다 다르지만 4주에서 6주 정도로 짧게 일어나기도 하고 길게는 1년 이상 동안 일어나기도 한다. 이러한 과정을 거치며 어떤 시점에서는 월경을 이미 시작했던 여자아이들의 경우 멈출 가능성이 높다.

로사(Rosa)는 이제 수영하기에는 너무 몸이 쇠약해져서 수영팀에서 나오게 되었다. 학교에서는 점점 소외되기 시작했고 로사의 친구들은 그녀가 지금 어떤 문제가 있는 것인지 물어보는 것이 두려워 그녀에게 말을 걸지 않았다. 로사는 집에 와서는 잘 울었고 감정변화가 심해졌으며 학교 시작하기 한 달 전에 옷을 샀는데도 너무 몸이 야위어져 맞는 옷이 하나도 없었다. 그리고 항상 추웠다. 그녀는 늘 스웨터를 입었고 가족들이 더워하는데도 계속해서 히터를 틀었다. 걱정스러워하는 부모님은 그녀가 우울해한다고 생각하였으며 심리전문가의 도움을 받기로 하였다.

다이어트에 실패하고 과식함 – 신경성 폭식증으로 가는 경로

16살의 자스민(Jasmine)은 늘 자기 자신에 대해 높은 기준을 갖고 있었다. 그녀는 모든 것에 최고가 되기를 원했다. 학교에서는 열심히 일하였고 좋은 성적을 받았다. 대체로 사람들은 자스민을 좋아하였지만, 그녀는 누구와 친구를 해야 할지 늘 걱정이였다. 5학년 때는 엄마와 함께 죽을 먹으며 체중 감량을 시도하기 시작하였으며 체중에 대한 생각이 나면 늘 걱정이 되었다. 자스민은 체중이 많이 나간다고 놀림을 받은 적은 없으나 어렸을 적 또래 친구들이 다른 아동을 놀리는 것을 보았고 그녀 역시 놀림을 당할까 봐 걱정하였었다. 한편 그녀가 시도했던 다이어트들은 아무런 변화도 가져다주지 않았다. 몇 킬로 빠지긴 하였지만 도로 다시 체중이 올라가곤 하였다.

11학년에 하게 되는 프롬(prom: 미국에서 고2 또는 고3 때 하게 되는 큰 파티)을 위해서 자스민은 멋지게 보이고 싶다는 마음을 굳게 먹었다. 그녀에게는 남자친구가 있었는데 첫 번째로 사귄 남자친구였고 그 친구에게 아름답게 보이고 싶었다. 그녀에게 아름다움의 뜻은 '마르다'였던 것이다. 남자친구는 한 번도 자스민의 체중에 대해 언급한 적도 없었다. 그러나 자스민은 남자 친구가 너무 착하기 때문에 그냥 그렇게 잘 대해주는 것이라고 믿었다. 그리고 자기 자신이 너무 뚱뚱하다고 생각하였다. 자스민은 프롬이 있기 전에 15파운드(약 6.8킬로그램)를 빼기로 결심하였다.

그녀는 아침과 점심 모두를 거르기 시작하였다. 그리고 방과 후에 체육관에 가서 2시간 동안 운동을 하였다. 그리고 처방전 없이 살 수 있는 다이어트 약을 찾아 먹기 시작하였으며 다량의 커피를 마셨는데 그 모두가 굶주림을 참기 위한 필사적인 노력이었던 것이다. 그 외에 자스민은 밤에도 배고픔에 못 이겨 깨곤 하였으나 자신의 계획을 철두철미하게 지켜나갔고 마침내 프롬을 위해 15파운드(약 6.8kg)를 감량하였다. 모든 사람이 그녀가 얼마나 예뻐졌는지 이야기하였고 남자 친구도 그녀의 달라진 외모를 좋아하는 것 같았다. 모든 친구는 그녀의 다이어트 성공을 축하하였고 어떻게 그렇게 할 수 있었는지 알기를 원했다.

자스민은 프롬이 끝난 후에도 계속해서 다이어트 계획을 세웠지만 점점 실행하는 것이 어려워졌다. 왜냐하면, 집에 돌아와서 너무 피곤함을 느껴 체육관에 가는 것이 힘들어졌기 때문이다. 그녀가 운동을 못 하는 날이면 살이 찔 거라는 생각이 들어 다음날에는 더 적게 먹었다. 하지만 자스민은 먹는 것을 멈추기에는 너무 배가 고파지기 시작하였고 하루는 방과 후 집에 돌아와서 아무도 없을 때 쿠키 상자 하나를 다 먹어 치웠다. 그리곤 체육관에 가서 칼로리를 없애기 위해 운동을 하였고 지나친 운동으로 다시 피곤해졌다. 그리고 똑같은 일이 다음 날에도 벌어졌다. 이번에 자스민은 너무 자신에게 화가 나서 먹은 쿠키를 다 토하기로 마음먹었다. 그녀는 다음번에는 절대로 이렇게 안 하겠다고 스스로 약속을 하였으나 체중이 올라간다는 걱정으로 견딜 수가 없었다. 그리고 이번 한 번만 하겠노라 다짐하고 또 퍼징을 하였다.

자스민은 그녀 자신이 내리는 명령에 따르려고 하였고 때론 성공하기도 하였으나 일주일에 한두 번은 실패하였고 너무 많이 먹은 날에는 퍼징을 해야 할 거 같은 생각에 사로잡혔다. 그녀는 천천히 한주 한주 지나면서 매우 적게 먹는 거로 시작해서 폭식하였고 그다음에 퍼징을 하는 형태를 보이게 되었다. 토할 수 없었던 날에는 체중증가에 대한 두려움을 해소하기 위해 엄마가 사다놓은 설사제를 몰래 복용하였다.

그러나 아무리 다이어트를 시도하고 다이어트약과 설사제를 복용했음에도 불구하고 체중은 서서히 증가하였고 자스민은 심하게 낙담하기 시작하였다. 그녀는 자신의 체중 때문에 너무 수치심을 느껴 남자 친구와 더 만나고 싶어 하지 않았고 마침내 그와 헤어지게 되었다. 특히 그녀는 남자친구와 데이트 하러 나가는 것이 너무 두려웠는데 그 이유는 그와 만나면 뭔가 먹어야 할 것 같았고 먹기 시작하면 너무 많이 먹을 것 같다는 생각이 들었기 때문이다.

어느 날, 자스민의 엄마는 샤워실에서 자스민의 토하는 소리를 들었는데 그전까지는 아무것도 의심하지 않았다. 그녀의 엄마는 무슨 문제가 있는 건지 자스민에게 물었고 자스민은 마침내 의도적으로 토했음을 고백하였으나 이번 한 번만 한 것이라고 거짓말을 하였다. 하지만 엄마는 여전히 염려되었고 자스민이 약상자에 있었던 설사제를 몇 개 복용했다는 것을 알게 되었다. 자스민은 엄마의 추궁에 단지 변비 때문에 먹은 것이라고 주장하며 체중을 줄이기 위해 먹은 것이 아님을 부인하였다. 마침내 자스민의 친구 엄마는 자스민 엄마에게 전화를 걸어 자기 딸이 자스민이 토하는 것을 학교에서 보았다고 알려주었고 자스민의 엄마는 바로 도움을 구하기로 하였다.

폭식의 에피소드들과 퍼징은 보통 거식증의 극심한 다이어트가 진행되고 난 이후에 시작된다. 그리고 여전히 폭식이나 퍼징을 하는 청소년 중에는 많은 경우 오랫동안 체중에 집착해온 아이들이다. 심지어 어떤 아동들은 유치원 때부터 체중에 관해서 걱정해 왔다고 기억하는 아동들도 있었다. 어떤 아동은 어린 시절 가볍게 또는 중간 정도의 비만이었고 놀림당했던 것을 기억하였다. 이러한 경험이 있는 대부분의 청소년들은 자신이 해왔던 노력을 포기하고 짧은 기간 동안 다양한 다이어트를 시도한다. 많은 청소년들이 실제로 극심한 다이어트와 굶는 행위를 하였고 마구 먹고 싶은 생각이 들었으며 먹을 때 상당히 조절력을 잃게 되는 경험을 하였다는 보고를 하였다. 많이 먹고 난 후에는 죄책감과 불안감을 동반하며 그 결과 체중이 올라갈 것이라는 그 두려움을 덜고자 방법을 찾게 되는 것이다. 이것은 다양한 형태의 퍼징을 하도록 이끄는데 대부분의 퍼징은 토하는 것으로 나타나지만 설사제나 이뇨제의 복용 그리고 보상행동의 운동 또한 퍼징의 한 형태에 포함된다.

신경성 폭식증을 겪는 청소년들은 성인에서 보이는 바와 같이 자신의 가치감이 그들의 체중이나 외모에서 만족감을 느끼는 정도와 매우 상관이 있는 것으로 보고되고 있다. 이러한 청소년들은 보통 매우 적은 양의 아침 또는 점심을 먹지만 방과 후 집에 돌아가서는 폭식한다고 보고하였다. 이런 일들은 보통 부모들이 아이들을 거의 감시하지 않을 때 일어나며 폭식은 비밀스럽게 일어난다. 또한 폭식은 외로움, 지루함, 불안감을 달래기 위한 한 방법으로 사용되기도 한다. 어떤 청소년들은 저녁 또는 남들이 보지 않을 때 번갈아 가며 폭식을 한다고 보고하기도 하였다.

성인들과 마찬가지로 대부분의 신경성 폭식증의 청소년들은 이러한 행동들에 대해서 상당한 수치심을 갖게된다. 이러한 질병이 점점 깊어짐에 따라 십 대들은 폭식을 조절하거나 폭식과 관련된 보상행동을 하는 것으로 자신의 삶을 꾸려나가기 시작한다. 그들은 또한 점점 신경이 날카로워지고 친구들과 가족들한테서 멀어진다. 상당한 우울감을 경험하기도 하며, 학업에도 영향을 미치게 된다. 이렇게 형성된 섭식 패턴이 고착화되면서 사춘기 시기는 연장되고 폭식과 퍼징은 다른 문제들을 회피하기 위한 편리한 방법으로 쓰여지면서 점점 그들의 대처 전략으로 사용되는 것이다. 이러한 모든 요인은 신경성 폭식증을 변화시키는 것에 놀라울 정도로 저항적이며 심지어 그런 노력을 하고자 동기화 된 이들에게 조차도 상당히 힘든 작업이 될 수 있다. 게다가 신경성 폭식증을 겪는 청소년 중 어떤 이들은 알코올을 섭취하거나 물건을 훔치는 등과 같은 다른 충동적인 행동 문제들을 보였던 경험이 있는 것으로 보고되었다.

자스민의 엄마는 그녀를 심리상담가에게 데려갔고 자스민은 신경성 폭식증 진단을 받았다. 그러나 그녀는 치료를 시작하는 것을 완강히 거부하였다. 자스민 엄마는 그녀가 치료를 받도록 설득하였지만 자스민은 자신 스스로 그 행동을 멈출 수 있다고 주장하였다. 이 사례는 자스민이 폭식과 퍼징을 계속한다는 증거를 엄마가 찾지 못한 경우이다. 하지만 자스민의 엄마가 휴지통에서 음식 쓰레기와 몇 개의 토한 백을 발견했을 때 엄마의 희망은 산산조각이 났다. 그녀는 심리상담가에게 다시 전화하였고 상담가는 치료를 어떻게 진행할 것인지 논의하기 위해 가족 전체가 와야 함을 제안하였다.

감정과 사회적 어려움을 다스리고자 음식을 사용함 – 폭식증으로 가는 경로

쉐이코(Sheiko)는 18살이고 엄마와 여동생과 함께 살고 있다. 쉐이코는 12살부터 그녀의 체중에 대해 걱정해 오고 있었다. 작년 무렵 그녀는 폭식하기 시작하였는데 특히 집에 혼자 있거나 밤에 폭식하였다. 쉐이코는 친구와 다투고 난 후 혹은 자기가 생각해 두었던 로맨틱한 남자 친구에게 거절당했을 때 종종 슬퍼지고 우울하다고 이야기했다. 쉐이코는 기분이 좋아지기 위해 음식을 먹으려고 한다. 그녀는 "내가 날씬하지 않으면 남자아이들은 나를 좋아하지 않을 거야"라고 말하곤 하였는데 그런 후에는 기분이 우울해지는 것을 경험하며 뭔가 먹으면 기분이 좋아질 거라고 생각하였다. 또한 혼자 있을 때는 폭식을 한다. 그리곤 '나는 약해, 게다가 자기조절도 못 해'라고 자신을 비하하였다. 쉐이코는 고3이고 대학에 가길 원한다. 그녀는 모범생이고 성적 또한 우수하다.

대부분 폭식증을 겪는 청소년과 마찬가지로 쉐이코는 폭식이 시작되기 얼마 전에 감정적으로 어려움이 있었다. 그녀는 다이어트를 하려고 했었으나 정서적 또는 사회적인 위기감에 대한 반응으로 폭식을 하게 되었다. 쉐이코의 사례처럼 폭식증을 겪는 청소년들의 증상들은 시간이 지남에 따라 악화되고 우울증, 사회불안, 수치심 그리고 실패감을 겪는 복잡한 심리적 상태로 빠지게 된다. 또한 폭식증을 겪는 대부분의 청소년은 감정을 조절하기 위해 음식을 사용한다고 이야기하며 그 감정들은 보통 우울감이나 분노와 같은 부정적 감정들이다. 쉐이코의 엄마는 쉐이코를 데리고 소아청소년과를 방문하였다. 의사는 쉐이코에게 과체중이라고 말하며 체중을 줄이지 않으면 고혈압이나 당뇨가 생길 수 있다는 것을 이야기하였다.

당신의 자녀에게 섭식장애가 있는 것일까?

다음의 첫 번째 목록들은 자녀의 섭식장애 발병이 의심되거나 자녀가 섭식장애를 앓고 있을지 모른다는 생각이 들 때 주시해야 하는 사항들을 포함하고 있다.

아래와 같은 증상들이 나타날 때, 자녀가 평가나 치료가 필요할 정도의 섭식장애로 발전하고 있는지에 대한 지표가 될 수 있도록 그 경고 사인들을 세심히 관찰하는 연습이 필요할 것이다. 두 번째 목록에서는 자녀가 평가와 치료를 받을 수 있도록 바로 액션을 취해야 하는 사인들과 증상들을 포함한다.

섭식장애의 발단이 되는 경고 사인들

- 다이어트 책들을 읽음
- 거식증을 옹호하는 웹사이트나 섭식장애 웹사이트를 방문했던 증거가 있음
- 다이어트 하는 행동들이 있음
- 갑작스럽게 채식주의자가 되겠다고 결심함
- 점점 음식 먹는 것이 까다로워짐. 특히 '건강 음식'만을 먹음
- 식사 후 항상 곧바로 화장실로 감
- 하루에 여러번 샤워를 함(샤워하면서 퍼징 하기 위해). 특히, 식사 직후 비정상적인 위장장애의 에피소드가 반복적으로 나타남
- 단식을 함
- 다량의 음식이 없어짐

지금 바로 행동을 취해야 하는 사인과 증상

- 금식과 단식을 규칙적으로 함
- 가족들과 함께 먹는 것을 거부함
- 체중감소와 함께 연속으로 두 번째 생리가 나오지 않음
- 폭식의 에피소드들이 있음
- 퍼징의 에피소드들이 있음
- 다이어트 약이나 설사제의 복용함
- 과도한 운동과(하루 한 시간 이상) 체중감소가 일어남
- 다이어트 음식이 아닐 경우 절대로 손을 대지 않고 지속해서 거부함
- 강박적으로 칼로리를 체크하거나 양을 조절함(음식의 양을 측정하거나 무게를 잼)
- 친구와 함께 먹는 것을 거절함

지금 이 시점에서 당신이 생각 하기에 자녀가 섭식장애의 진단을 위한 평가가 필요하다고 판단된다면 당신은 이 분야에 대해 잘 아는 전문가에게 상담을 받고 싶을 것이다. 이것은 보통 소아청소년과 전문의나 가족 담당 주치의 이외의 전문가를 말하는 것인데 그 이유는 대게 그들은 섭식장애에 대해 거의 훈련받지 않았거나 그러한 질병에 대한 경험이 없기 때문이다. 물론 이러한 모든 전문의는 섭식장애에 관해 들은 적이 있을 것이고 어떤 전문의들은 약간의 경험이 있을 수 있다. 하지만 그들 대부분은 언제 전문가에게 가야하는지에 대해서 확실히 알고 있지 않는 경우가 많고 개입이 시급히 필요함에도 불구하고 부모들이 도움을 구하지 않는 것에 대

해 의도치 않게 안심을 시키는 경우가 많다.

그렇다고 섭식장애에 대한 전문가를 구하는 과정에서 소아청소년과 전문의나 가정주치의 구역에서 벗어나 있으라는 뜻은 아니다. 사실 그와 정반대이다. 가정 주치의는 당신 자녀의 문제에 대한 다른 요인들을 찾아낼 수 있으며 자녀가 섭식장애에 걸렸는지에 대한 여부에 대해 더 확실히 아는 데 도움이 될 수 있다. 소아청소년과 전문의는 자녀에 대한 정확한 체중과 신장을 재고 기본적인 혈액검사(laboratory work)을 포함하는 신체검사를 수행하며 당신이 관찰하고 있는 문제들의 원인(설명할 수 없는 체중감소, 월경의 멈춤 또는 현기증이나 기절과 같은 다른 신체 증상들)이 될 수 있는 쉽게 확인 가능한 의학적인 상태를 알려 줄 수 있을 것이다. 또한 이런 검사들은 자녀의 문제가 당신이 생각했던 것보다 훨씬 더 위급하다는 증거가 될 수 있다. 예를 들어 만약 당신 자녀의 혈압이나 심장 박동수가 낮아졌거나 또는 심각한 퍼징의 사인(치아의 에나멜 침식, 설명하기 어려운 부은 침샘이나 체중감소)을 보인다면 지금 바로 행동을 취해야 하는 것이 옳다는 것을 알게 될 것이다. 경우에 따라 그런 문제를 보이는 어떤 아이들은 입원이 필요하기도 하다.

섭식장애를 겪는 청소년들을 위한 기본적인 의학적인 작업은 다음과 같다. 심각한 굶주림의 사인들을 위해 검사하게 되는 종합 신체검사(예: 키에 비례하는 체중 평가, 저혈압, 낮은 심장 박동수, 건조한 피부, 저체온)와 간, 신장 그리고 갑상선 기능에 관한 검사들이다. 이러한 검사들은 당뇨나 갑상선 질병 또는 암과 같은 체중감소에 관한 다른 본질적인 원인을 판명하는 것뿐 아니라 질병의 심각성 또는 만성적인 정도를 평가하는 데 도움을 준다. 일반적인 혈액 검사는 전체 혈구 수치를 의미한다. 그외에 심전도(electrocardiogram) 검사-전해질(electrolytes) 검사, 혈액질소요소(BUN:blood urea nitrogen) 및 크리에티닌(creatinine)의 검사-갑상선(thyroid) 검사-소변 비중(urine specific gravity) 검사 등을 포함한다. 소아청소년과 전문의는 이러한 검사들의 각각의 목적을 논의하고 의심 소지가 있는 실험 결과들을 이해할 수 있도록 도우며 즉각적인 의학적 개입을 위한 원인이 있는지에 대해 알려줄 수 있어야 한다.

당신의 자녀가 너무 심하게 아픈 것은 아니고 섭식의 어려움이 다른 의학적인 문제로 인한 것이 아니라고 확신이 든다면, 아동 청소년의 섭식장애 전문가에게 평가를 의뢰해야 한다. 그러기에 부모는 소아청소년과 의사와의 약속을 활용하여야만 하며 그럼으로써 전문의가 섭식장애에 대해 어떠한 경험을 하였는지 알게 될 것이다. 그렇게 하기 위해서 부모에게는 약간의 재치와 기술이 필요할지도 모르지만, 그 의사를 잘 알고 있다면 다음과 같은 중요한 질문들을 어떻게 할 것인지 고민해 봐야 할 것이다.

> "혹시 섭식장애의 청소년들을 진료해 보신 적이 많이 있으신가요?"
> "치료를 위해(의학적 그리고 심리적인 치료 양쪽 모두) 어떤 것을 추천해 주실 수 있나요?"
> "환자를 어떤 분에게 주로 리퍼하시나요? 그 이유는 무엇인가요?"
> "환자가 그 치료에 얼마나 효과적이었다고 생각하시나요?"

만약 소아청소년과 의사가 그 영역에 전문가가 아니라고 판단된다면 당신 스스로 찾기 위해 한 걸음 나아가야 한다. 우리는 소아청소년과 의료진들이 때론 청소년의 변화된 섭식 행동들이 심리적인 문제인지 아니면 단순히 발달적으로 실험하게 되는 정상적인 행동인지 확실하지 않기 때문에 전문가들에게 리퍼 하는 것을 주저 한다는 것을 염두해 두어야 한다. 게다가 섭식장애를 가진 청소년들은 종종 증상들을 부인하고 최소화하려고 하기 때문에 의사들은 때때로 그들로부터 전체 이야기를 얻지 못한다. 그러므로 앞서 열거한 경고 사인들의 리스트들을 훑어보는 것이 도움이 될 수도 있으며 만약 자녀에게 그 리스트 중 '지금 행동을 취해라'의 문제행동들이 관찰되었다면 가정주치의나 소아청소년과 의사가 다른 전문가에게 의뢰할 수 있도록 도움을 줄 수도 있을 것이다.

가정주치의나 자녀의 소아청소년과 의사들이 리퍼를 하게 되면 자녀의 심리평가에 대해서 종종 보험적용이 가능하기도 하니 스스로 전문가를 찾는 거보다 리퍼를 받는 것이 중요한 이유가 될 수 있다.[1] 그러한 심리평가를 예약하는 것은 안타깝게도 생각보다 복잡할 수 있는데 그 이유는 보험과정이 까다롭고 섭식장애에 대한 전문가는 한정되어 있기 때문이다. 여전히 그러한 장벽들은 일반적으로 끈질긴 집요함으로 처리되기도 하고 상담이 절실히 필요하다는 소아청소년과 의사의 구체적인 사안과 함께 리퍼하는 것으로 효력을 발휘하기도 한다.

어디서부터 시작해야 하는지 도움을 구하고 조언을 받기 위해서는 이 책의 맨 뒤에 나와 있는 기관들을 통해 상담을 받을 수 있다. 다만, 한가지 경고를 한다면 성인 섭식장애를 주로 다루었던 전문가들은 대부분 아동 청소년들을 평가하는데 훈련되어 있지 않다는 것이다. 그들은 어떻게 청소년

1) 한국에서는 아직 그런 시스템이 이루어지지 않는 실정이다(역자 주).

들의 증상이 전개되는지 그것을 다루는 방법들에 대해서 훈련되어있지 않고 또한 그들을 효과적으로 평가하기 위해 청소년들이나 부모들과 어떻게 관계 형성을 할 것인지에 대해 훈련되어있지 않은 경우가 많다. 물론 그렇지 않는 경우도 많이 있지만 지혜로운 부모라면 상담 예약에 앞서 전문 치료사가 청소년들 환자와의 경험이 얼마나 많은지에 관해서 물어볼 것이다.

도움을 얻기 위해 무엇을 해야 하는가?

섭식장애를 겪는 대부분 청소년들은 적어도 초기에는 도움을 원하지 않는다. 그들은 체중에 대한 문제를 해결하기 위해 자신 스스로 선택한 것이라고 믿고, 설사 그들 자신들이 하고 있는 다이어트에 어떤 문제가 발생한 것이라고 자각했을지라도 일반적으로 스스로 해결하기 위해 혼자 있기를 선호한다. 불행하게도 당신이 읽어왔던 사례에 기술되어 있듯이 많은 청소년들은 그러한 심각한 문제들을 막기 위해서 질병이 들어서기 전에 바로 그 방법들을 충분히 잘 찾지 못한다는 것이 매우 선명히 드러나고 있다. 그러므로 바로 그 문제를 감지하고 행동을 취하는 것은 부모에게 달려있다. 이것은 말이 쉽지 사실 어려운 일이다. 부모는 섭식장애의 자녀들을 돕기 위해 노력하는 가운데 적어도 다음과 같은 두 가지 문제와 대면하게 될 것이다. (1) 자녀들이 섭식장애에 대한 평가를 받을 수 있게 하기 위해 어떻게 해야 하는가? 그리고 (2) 평가를 위해서 누구를 찾고 무엇을 구해야 하는가?

자녀가 심리평가를 받을 수 있게 하려면

평가받는 것에 대해서 자녀에게 동의를 구하기 위한 어려움을 다루기 전에, 부부는(양쪽 부모가 있다면) 자녀가 평가를 필요로 하는 상황에 놓여 있다는 것에 동의하는 것이 중요하다. 부모가 함께 작업하는 것의 중요성은 후에 좀 더 구체적으로, 특별히 7장에서 논의하겠지만 이 책의 중요 주제이기도 하다. 하지만 대부분의 부모들은 문제가 있다는 것에 동의하는 것조차 그것에 대해 무엇을 해야 할지 의견이 서로 다르다. 우리가 제시하는 경고 사인의 기준을 사용하는 것은 부부가 서로 같은 방식으로 그 문제를 바라보도록 도와줄 수 있다. 부모 중 한 사람이 행동을 취하는 것에 주저할지라도 좀 더 염려하는 다른 배우자는 작업을 시작 하기 위해 초기에 주도권을 잡아야 할 것이다. 다른 한 배우자가 적극적으로 반대하지만 않는다면 이것이 가족들이 시도해야 할 첫 번째 관문이다.

자녀가 전문적인 평가가 필요하다는 것에 부부가 서로 동의한다면 자녀에게 평가할 곳을 찾고 있다는 계획을 알리는 것이 중요하다. 어쩌면 부모는 자녀가 센터 방문을 거부할 거라는 것을 아는 만큼 그녀에게 평가를 받을 것을 재촉하고 싶은 마음이 들지도 모른다. 하지만 그렇게 하는 것은 자녀가 면담에서의 협조를 더욱더 거부하도록 만들 가능성이 있기 때문에 역효과를 낼 수 있다. 그러므로 우리는 부모가 자신이 걱정하는 바에 대해 자녀에게 분명하고 솔직하게 이야기하는 것이 중요하다고 생각한다. 부모가 하고 있는 일에 대해 자녀를 속이는 것은 신뢰 형성을 더욱더 어렵게 만든다. 궁극적으로, 치료의 성공을 위해서는 부모에게 그러한 신뢰감이 무엇보다 필요할 것이다. 그러나 자녀에게 전문가의 도움을 구하기 위한 계획을 애기하는 것은 여전히 전쟁을 치러야 할 일이 될 수도 있다. 그러므로 상담을 추진하려고 하는 것을 어떻게 해서든 막으려고 하는 자녀의 행동에 대해 부모는 미리 준비해야 한다. 아마도 자녀들은 센터 예약으로 학교를 빠지는 것에 저항할지도 모르며 부모가 일을 뒤로 미루고 시간을 내야 한다는 것을 빌미로 설득하려고 할지도 모르지만 태도를 단호히 하는 것이 필요하다. 이 예약에 대해 중요하게 생각하는 부모의 태도는 지속해서 부모가 자녀의 문제에 대해서 권한을 가지고 적극적으로 관여하고자 하는 메시지를 자녀에게 주는 것이다. 때론 우리는 평가를 받기 위해 자녀를 억지로 끌고 오는 부모님을 본적도 물론 있지만 그런 경우는 드물다. 대신 소아청소년과 의사가 이러한 평가 및 치료를 추천했으며 그것이 부모가 염려되는 바임을 알리고 센터 방문이 현재의 상태를 확실히 아는 데 도움이 될 거라는 메시지를 분명하게 전달하는 것은 자녀들이 전문가에게 갈 수 있도록 이끌 것이다. 그런 다음 도움이 되는 평가를 제공하고 치료의 형태를 추천하는 일은 모두 그 전문가에게 달려있다.

평가에 있어서 누구를 찾고 무엇을 봐야 하는가

우리의 경험으로 봐서, 사실 두 번째 문제는 아동 청소년 섭식장애에 대한 좋은 평가를 받는 것인데, 어떤 면으로 볼 때, 이것은 부모가 도움이 필요하다고 결심 한 즉시 부부 서로가 직면하게 될 더 큰 문제이기도 하다. 왜냐하면, 각 지역마다 섭식장애의 아동이나 청소년들을 진단하거나 치료하는 것에 대한 도움을 줄 수 있는 정보나 자원들이 부족하고 특히 우수한 기술과 치료법에 대한 최신 정보를 제공하는 전문가들이 없기 때문이다. 우리가 이 책에서 그러한 문제를 해결할 수는 없겠지만 그래도 섭식장애를 일으킬 수 있는 문제에 대해서 그 심각성을 강조하는 것으로 시작해 보려고 한다. 또한 행여 당신이 공동체 안에서 그러한 정보에 대한 이용이 가능하지 않더라도 해당 지역에 대한 전문적인 자원이나 정보들을 구하기 위해 노력할 수 있도록 이끌 수 있기를 희망한다. 우리는 섭식장애를 백혈병이나 심장 질환과 같은 다른 중대한 의학적 문제에 비유하기도 한다. 왜냐하면, 부모들은 면담과 초기 평가 및 치료에 대한 최상의 결과를 얻기 위해 종종 먼 곳의 전문가 센터를 찾아가야 할 필요가 있기 때문이다. 이 책의 맨 뒤에 수록돼 있는 참고 자료를 통해 우리는 지역적으로 전문적 지식을 찾을 수 있는 정보들을 수록하였으며 부모들이 그들의 지역에서 근접한 전문가들을 찾을 수 있도록 돕기를 희망한다. 동시에 다음 장에서는 전문가와 상담 시 무엇을 예상하면 좋을지 돕기 위해 우리 치료센터에서 진행되는 과정에 기초하여 그 평가 과정을 설명할 것이다.

의사의 리퍼가 이뤄진 후 적절한 전문가가 부모와 자녀를 만나는 것에 동의하였다면 전문가는 자녀와 단둘이 만나 평가를 시작할 것이다. 이것은 자녀에게 생성되고 있는 자율성을 존중하는 가족체계 안에서는 발달적으로 적절한 도입이 될 것이다. 또한 청소년들이 지지와 따뜻함을 느낄 수 있도록 면담은 진행되어여 하며 그들을 이해하는데 있어서 임상가는 추측을 최소화하는 것이 필요하다. 그리고 마지못해 이끌려 온 청소년들과의 어색함을 깨기 위해서 가족, 학업, 관심, 활동 등의 개방형 질문이 사용된다. 개방형 질문들은 그들이 기꺼이 말하고자 한다면, 그들에게 무슨 일이 벌어지고 있는지, 동기부여가 되는 것은 무엇인지에 대한 그들의 관점을 이야기하고 섭식과 관련해서 경험하고 있는 불편감이 어느 정도인지 표현할 수 있는 기회를 제공한다. 개방형의 접근이 중요한 이유는 지금 무슨 일이 벌어지고 있는지 가정하는 것에서 벗어나 무엇을 탐색해야 하는지 선명하게 하기 때문이다. 이것은 임상적인 면담에서 정보를 모을 수 있는 가장 객관적인 방법이다.

물론 면담에서 섭식 행동 문제에 집중해야 하는 것이 중요하지만 대부분 임상가는 그것과 관련된 상당한 양의 다른 정보들을 모으는 것이 필요하다는 것을 발견하게 된다. 다른 정보라는 것은 의학적인 문제, 다른 행동적 이슈(약물이나 알코올 사용을 하는 청소년들일 경우), 다른 가족 인원들에 대한 그들의 관점, 트라우마나 학대와 관련된 사건들을 포함한다. 또한 면담을 통해서 다이어트를 시도하도록 이끌었던 체중, 몸매, 또는 건강에 대한 걱정과 관련된 사건들이나 또는 체중과 몸매를 변화시키려고 했던 다른 행동적 노력 등이 탐색 된다. 자녀들은 앞서 언급하였듯이 체중에 대해서 어떠한 피드백을 들었는지(긍정적 또는 부정적), 초경의 경험은 어떠했고 가족들 간에 갈등에 노출되었거나 개입되었던 경험이 있었는지, 중학교나 고등학교의 시작은 어떠했으며 데이트 경험 및 사랑하는 남자친구와 이별했던 경험은 있었는지, 가정이나 다른 사회적 모임에서 다이어트를 시도하는 사람들을 관찰했던 경험 등등 다이어트와 체중에 대한 걱정을 일으켰던 공통된 요인들의 경험들에 대해서 질문을 받게 된다. 전문가들은 자녀들이 체중을 줄이기 위해 했던 노력에 대한 구체적인 사건들을 모두 수집하는 것이 필요하다. 그러한 행동들의 예로는 칼로리를 체크하는 것, 지방 함량을 제한하는 것, 금식, 단식, 수분 섭취를 제한하는 것, 육식과 단백질 섭취를 제한하는 것, 증가한 또는 과도한 운동, 폭식, 퍼징 행동들(운동, 설사제 또는 이뇨제의 사용), 각성제와 체중 감량제(diet pills) 복용들(처방 없이 살 수 있는 약들, 건강보조제, 불법적인 약물들)이 있다. 폭식과 퍼징을 하는 청소년들은 보통 다이어트 빈도수를 늘려가고 폭식 이후 음식을 제거하려는 보상 행동들이 따르게 되는 악순환을 겪게 된다. 신경성 폭식증을 겪는 환자뿐 아니라 거식증이 있는 사람들도 역시 폭식과 퍼징을 할 수 있다는 것을 염두에 두어야 한다. 그러나 음식을 제한함으로써 극심한 저 체중을 보이는 사람들은 폭식이나 퍼징을 하는 정상 체중의 청소년들보다 훨씬 더 적은 음식의 양을 '폭식'이라고 부르는 경향이 있다.

이러한 행동들이 건강에 미치는 영향들 또한 평가되어야 한다. 섭식장애를 겪는 청소년들은 공통으로 가슴의 통증, 어지럼증, 두통, 기절, 쇠약, 집중의 어려움, 위와 복부 통증, 월경의 멈춤을 경험한다고 보고되고 있다. 신경성 폭식증을 경험하는 사람들에게는 인후통, 자발적 역류(voluntary regurgitation), 눈 안의 터진 혈관, 부은 목 분비선 또한 공통적으로 나타난다. 섭식장애는 종종 불안장애, 우울증, 성격장애 또는 강박장애를 동반하기도 하는데 면담자는 이러한 장애에 대한 증상은 없는지 확인해 볼 필요가 있다.

또한 면담에서는 섭식 문제와 관련된 그러한 영역 이외에도 신체적 혹은 성 학대, 트라우마 그리고 정서적인 또는 신체적 상실감과 같은 섭식장애의 발달에 공헌했을 수 있는 다른 요인들에 대한 평가를 포함해야 한다. 면담에서 이루어지는 이러한 영역의 일부 내용은 반드시 비공개로 이루어지게 되며 비밀 보장의 윤리에 따라 부모와도 공유하지 않는다.

아이들과의 면담 후에 보통 자녀 없이 부모와 따로 인터뷰가 진행되며 부모 둘이 다 가능하다면 함께 인터뷰가 진행된다. 그렇게 되지 못한다면 자녀와 가족에 대한 부모 각각의 관점에 대한 정보는 빠지게 될 것이다.

부모와 면담을 진행할 시에는 자녀의 일반적인 발달과정에 대해 질문을 하게 될 것이다. 예를 들면 임신 과정 중 합병증이 있었는지, 초기 섭식의 과정은 어떠했는지, 발달과정 중 특이한 사건들이 있었는지, 유치원이나 초등학교로의 전환은 어떠했는지, 애착 관계는 어떠했는지(유치원에 내려 줄 때 분리 불안이 없었는지, 자녀와 떨어질 때마다 강박적으로 달라붙거나 짜증을 부리는 행동이 있었는지, 부모와 떨어지기가 너무 무서워서 친구들 집에서 자는 것을 거절했다든지), 어린 시절 초기 기질이나 성격적 특성은 어떠했는지, 가족 간에 문제는 없었는지, 또래 친구들이나 형제 자녀와의 관계는 어떠했는지를 물어보게 된다. 부모의 관점에서 볼 때 자녀는 어떤 아이인지, 그들이 어떻게 해서 이런 문제에 도달하게 되었는지의 이야기들은 통찰할 수 있는 분위기를 조성하게 한다. 또한 이것은 전문가들로 하여금 부모들이 센터를 방문할 수밖에 없었던 특정 식생활이나 체중 문제에 대한 사건들을 찾아내는 것을 용이하게 만든다.

그다음 단계는 부모들이 그 문제의 발달을 어떻게 보는지에 대해 질문을 한다. 언제 처음으로 그 문제를 자각하게 되었나요? 당신은 자녀를 돕기 위해 무엇을 시도하였나요? 혹시 자녀에게서 우울, 불안, 또는 교우관계 문제, 또는 행동의 변화와 같은 다른 정서적인 또는 발달적인 문제들이 보이나요? 등의 질문을 할 수 있다. 평가를 통해 전문가들은 청소년들과의 면담에서 받은 정보와 부모가 바라보고 있는 사건의 이야기들을 비교해보고 공통점과 차이점이 있는지를 보게 될 것이다. 이러한 다른 두 관점을 함께 보는 것은 현재의 섭식 문제로 이끌었던 그리고 그것을 유지하는 사건에 대한 포괄적인 내용을 작성하는 데 도움이 될 것이다.

수잔(Susan)은 마지못해 정신과 의사를 만나는 것에 동의하였다. 그녀는 학교를 빠지고 싶지 않았고 잘 먹고 있다고 이야기하였다. 면담에서 수잔은 배가 좀 더부룩하고 불편해서 체중이 빠진 거라고 이야기하였다. 그녀는 몇 주 전에 감기를 앓았었고 위는 아직 회복 중이었다. 그녀는 체중을 줄이고자 하는 욕구가 있다는 것을 부인하였고 아침으로 머핀 하나와 주스, 점심으로 샌드위치 하나, 과자 칩, 쿠키 몇 개, 저녁으로 치즈 소스와 치킨을 먹었다고 하였다. 그리고 하루에 30분만 운동을 한다고 이야기하였으며 어지럽다거나, 힘이 없다거나 또는 두통과 같은 어떤 증상도 부인하였다. 그러나 두 달 동안 생리가 끊긴 것은 인정하였다.

임상가가 수잔의 부모를 만났을 때는 완전히 다른 버전의 이야기를 듣게 되었다. 수잔은 약 5개월 전부터 체중이 줄기 시작하였고 감기를 앓았었으나 이미 그때는 20파운드(약 9kg)나 체중이 준 상태였고 아플 때 5파운드나 더 체중이 줄었다. 그러므로 그녀는 체중을 복원시킬 수가 없었다. 그녀의 부모는 수잔이 아침에는 머핀 두 조각을 뜯어먹고 4온스(1온스=약 28.3g) 정도의 주스만을 마신다고 하였다. 그리고 그들은 휴지통에서 빈번히 수잔의 도시락이 버려져 있었다고 보고하였다. 수잔은 또한 하루에 적어도 1시간 이상 운동을 하였으며 거의 앉아 있지 않았다.

때론 섭식장애를 다루는 전문가들은 섭식장애 환자들과 작업하는 전문적인 영양사들로부터 조언을 구하기도 한다. 영양사들은 환자들 연령에 비례하는 신장과 체중의 기준으로 이상적인 체중(IBW)을 계산하기도 하고 번갈아 가며 다음과 같이 체질량 지수를 계산하기도 한다.[2] 어떤 방식이든

2) 체질량 지수 측정: 체중지수(kg) ÷ 키의 제곱(㎡)

이렇게 계산한 체중지수는 회복을 위해서 적절한 체중을 결정하는 일반적 가이드 역할을 한다. 이것은 당신의 자녀가 어느 정도로 체중이 감소하였고 증가하였는지 그리고 그들의 나이, 성숙도 그리고 신장을 위한 표준 체중과 성장의 기대치에서 얼마나 떨어져 있는지 선명히 보도록 도와준다.[3]

섭식장애 진단의 어려움

적절한 면담이 진행되고 만약 문제가 드러나게 되었다면 후반부에는 섭식장애의 대표적인 주요 장애들 중 하나로 진단받을 가능성이 크다. 하지만 초기에 섭식장애와 비슷한 증상을 보여도 섭식장애가 아닌, 다른 문제로 진단될 가능성도 있다. 예를 들면, 때론 삼키는 것이 두려워서 먹는 것을 거부하는 사람들도 있는데 이것은 다분히 거식증처럼 보일 수 있다. 이런 경우에는 섭식장애를 위한 개입보다는 다른 조건들을 충족하는(우울증이나 불안을 위한) 다른 적절한 치료가 필요할 것이다.

진단이란 특정한 문제에 대해 가장 최선의 치료를 결정하는 데 도움이 되기 위해서 실시하게 된다. 또한 자녀의 진단을 결정할 때 부모는 임상가들이 말하는 평가가 무엇인지 이해하는 것이 필요한데 우리는 2013년에 개정된 미국에서의 정신과적 문제를 진단하는 표준참고서인 미국 정신과 학회의 정신 질환 진단 및 통계 매뉴얼(Diagnostic and Statistical Manual of Mental Disorders)에서 어떻게 섭식장애들을 기술하였는지

3) 외국의 표준 BMI는 18.5~24.9이며 한국의 표준 BMI는 18.5~22.9이다.

부모들이 아는 것이 중요하다고 생각한다.

칼로스(Carlos)는 어린 시절부터 늘 비만이였다. 그녀의 엄마와 누나 역시 체중이 많이 나갔다. 칼로스가 8학년 때 그는 다이어트를 하기로 결심하였다. 그의 부모는 그것이 그의 건강과 자존감 향상에 도움이 될 거라고 생각을 하였기 때문에 그의 그런 결심을 지지하였다. 칼로스는 다이어트를 결단력 있게 실행하였고 걷기와 건강을 위한 달리기 운동 프로그램 시작과 함께 음식과 음료수를 아주 적게 먹으면서 2주가 조금 넘는 기간 안에 10파운드를 감량하였다. 그는 점점 다이어트에 더 집중하게 되었는데 아침에 뛰기 위해서 일찍 일어났으며 윗몸 일으키기와 다리운동을 밤늦게까지 하느라 늦게 잠들었다. 다음 달에 칼로스는 5파운드(약 2.2kg)가 더 줄었다. 이제 그는 자신의 신장에 정상적인 체중을 갖추었지만 부모는 그가 만족해하지 않는다는 것을 알았다. 칼로스는 20파운드(약 9kg)를 더 빼고 싶다고 이야기하였다. 담임 선생님은 수업 중 칼로스가 집중하는 것이 어려워 보인다고 보고하였고, 칼로스는 그날 먹은 칼로리를 생각하고 있었다고 이야기하였다. 그는 여전히 성적은 좋았지만, 운동 프로그램으로 인해 친구와 만날 시간이 더욱더 없었다. 부모는 더 먹이려고 시도하였지만 칼로스는 계속 거부하였다.

칼로스는 심리전문가로부터 섭식장애에 걸렸다는 이야기를 들었다. 칼로스는 자신이 너무 마른 것은 아니라며 음식을 버리지 않는다고 항변하였다. 심리전문가는 칼로스를 보면서 현재 체중 감량, 음식, 칼로리 계산 그리고 과도한 운동에 매우 집착하고 있는 것으로 보인다고 말하였으나 칼로스는 자신은 단지 건강해지려고 하는 것이고 살찌는 것이 지겹다고 호소하였다. 전문가로부터 그가 도움이 필요한 상태라는 말을 듣게 되자 그는 울기 시작하였다.

칼로스에 관한 이야기를 읽으면서 그의 증상이 거식증 초기인지는 선명하지 않다. 그는 신경성 폭식증을 발달시킬 위험에 처해 있는지도 모른다. 아니면 폭식증으로 발전할 수도 있다. 여기서 분명히 알 수 있는 것은 칼로스는 섭식장애가 있고 도움이 필요하다는 것이다.

당신이 어떻게 시작해야 할지 딜레마에 놓여있다 하더라도, 우리가 여기서 기술해온 바와 같이, 당신이 언제 행동을 취해야 하는지는 아마 덜 모호해졌을 것이다. 이제부터가 시작이다. 한 가지 확실한 것은 섭식장애가 들어서기 시작하면 그것은 정서적으로 육체적으로 자녀를 단단히 움켜쥐고 놓아주지 않는다는 것이다. 그리고 우리는 거식증이나 신경성 폭식증일 경우 그 질병을 더 오래 가지고 있을수록 치료는 더 어려워진다는 것을 알고 있다. 예를 들면 거식증의 경우, 우리는 몇 년 동안 그 질병을 앓아왔던 사람들에 대한 효과적인 치료가 있었다는 증거는 거의 찾아볼 수 없었다. 신경성 폭식증의 경우에는, 오랫동안 치료하지 않는다면 몇 년 동안 증상이 오가는 만성적인 과정을 겪게 되는데 우리는 이것이 신경성 폭식증이 갖는 공통적인 패턴임을 알고 있다. 행동을 취하는 것을 연기하는 것은 자녀를 돕기위해 성공적으로 이끄는 것을 어렵게 하는 동시에 이 질병에 대한 습관을 더욱더 고착화하도록 촉진하는 것이다. 그러므로 지금 행동을 취하길 바란다.

참고 문헌

American Psychiatric Association, *Diagnostic and Statistical Manual of Mental Disorders, Fifth Edition*, 2013. Washington, DC: American Psychiatric Association.

Fairburn, C. G., and K. D. Brownell, Editors, *Eating Disorders and Obesity: A Comprehensive Handbook, Second Edition*, 2002. New York: Guilford Press.

Garner, D. M., and P. E. Garfinkel, Editors, *Handbook of Treatment for Eating Disorders, Second Edition*, 1997. New York: Guilford Press.

Le Grange, D., and J. Lock, Editors, *Eating Disorders in Children and Adolescents: A Clinical Handbook*, 2011. New York: Guilford Press.

Lock, J., The *Oxford Handbook of Child and Adolescent Eating Disorders: Developmental Perspectives*, 2012. New York: Oxford University Press.

Thompson, J. K., *Handbook of Eating Disorders and Obesity*, 2004. Hoboken, NJ: Wiley.

CHAPTER 02

함께 하기

모두가 혼란스럽다

브리짓(Bridget)은 가족들과 먹는 것을 거절하였다. 그녀의 엄마는 남편에게 브리짓이 그냥 사춘기를 겪는 것이고 그녀 스스로 결정을 하는 데 시간이 필요한 것이라고 하였다. 하지만 브리짓의 아빠는 그 말에 동의하지 않았다. 그는 브리짓이 가족들을 무시하고 있고 다른 가족 일원과 다르게 대우받는 것은 바람직하지 않다고 느꼈다. 브리짓의 언니는 왜 브리짓은 그냥 놔두면서 자신은 여전히 부모와 어린 남동생과 저녁을 먹어야 하는지에 대해 화를 냈다. 어린 남동생은 그의 누나 브리짓을 보고 싶어 했고 왜 그녀가 가족들과 저녁을 먹지 않는 것인지 물었다.

어떻게 해야 할지 아무도 모른다

벨라(Bella)는 거식증에 걸린 지 2년이 되었다. 그녀는 일주일에 두 번씩 치료사를 만나며 일주일에 한 번씩 영양사를 만나고 있다. 벨라는 치료사로부터 이제는 스스로 먹을 결심을 하고 나아져야 하며 부모로부터 떨어져 있어야 한다는 말을 듣게 되었다. 치료사는 그녀의 부모에게도 똑같이 그렇게 이야기를 하였다. 영양사는 벨라에게 무엇을 먹어야 하며 얼마나 많이 먹어야 하는지 조언을 주었다. 부모는 벨라의 체중이 얼마나 나가는지 영양사가 무엇을 추천하였는지는 잘 알지 못했다. 다만 벨라의 몸은 여전히 마른 상태였으며 음식의 선택 폭도 여전히 매우 한정적이었다.

당신은 놀라고 화가 난다

샘(Sam)은 저녁을 먹은 후 바로 화장실을 가곤 했는데 이번 주만 해도 벌써 3번째이다. 샘의 아빠는 거리를 유지하며 그를 따라 화장실로 가 보았다. 닫은 문을 통해 샤워기를 트는 소리가 들렸고 몇 분 후 기침을 하며 질식하는 소리가 들렸다. 샘의 아빠는 그 문밖에 선채로 조용히 눈물을 흘렸다.

당신은 어찌해야 할지 모른다

라일라(Laila)의 엄마는 라일라를 데리고 방금 소아청소년과에서 나왔다. 그녀는 한 달 전 그곳을 방문한 이후로 5파운드(약 2.2.kg)가 더 늘었다. 엄마는 그녀의 침대 아래서 그리고 옷장 안에서 패스트 푸드 봉지를 발견하였다. 그리고 밤에는 그녀가 부엌으로 내려가는 소리를 들었다. 아침에 일어나 보니 쓰레기통은 버려진 상자와 봉지로 가득 차 있었다.

아이가 만약 섭식장애에 걸렸다면 치료사에게 그 이슈에 대해 작업하도록 맡기고 당신은 자녀로부터 물러서 있어야 한다는 말을 치료사나 친구들로부터 또는 책이나 인터넷을 통해 들어왔을 수도 있다. 어쩌면 당신은 이러한 거리 두기가 올바른 접근이라고 이야기를 들었을지도 모른다. 왜냐하면, 섭식장애의 두드러진 특징상 무엇인가를 통제해야 하는 것이기 때문이다. 보고에 의하면, 섭식장애가 있는 청소년들은 '통제불가'를 느끼며 이것이 그들을 불안으로 이어지게 하여 통제할 수 있다고 생각되는 그 한 가지, 즉 먹는 것을 통제하려고 애를 쓴다. 또한 자녀가 이렇게 통제하지 못하는 감정은 부모가 예전에 했던 행동에서 기인된 것이라는 소리를 들을지도 모른다. 즉, 간섭이 너무 많았다거나 과도하게 관여하거나 통제했다거나 또는 너무 거리를 두고 관여하지 않았다거나 학대적이었다는 말을 들을지도 모른다. 그들 중에 어떤 것이든지 당신이 문제의 근원인 것처럼 들릴 것이다. 만약 그렇다면 해결책을 위해 도대체 무엇을 할 수 있겠는가? 결국, 당신이 자녀에게서 좀 더 멀어질수록 좋다는 것이다.

당신은 위와 같은 소리를 이미 다 들어왔을 것이다. 하지만 당신에게는 그 이야기가 왠지 석연치 않다. 어떻게 당신 딸이 굶주리고 있는데 그냥 바라보고 대기할 수가 있겠는가? 어떻게 당신의 아들이 음식을 토하고 있는데 화장실 밖에서 듣고만 있겠는가? 당신의 자녀가 먹지 않거나 혹은 폭식을 하거나 토하고 있는 것을 알고 있지만, 그들이 혼자서 조절하도록 놔두는 것이 돕는 것이라는 것을 어떻게 다른 자녀들에게 설명할 것인가? 그들은 그것을 믿지 않을 것이다. 아마도 다른 자녀들은 섭식장애를 앓는 형제나 자매에게 더 먹으라고 하거나 토하지 말라고 이미 언급했을 것이다. 부모로서 본능적인 감각으로는 당신의 자녀가 고통 중에 있는데 손을 쓰지 않고 마냥 기다려 주어야 한다는 것이 왠지 아닌 것 같다는 생각도 든다. 또한 당신이 도울 수 있어야 한다는 생각으로 더욱 혼란스러워지기도 한다. 그러나 부모는 도와야만 한다.

그렇다면 섭식장애를 돕는 방법을 찾기가 왜 그렇게 어려운 것일까? 자녀가 만약 다른 종류의 문제가 있다면, 심지어 암같이 매우 심각한 질병이라면 당신은 무엇을 해야 할지 알 수 있을 것이다. 즉, 당신은 자녀를 병원에 데려가고 가장 좋은 의사를 찾고 방사선 치료, 수술, 또는 기모 테라피를 받는 동안 함께 있으면서 그들을 돌볼 것이다. 그리고 자녀의 약에 대해서 이해하고 자녀가 그것을 먹었는지 확인해야 할 것이다. 또한 병원의 다음 방문을 위해 예약이 다 되었는지 확인하고 문제가 될 만한 증상이 다시 재발하지는 않는지 유심히 관찰해야 한다.

다시 말하자면, 당신은 어떤 일이 있어도 도움의 일부분이 되어있을 것이다. 필요하다면 일을 잠시 쉬거나 그만둘지도 모른다. 치료를 위해서 돈을 빌릴 수도 있을 것이다. 의사에게 질문하기도 하고 그들이 조언하는 모든 것을 주의 깊게 평가할 것이다. 이러한 결정 등을 당신의 자녀에게 다 맡기지는 않을 것이다. 왜냐하면, 자녀들은 복잡한 결정이나 옵션에 대한 파급영향에 대해서 제대로 이해하지도 또는 이해할 수도 없기 때문이다. 그저 당신이 부모이기 때문에 이러한 일들을 해야 하는 것이다.

하지만, 이와 반대로 자녀가 섭식장애를 앓고 있다면 부모는 자신만의 생각대로 하기 쉽다. 치료에 대해서 어떤 것들이 진행되어 오고 있는지 어떤 옵션들이 있는지 부모들은 잘 알지 못한다. 그리고 치료사들과 영양사들의 개입에 끼어들지 말고 물러나 있으라는 말을 듣게 된다.

굶주림으로 인한 저혈압과 낮은 심박 수 때문에 5개월 안에 3번째의 입원을 하게 된 13살 사라(Sarah)의 부모는 신물이 났다. 사라가 퇴원 후 집에 돌아올 때마다 사라는 더 먹겠다고 약속했었지만 늘 변명을 늘어놓곤 했다. 치료사는 사라가 치료작업에서 충분히 노력하지 않은 거 같다고 하였고 영양사는 그녀가 더 먹고 체중을 늘리는 것에 동의하지 않으면 사라를 더 이상 보지 않겠다고 하였다. 반면, 사라의 담당 소아청소년과 의사는 개인치료, 집단치료, 무용 치료, 애완동물 치료(pet therapy), 오락(recreation therapy) 치료, 약물치료와 미술치료 등을 받을 수 있는 24시간의 케어가 이루어지는 거주 집단치료 센터(residential treatment center)로 그녀를 보내는 것이 나을 것 같다고 생각하였다. 그곳에 간다면 부모와 500마일(약 804.7km) 정도 떨어진 곳에서 지내야 한다. 사라는 그곳으로 가고 싶어 하지 않았고 나름대로 최선을 다하였다.

17살의 토니(Tony)는 매일 점심 식사 후 학교에서 토한다. 친구들이 그가 토하는 것을 듣고 학교 상담사에게 이야기를 하였다. 상담사는 곧 부모에게 연락하였다. 토니는 저번에 감기에 걸렸는데 먹지 말았어야 할 것을 먹었다고 이야기하거나 또는 전혀 대답하지 않는다. 그는 만약 자신을 정신과 의사에게 데리고 간다면 학교를 그만두겠다고 한다.

당신은 섭식장애가 다른 질병과 왜 그렇게 다른 것인지 궁금해할 수도 있겠다. 부모는 왜 도울 수가 없는 것일까? 무슨 방법이 없는 것일까? 분명히 도울 방법이 있어야 한다. 그리고 도울 방법은 존재한다.

어떻게 섭식장애의 본성이 부모와 자녀 사이의 갈등을 일으키게 하는가?

당신은 자녀가 섭식장애에 걸린 이후로 변했다는 것을 알고 있다. 또한 자녀가 동떨어져 있다는 느낌도 받을 것이고 우울해 보이거나 기분 변화가 심하고 짜증을 내고 음식에 강박적(아마도 다른 것에도)이란 것을 관찰해 왔을 것이다. 어떤 경우에는 이미 형성된 십 대의 완벽주의적인 성향이 더욱더 그 증상을 고조시키기도 한다. 실제로 자녀의 주도적인 성향이 좋은 방법이든 나쁜 방법이든 더 뚜렷해지는 시기이기도 하다. 자녀에게 도대체 무슨 일이 일어난 것일까?

우리는 무슨 일이 일어났는지를 설명하기 위해 벤 다이어그램(Venn diagram)을 사용하고자 한다([그림 2.1]). 하얀색의 원은 당신의 자녀가 섭식장애에 걸리기 전을 나타낸다. 그 옆의 다른 검은색의 원은 섭식장애를 나타낸다. 시간이 지나면서 섭식장애의 원은 자녀를 나타내는 그 원을 점차 덮치게 된다. 자녀의 원형은 여전히 알아볼 수 있고 그대로 있지만 이제

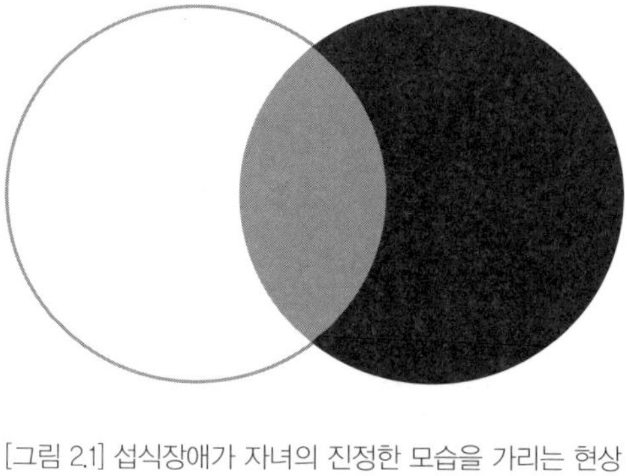

[그림 2.1] 섭식장애가 자녀의 진정한 모습을 가리는 현상

섭식장애에 의해서 변화되었다. 그러므로 자녀의 성향들의 많은 부분이 여전히 그대로 있지만, 섭식장애에 의해 색깔이 변한 것이다. 예를 들어 자녀가 완벽주의적인 경향이 있다고 해보자. 이러한 성향은 그대로 있겠지만 지금은 특별히 음식과 연결되어 드러나고 있는 것이다. 정확하게 칼로리를 체크한다든지, 정확히 무게를 잰다든지, 강박적으로 음식 상품 표시를 읽는다든지 등등의 모습을 보인다. 또는 자녀에게서 불안이 있을 수도 있다. 그러나 이제는 그 불안이 식사 시간에 증가하는 것이고 가족들이나 친구들 앞에서 먹는 것을 거부하게 만드는 것이다. 또한 주도적인 성격들은 다시 다르게 변형되어 나타난다. 즉, 이제는 운동도 하루에 서너 시간 동안 점차 격렬한 수준으로 하게 된다. 우리는 이러한 현상을 섭식장애가 자녀와 대적하여 그들의 성향(종종 강렬한 힘이라고도 표현한다)을 사용하고 있다고 표현하는 것을 좋아한다. 이것이 바로 자녀가 스스로 질병과 싸우는 것이 매우 힘든 이유 중의 하나이다. 그녀는 자신 스스로와도 싸우고 있을 뿐만 아니라, 자신의 결단, 에너지, 완벽주의 그리고 강박성과 싸우고 있는 것이다. 이러한 자녀의 성격과 섭식장애 성격의 혼합은 혼란스럽다. 당신은 자녀의 그러한 성향을 알아차린다. 그리고 주된 변화는 음식, 체중 그리고 운동에 초점이 가 있는 것이다. 이것이 바로 당신이 어떻게 해야 할지 어렵게 만드는 부분이다. 자녀에게 자원이 될 수 있는 바로 그 부분들이 그들을 돕지 못하도록 막고 있기 때문이다. 예를 들면, 당신의 자녀가 매우 재능이 뛰어난 발레 무용수인데 거식증을 겪게 되었다고 치자. 그녀의 체중은 내려가고 있지만 동시에 어떤 무용단의 작품에서 중요한 역할을 맡게 되었다. 그녀의 재능, 집요함 그리고 야망은 빛을 발하게 되지만 그것들은 동시에 신경성 식욕부진증의 신체적 정서적인 파괴를 더욱더 악화시키는 데 사용되고 있는 것이다. 부모로서 당신은 자녀의 재능을 지원하는 것과 신경성 식욕 부진이 더욱 고착화되는 것을 허용하는 것 사이에서 갈등하게 된다.

위의 예는 다음의 예에 비하면 매우 쉬어 보인다. 자녀가 고등학교 마라톤 선수라고 가정해보자.그녀가 그 지역에서 가장 뛰어난 선수인 것으로 보인다. 하지만 자신의 실력을 향상하기 위해 토하기 시작하고 먹지를 않는다. 그녀의 실력은 향상되었다. 여전히 그녀는 운동을 점점 더하게 되었고 수행능력은 점점 나빠지기 시작한다. 당신은 그녀가 섭식장애에 걸려서 그 팀을 그만두어야 한다는 것을 알지만 자녀는 자신이 달리지 못한다면 우울증에 걸릴 것이고 자살해버릴 거라며 운다. 자녀는 그것 이외는 아무것도 중요치 않은 것이다.

다른 예를 들어보겠다. 어떤 자녀는 SAT(미국 수능시험)를 준비하고 있다. 그녀의 성적은 전부 다 A이고 AP과정(Advanced Placement: 미국 고등과정의 고급 수업)을 듣고 있다. 하지만 그녀의 SAT 점수는 자신이 갈망하고 있는 명성 있는 대학에 입학 허가를 받기에 필요한 점수보다는 높지 못하다. 거식증을 앓고 있음에도 불구하고 그녀는 헌신적인 학생이 되고자 했는데 아직도 약 8개월이나 남은 SAT 시험을 다시 보기 위한 준비로 매우 늦은 저녁까지 안자고 이른 아침에 일어나며 과도하게 공부하였다. 그러나 자녀가 공부에 집중하는 것은 사실상 음식 섭취를 정상적으로 하지 못하도록 막고 있는 것이며 휴식을 취해야 할 밤에는 늦게까지 운동으로 시간을 보내고 있다는 것을 알게 될 것이다. 그녀는 SAT을 위해서는 공부를 해야만 한다고 하고 깨어 있으려면 운동하는 것이 필요하다고 이야기한다. 부모는 자녀가 가고 싶다는 대학에 들어가길 원하지만, 그녀의 눈밑에는 다크 서클이 생기고 친구들과 가족들로부터 상당히 멀어지며 점점 말라가는 모습을 보게 된다.

앞의 모든 예는 섭식장애의 본성이 어떻게 부모들에게 혼란을 주고 자녀와 대항하는지 보여주고 있다. 한편, 섭식장애의 증상들이 부모와 자녀 간의 갈등으로 이끄는 다른 경우들도 있다. 가장 끔찍한 문제 중 하나는 이 질병의 시기이다. 즉, 이러한 문제들은 보통 청소년들이 좀 더 독립적으로 되면서 일어나게 되고 그들은 확실히 그렇게 되는 것을 매우 좋아한다. 그러므로 당신은 질병의 증상과 독립성이 늘어나게 되는 것의 적절한 시기와 싸움을 하게 되는 것이다. 즉, 다시 말하자면 종종 당신은 자녀가 섭식장애로 어려움을 겪고 있는 것인지 자율성을 갖고자 하는 청소년의 전형적인 그 투쟁으로 인한 어려움인지 혼란스러워진다. 자녀가 만약 "저는 제가 먹는 것에 대해 스스로 결정을 내릴 수 있는 충분한 나이예요"라고 말한다면 진실의 열쇠는 여기에 있다. 여기서 문제가 되는 것은 바로 청소년들이 종종 어떤 결정을 내리게 될 때다. 왜냐하면, 그들은 섭식장애를 앓고 있고 또 그것은 그들에게 치열한 투쟁이어서 그 싸움은 이미 결정된 것이나 다름없다. 즉, 섭식장애는 이기고, 부모와 자녀는 모두 지게 되는 것이다.

> 리디아(Lidia)는 늘 대단히 독립적이었다. 그녀가 어린이집에 다닐 때였다. 한 번은 리디아가 신발 끈을 묶어야 했는데 그녀는 도움받는 것을 절대 허용하지 않고 혼자서 묶는 것을 습득하기 위해 몇 시간을 보냈다. 리디아의 부모는 그녀가 스스로 성취하기 위해 노력한다는 것을 이해할 수 있었기 때문에 항상 리디아의 그런 마음을 존중하였고 그런 일로 끙끙댈 때마다 격려해주었다. 어린 십 대인데도 리디아는 스스로 자신이 듣고 싶은 수업을 선택하였고 친구는 누구와 사귈지 옷은 무엇을 입을지도 늘 혼자서 결정하

였다. 그러므로 리디아가 체중을 줄이기 시작했을 때 부모는 개입해서 도우려고 하였지만, 그녀가 맹렬히 저항적이었다는 것은 그리 놀라운 일은 아닐 것이다. 그녀는 음식을 먹을 때마다 싸웠고 물로 배를 채웠으며 음식에 기름을 넣었을지도 모른다는 공포 때문에 엄마가 요리해주는 음식은 안 먹겠다며 모두 거부하였다. 처음에 그녀의 부모는 이것을 단지 정상적인 십 대의 반항으로 여겼으며, 치료에 대한 분명한 조치를 취하는 것을 지연시켰다. 리디아는 계속해서 체중이 줄었고 그런 다음 폭식을 하거나 퍼징을 하기 시작하였다. 이제 부모는 리디아가 싸우는 것이 정상적인 십 대들의 이슈가 아닐뿐더러 이성적으로도 뭔가 잘못되었다는 것을 감지하게 되었다. 이러한 현상은 리디아의 사고가 잘못된 방향으로 가고 있으며 섭식장애로 발전하게 되었다는 증거이다.

독립을 위한 이러한 노력과 함께 사춘기 시기에는 사생활을 지키고 싶어 하는 소망도 늘어난다. 이런 것들 역시 섭식장애가 들어서는 데 일조하게 된다. 섭식장애는 들키지 않기 위해 비밀스러운 행동을 증가시키는 경향이 있으며 그것으로 인해 누군가 관여하는 것을 저지시킨다. 그러므로 이러한 청소년들의 사생활 욕구에 대한 특성으로 인해 섭식장애는 아무도 그것을 인식하지 못한 채 몇 달씩 혹은 몇 년씩 가기도 한다. 청소년들이 많은 단서를 남긴다는 사실에도 불구하고 이것은 사실이다. 일부 아이들은 침대 아래의 상자 안에 자신들이 먹었던 음식들의 포장지를 모으기도 한다. 어떤 아이들은 플라스틱 통 안에 음식을 토해 놓고 그들의 옷장 안에 넣어두기도 한다. 어떤 아이들은 체중을 상당히 줄이고 그것을 스웨터나 헐렁한 옷으로 가리기도 한다. 이러한 행동들을 알아차렸음에도 불구하고 부모들은 그것에 관해 물어보기 위해 동정을 살피는 경향이 있다. 그러한 것들이 청소년들의 사생활에 대한 욕구의 힘이라고 말할 수 있겠다.

사춘기 시기의 섭식장애의 증상들, 자녀의 성격 특성들 그리고 자율성과 사생활에 대한 욕구들은 이러한 문제에 어떻게 대처해야 하는지 어렵게 만든다. 과연 어떻게 행동을 취할 수 있겠는가?

현대의 치료 접근들이 가족의 역할에 대해 어떻게 혼란에 빠뜨리게 하는가?

섭식장애를 겪는 청소년들을 치료하는 주된 접근들은 가족치료, 개인 심리 역동 치료, 인지 행동 치료 그리고 변증법적 행동 치료이다. 이러한 접근들은 중요한 임상적 개입을 포함하며 섭식장애를 겪는 많은 청소년을 돕는다는 것에는 의심의 여지가 없다. 그러나 부모의 참여를 고려하는 이러한 접근 방식 중 일부는 자녀와 부모 모두에게 문제가 될 수 있다. 섭식장애, 특히 신경성 식욕 부진의 치료에서의 부모의 역할은 오랜 논쟁이 되어 왔다. 신경성 식욕부진증 치료를 설명하기 위해 초기 의사들은 이 같은 발언에 동의하지 않았다. 19세기에 프랑스의 찰스 라세귀(Charles Lasegue)는 부모들이 치료에 없어서는 안되는 중요한 역할을 한다고 보았고 그 반면 영국 해협 건너편의 윌리엄 걸 경(Sir William Gull)은 부모들을 가장 '비효과적인 참여자'로 보았다. 현재의 많은 치료 접근들은 부모들을 빼거나 그들을 탓하고 선명한 또는 모호한 접근을 포함하기도 하는데 과연 부모가 섭식장애를 겪고 있는 자녀들을 도울 수 있을지 그리고 어떻게 도울 수 있을지에 관해 혼란에 빠지게 한다. 어떤 부모는 자녀의 신경성 폭식증에 대한 정신적 의학적 문제의 심각성으로 인해 병원 입원이나 거주 집단 케어의 제안을 받게 될 수 있다. 이것은 부모나 다른 가족 구성원들로부터 섭식장애를 겪는 자녀를 분리할 것을 요구한다. '부모참여의 제거'는 여전히 유럽에서는 일반적인 일이며 바람직한 것으로 여겨지기도 하며 이러한 장기간의 병원 형태의 비용이 미국에서는 특히 매우 부담스러운 일이다.

부모참여를 없애지 않는 경우, 통원치료 세팅 안에서의 청소년들을 위한 일부 개인치료 접근들은 부모참여를 강력히 권고하기도 한다. 이러한 접근들은 신경성 식욕부진증을 앓고 있는 청소년들의 어려움을 부모와의, 그중 보통 모와의 관계에 기인한 부적절 감에 의한 것으로 보고 있다. 이러한 부적절 감은 아이의 욕구에 대해서 양육과 존중이 불충분하고 발달 중인 아이의 욕구로부터 모성 욕구를 충분히 분리하지 못했기 때문으로 추정하고 있다. 이러한 발달적 결여는 자녀들이 자신만의 욕구나 소망들의 감각을 거의 잃어버린 채 권위자와 부모들의 기대에 과도하게 순종하게 되는 정체성을 발달시키게 된다. 사춘기가 되면서 이러한 순응적인 전략은 흔들리게 되지만 부모로부터의 거절에 대한 공포, 무력감 그리고 그들의 진정한 소망에 대한 희미한 감각으로 인해 십 대들은 극심한 다이어트로 전환하며 분리 개별화에 관한 내면적 불안감을 표현하는 방식의 하나로 마른 몸에 대한 비 합리성을 추구하게 된다. 그들은 통제불가의 상태를 느끼게 되는데 그 이유는 사춘기나 성인 시기 동안 요구되는 독립적인 사고와 행동에 대처할 수 있는 내적 자원들이 없기 때문이다. 그들의 체중이나 음식 섭취와 같은 스스로 통제할 수 있는 것에 대한 집중은 어떠한 정체성을 가지고 있다는 확신을 주게 된다. 비록 그것이 오로지 마른 것을 추구하는데 헌신하는 것일지라도. 이런 방식으로 신경성 식욕부진증은 도전하기 어려운 정체성의 발달과 함께 복잡하게 얽히게 된다.

분명한 것은 대부분 신경성 식욕부진증의 청소년들은 전형적인 사춘기 이슈들로 힘겨워하는 것 같다. 그럼에도 불구하고, '재양육'을 위해 오로지 치료사와의 관계안에서 청소년에게 집중해야 한다는 치료방식이 시사하는 것은 여러 가지 근거에 의해 의문스러운 부분이다. 첫 번째로 신경성 식욕부진증 자녀들의 부모들, 특히 어머니들이 자녀들을 양육하는 방식에 있어서 구조적으로 다른 부모들과 다르다는 관점의 과학적 증거는 거의 찾아볼 수 없다. 신경성 식욕부진증을 일으키는 아동들 부모의 대부분은 거식증을 일으키지 않는 다른 자녀들도 있다. 그들은 일반적으로 거식증을 앓는 자녀와 비슷하게 양육되어 진다. 또한 거식증을 일으키는 아동들 어머니들의 수유관습에 관한 연구에서 보면 그들이 전형적인 수유관습과도 뚜렷한 차이를 보이지 않았다. 예를 들면 한 연구에서는 섭식이 까다롭거나 이유식을 일찍 시작했으면 청소년기에 좀 더 섭식장애로 발전할 확률이 높은 것으로 나타났으나, 그들의 형제 · 자매들에게 똑같은 방식을 적용하였을 때 섭식의 어려움을 발전시키지 않은 것으로 보고되었다. 더더욱 자녀의 과잉간섭이 지표가 되는 부모 심리 병리학에서의 연구에서는 이러한 부모들이 다른 부모들과 진정으로 다르다는 분명한 증거를 제공하지도 않았다. 이 연구들은 자녀들의 굶주림과 맞서야 하는 위기 가정을 평가한 것이며 부모의 과잉간섭과 같은 스트레스 없이 그들이 기능적일 수 있는지에 대한 결론을 도출하는 것을 불가능하게 한다. 즉, 비록 섭식장애를 겪는 아동의 가정에 과잉간섭 및 개입의 증거가 발견된 연구라 할지라도 이러한 차이점들은 섭식장애가 발전하는 시기에 나타나는 현상이며 그전에는 일어나지 않았다. 중요한 점은 부모들, 특히 어머니들이 거식증의 문제를 일으킨다는 것(그래서 그들이 치료에서 배제되어야 한다는 임상적 관점을 지지하는 것)은 단지 추측일 뿐이다.

자말(Jamal)은 학교에서 늘 잘 지냈었지만 다소 수줍음을 탔다. 그는 격렬한 스포츠들은 정말로 싫어하였지만, 테니스와 수영에는 뛰어났다. 그가 14살에 거식증이 걸렸을 때 그의 부모는 그를 정신과 의사에게 데려갔고 의사는 자말이 독립적으로 되는 것에 대해 어려움을 겪고 있고 정서적으로 성적으로 혼란스러운 상태라고 확신하였다. 정신과 의사는 그가 굶주리는 것으로 문제를 피하는 것 대신에 자신의 어려움을 이야기할 수 있도록 하는 방법으로써 정신분석을 제안하였다. 그의 부모는 아들에게 가장 최선의 치료가 무엇일지 찾기를 원했고 그것이 무엇이든지 간에 그를 돕기 위한 것이라면 집중적으로 그 심리치료를 서포트 해 줄 수 있는 재정적 여건이 되어 있었다.

초기에 자말(Jamal)은 치료 받아야 한다는 제안을 흔쾌히 받아들였다. 그는 한 번도 부모님의 말씀을 거역한 적이 없었던 아이였다. 심지어 십대에 들어서도 부모님의 요구사항에도 꿍하게 말을 안 한 적도 없고 불편해한 적도 없었다. 그러나 시간이 지나면서 자말은 숙제하는 (그는 모든 과목에 있어서 우등생이었다) 시간을 빼앗기는 것에 불평하였다. 또한 아침에 두 시간 수영하고 오후에는 달리기를 하였는데 그러한 운동 스케줄에 영향을 받는 것에도 불편감을 호소하였다. 자말은 치료사가 마음에 든다고 이야기를 하였다. 하지만 치료사는 상담 시 그의 친구들과 부모님에 관해서 주로 이야기를 하였고 정작 체중과 음식에 관해서는 별로 이야기를 나누지는 않았다.

자말의 부모님은 일주일에 4번씩 오후에 그를 치료사에게 데리고 갈 정도로 헌신적이었다. 그러나 몇 달이 지나도 그들은 어떠한 호전도 보지 못했다. 실제로 그들은 자말의 증상이 점점 악화되고 있다고 느꼈다. 그는 여전히 체중이 감소하고 있었고 심지어 더 적게 먹고 있었다. 치료사는 부모에게 자말이 무엇을 먹든 언제 운동을 하건 그가 결정하도록 놔두라고 이야기 하였고 그들은 이 책에서 권고하는 치료방식을 연기하게 되었다. 그러나 부모님의 걱정은 늘어났고 자말이 치료사에게 가는 것을 거절하기 시작하면서 갈등은 커져만 갔다. 자말은 자신이 치료받을 이유가 없고 나아졌다고 얘기하였으나 부모님이 보기에는 그렇지 않았다.

개인치료의 추종자들은 발달적 이유로 부모님을 배제해왔다. 발달치료사들은 청소년들의 자율성을 독려하기 위해 먼저 부모님들이 치료개입에서 나와 있어야 한다고 제안해 왔다. 연령에 맞는 자율성을 갖도록 도와주기 위해 어떤 임상가들은 청소년들 스스로가 그 거식증의 어려움에 맞서야 하는 것이라고 주장하며 그것을 청소년으로서 무르익기 시작하는 또 다른 단계라고 생각한다. 부모들은 이러한 학파들의 견해를 따름으로써 자녀의 사춘기 이전의 상태를 강화시키는 것뿐 아니라 자녀들을 움켜쥐고 있는 섭식장애로의 퇴행을 더욱더 심화시키게 된다.

게리(Gary)는 고등부 조정팀에 있었고 이 운동에 좀 더 두각을 나타내기 위해 몸을 되도록 가볍고 가늘게 만들려고 노력하는 초기 단계에 거식증이 발병하였다. 게리의 부모님이 그를 치료사에게 데려갔을 때 치료사는 게리가 좀 더 독립적으로 되고 싶어 하나 성인이 되기 전 오게 되는 관계와 일에서의 책임감에 버거워 힘들어하는 것이라고 해석해 주었다. 치료사는 게리가 좀 더 자기주장을 할 수 있도록 돕는 것이 필요하고 16살의 나이에 적절한 자신다운 삶을 좀 더 키워 나갈 수 있도록 하는 것이 필요하다고 하였다. 게리의 부모님은 게리가 좀 더 독립적이어야 하는 것에는 동의하면서도 이 시점에서는 그가 좋은 결정을 내리기에는 너무 아픈 상태라고 생각하였다. 또한 부모님은 게리가 안 좋은 결정을 내린다면 좀 더 건강에 영향을 줄지도 모른다고 걱정하였다. 치료사는 모험과 탐험이 청소년기의 한 부분임으로 필요하다면 게리가 실수할 수 있도록 놓아주고 좀 더 자녀를 믿는 것이 필요하다고 설명하였다.

게리는 다른 팀과의 치열한 경쟁을 하였고 우승을 하였지만 미드시즌(midseason)이 되어서 추가로 근육량을 손실하면서 단기거리마저도 노를 저을 수 없을 만큼 약해졌고 더는 경기에 참여할 수 없게 되었다. 게리는 자신의 실수를 인정하였고 이제는 자신의 근육을 회복하기 위해 음식을 좀 더 먹겠다고 다짐하였다. 게리는 한동안 실행하는 듯하였지만, 다시 살찌는 것이 두려워지기 시작하여 먹는 것을 줄이고 운동을 늘렸다. 게리의 부모는 아들을 도우려고 개입하고 싶었으나 그의 독립적으로 되고 싶은 청소년의 욕구를 존중해주고 싶었으며 후퇴하였다.

부모는 자녀의 질병이 심각하게 청소년기의 발달을 저지시키고 있지는 않은지 그들의 행동에 대해서 생각해야만 한다. 질병은 자녀들이 정상적인 신체 성숙의 궤도로 들어서지 못하게 하고(예를 들면 생리가 멈춤), 독립을 쟁취하고자 노력하는 또래 교우들과 어울리지 못한 채 자신을 고립시키며, 그러한 병으로 인해 보통 청소년들과 비교해 좀 더 부모나 가족들과 엮이도록 만든다. 그렇다고 거식증을 겪는 청소년들이 부모의 관여 없이 그 질병과 싸워야 하는 어려움에 직면해야 한다는 결론으로 이끌 필요가 있을까? 결국, 자녀들은 일반적으로 부모 없이 사춘기의 어려움에 잘 대처하지 못한다. 그리고 사실, 자녀들이 부모들과 폭풍과 같은 갈등 관계를 갖는다는 가정이 모든 십 대들에게 필요한 통과의례라는 것은 더는 일리가 없다. 우리는 가장 기능적인 청소년들은 사춘기 동안이라도 지속해서 부모들을 생산적으로 활용할 수 있는 아이들이라는 것을 안다. 이것은 어떤 종류의 어려움을 겪는 청소년들에게도 마찬가지이다. 즉, 사춘기 시기의 예측 가능한 어려움에 직면하는 청소년들 뿐 아니라 육체적 또는 정서적 문제가 있는 십 대 청소년들은 청소년의 궁극적인 성공을 위해서 그리고 그 과업을 잘 마칠 수 있기 위해 부모의 자원에 훨씬 더 의존해야 할 것이다. 따라서 신경성 식욕 부진을 앓고 있는 십 대들은 병과의 투쟁에서 부모의 지지를 얻는 것이 더 중요할 수 있다.

많은 이들이 섭식장애를 유지하고 발생시키는 근본적인 이슈들은 부모의 관리 감독을 통해서가 아니라 개인적 치료 안에서 다루어져야 한다고 믿는다. 섭식장애는 종종 통제에 관한 질병이라고 묘사되고 있고 그래서 섭식이나 섭식 습관과 관련해서 통제하지 않게 되면 문제가 악화될 것이라고 보고 있다. 섭식장애는 음식과 체중에 관한 불안감을 고조시키는 것은 맞지만 상대적으로 환자들이 단순히 그들의 삶의 이러한 부분들을 통제하고 있다고 느끼는 것만으로도 그 불안감은 실제로 줄어든다. 섭식장애가 음식과 체중에 대한 높은 수준의 불안을 초래하는 것은 기정사실이다. 하지만 환자가 자기 삶의 일부를 통제하고 있다고 느낄 때 이러한 불안이 상대적으로 감소하게 되지만 그 기간은 짧다. 그런데도, 불안은 급속히 새로워진 결단으로 다시 돌아오고 더욱 큰 제한과 통제로 이끌면서, 물밀 듯이 늘어나는 체중감소와 걱정의 결과를 낳게 된다. 환자들은 칼로리 계산하기, 레시피 읽기, 지방의 양을 계산하기, 무게 달기, 측정하기, 특별한 조리도구 및 그릇 등을 사용하는 등 정신이 마비될 정도로 그것들에 사로잡히게 되면서 멍한 상태를 보고한다. 이러한 집착과 연결되는 불행이란 오로지 그럼으로써 불안에서 벗어날 수 있다고 환자들은 믿고 견딘다는 것이다. 또한 간헐적으로 발생하는 이러한 현상들은 그들의 행동들을 강화하게 된다.

만약 섭식장애가 통제에 관한 질병이라면 그 통제의 감각은 상당히 망상적이다. 즉, 환자들은 통제력이 있다고 느끼지 않는다. 대신 다소 통제할 필요가 있다고 느낀다. 이 차이는 중요하다. 마른 몸과 체중감소 등을 추구하는 것은 진정한 통제의 증거가 아니라 통제를 추구하는 것이다. 이런 의미에서 청소년들이 음식 섭취와 섭식 습관에 대해서 통제력을 유지해야 할 필요가 있다고 주장하는 것은 사실 모순된다. 왜냐하면, 그들은 섭식장애가 생겼을 때부터 애초에 이러한 통제력이 이미 없었기 때문이다. 대신 그들은 그러한 통제력이 있다는 것을 스스로 증명하기 위해 지속해서 노력하는 것이다. 이러한 맥락에서, 질병을 감당하기에 심리적 행동적으로 취약한 섭식장애 청소년들을 그대로 놔두기보다는 누군가 통제하거나 최소한 그들이 통제할 수 있도록 도울 필요가 있다.

아이러니하게도 청소년들에게 음식과 체중에 대해 통제권을 부여한다는 명목 아래 크든 작든 부모를 제외시키는 것을 선호하는 치료방식들은 실제로 통제력 대부분을 잃게 한다. 병원 치료 그램은 보통 정해진 음식의 양이나 액상 보조제를 먹도록 강요하기도 하는데 그것 역시 환자들이 통제력을 연습하지 못하게 한다. 영양사들은 정기적으로 환자들이 따라야 할 식이요법들을 처방한다. 일부의 음식 재공급 프로그램(빠르게 체중 회복을 하도록 고안된 전문적으로 운영되는 프로그램)은 환자들이 씹거나 삼키는 행위를 하도록 돕는 작업을 하기보다 단순히 코에 튜브를 넣어 음식을 먹이는 것(nasogastric refeeding)에 의존한다. 여전히 퇴원 후에도 부모들은 자녀들이 스스로 음식 선택을 관리하도록 놔두라는 이야기를 듣는다. 하지만, 흥미로운 점은 대부분의 어린 환자들은 그러한 프로그램 안에서 치료를 받을 때 짧은 기간이지만 불안에서 벗어난다는 느낌을 받게 된다. 즉, 누군가 타인이 그들의 섭식과 체중을 통제할 때 청소년들은 종종 어려움에 대한 불안한마음을 놓아 주기도 한다. 이것은 거식증과 관련된 체중감소와 영양실조를 치료하는 데 있어서 환자들의 영양을 재공급하는 프로그램의 성공 가능성이 그리 작은 것만은 아니라는 것을 설명할 수도 있겠다. 만약 섭식장애가 있는 대부분의 사람들이 이러한 개입을 단순히 거부한다면 그 프로그램은 성공적이지 못할 것이다.

그렇다면 섭식장애를 겪는 사람들이 집에서 하는 것처럼 이러한 개입 과정들에는 왜 저항하지 않는 것일까? 이것은 타인과 직접적으로 맞서서 반항하는 것이 그들의 본질적 성향에 어긋나는 것임을 설명하는 것일 수 있겠다. 어떤 연구자들에 의하면 환자들은 다시 혼자서 섭식을 하기만 한다면 증가한 체중을 오히려 빠르게 다시 뺄 수 있다는 극도의 자신감(다소 타당한 이야기일 수도 있겠다)을 갖고 있다고 보고하고 있다. 이러한 두 가지의 관점들은 사실일 가능성이 높지만, 후자의 경우는 확실히 근거가 있는 말이다. 병원에서의 대부분의 음식 재공급 프로그램은 거식증을 겪는 사람들이 더 먹을 수 있도록 돕는 데 성공하지만(또는 다른 집중 세팅의 치료) 퇴원 후 그들 스스로 할 수 있도록 놔둔다면 많은 이들이 회복된 체중을 다시 감소시키고 그들의 제한적인 행동으로 돌아가게 된다. 그렇다면 그러한 프로그램에서 얻게 된 회복을 계속해서 유지할 수 있는 가장 좋은 방법은 어떤 것일까?라는 질문을 던질 수 있겠다.

릴리(Lilly)는 10살의 조숙한 아이였고 여름 캠프에서 체중을 잃은 후 거식증으로 발전하게 되었다. 릴리는 극심한 굶주림으로 병원에 입원하게 되었는데 입원 초기에는 먹는 것을 거부하고 엄마에게 소리치며 울었다. 그리고 가족과 친구들이 보고 싶다며 불평하였으며 학교 빠지는 것도 싫어했다. 이러한 행동에 경험이 풍부한 간호원 멤버들은 식사 시간에 일관적으로 함께 있어 주었으며, 그녀가 음식을 먹을 수 있도록 조용히 구슬렸다. 간호사들은 릴리를 기다려 주었고 필요할 때마다 격려해주었으며 얼마 동안에 식사를 마쳐야 하는지 제한을 두었다. 식사와 스낵은 일정한 시간과 간격을 두고 규칙적인 패턴으로 제공되었다. 릴리는 체중이 증가하였고 덜 힘들어하는 것으로 보였다. 그리고 3주 후에 퇴원하여 집으로 돌아가게 되었다.

릴리는 얼마 안가서 바로 먹는 것을 제한하기 시작하였다. 부모는 어떻게 해야 할지 몰랐지만, 그전보다는 거식증에 관해서 더 많이 알게 되었다. 릴리는 영양사와 식단 계획을 연습하였고 그것을 따라야 한다고 이야기하였다. 그러나 부모는 그것이 무엇을 의미하는 것인지는 전혀 이해하지 못하였다. 한편 릴리는 곧바로 학교를 가기 시작하였고 평상시대로 힘을 다해 학업에 매진하였다. 그리고 공부를 더욱더 열심히 하였고 다시 성적에 집착하기 시작하면서 덜 먹었다. 두 달 만에 릴리는 병원으로 다시 돌아왔고 첫 번째 입원했을 때보다 체중은 더 줄어있었다.

부모들이 개인치료에서 배제되는 또 다른 이유 중의 하나는 섭식장애를 겪는 청소년들의 부모들이 지나치게 체중과 섭식에 치중한다는 가정 때문이다. 그 이론은 어느 정도 일리가 있는데 아동이나 청소년들이 문화적으로 습득하게 되는 마른 몸의 이상화에 대한 경험을 어떻게 소화하느냐는 부모의 역할에 달려 있다. 즉, 자신, 타인 그리고 자녀들의 체중에 대해서 극도의 걱정을 나타내는 부모들은 자녀들에게 몸에 대한 불만족 감을 촉진할 가능성이 크며 부모와의 상호작용을 통해서 가는 몸의 이상화를 내재화시킨다. 이러한 이유로 신체상의 불만족, 또는 더욱 중요한 부분인 신체상의 왜곡을 다루는 것에 초점을 둔 치료는 부모들을 평가자로서 또는 가는 몸의 이상화에 대한 높은 의존도를 촉진하는 용의자로서 보기 때문에 그들을 배제하게 된다. 부모들이 다이어트에 관한 생각과 행동들에 있어서 자녀들에게 영향을 줄 수 있다는 것은 의심의 여지가 없이 사실임에도 불구하고 그들의 신체와 관련된 사고들이 섭식장애와 관련이 있다는 것을 지지하는 연구들은 거의 없다. 설사 부모들이 그 질병 자체를 앓고 있다 하더라도 마찬가지이다. 대신, 부모들은 대부분 이러한 왜곡에 대해서 실제로 현실점검의 역할을 하기도 하며 또 할 수 있는 자원이 있기도 하다. 즉, 알코올과 약물 남용, 성적 행위 그리고 사회적 역할 수행과 같은 다른 사회적 문화적 압력의 영향들을 중재할 가능성이 크다.

그러나 치료에서 부모들을 배제하는 다른 이유는 많은 치료사가 질병을 일으키거나 그것을 악화시키도록 무언가를 하는 사람들이 바로 부모들이라고 믿기 때문이다. 이제껏 가족들 자체가 거식증의 병인론 및 그것을 유지시키는 것과 관련이 있는 것으로 여겨져 왔다. 거식증의 요인에 관한 가장 유명한 가족 개념화는 살바도르 미누친(Salvador Minuchin)과 그의 동료들에 의해서 관찰된 심인성 질환(psychosomatic)의 가족 과정에 근거한 것이다. 이러한 임상적 연구자들은 심인성 질환의 가족들(거식증 자녀를 둔 가족들을 포함하는)은 경계가 모호하고 과잉 보호적, 갈등 회피적이며 경직되어 있다고 묘사하였고 아래와 같은 가족의 각 특성들이 청소년들이 사춘기의 전환으로의 절충을 어렵게 만든다고 하였다.

1. 밀착된 가족들(enmeshed families)은 각 개인의 욕구가 불분명하

고 자기주장이 어렵다.

2. 과잉 보호적인 가족들은 자율성을 발달시키는데 중요한 사회적 심리적 위험을 감수하는 청소년들의 경험을 막는다.
3. 갈등을 회피하고자 하는 가족들은 독립적인 사고와 행동에 필요한 청소년들의 노력을 방해한다.
4. 경직된 가족들은 어린 자녀와는 다른 욕구를 가지게 되는 청소년들의 필요한 역할과 기능적 변화에 적응하는 것에 어려움을 겪는다.

가족 과정 안에서의 이러한 문제들 이외에 심인성 질환의 가족들은 자녀들이 부모와 같은 역할을 하든지 또는 자녀의 발달적인 과업에 마주하여 그 책임감을 놓아버리는 것과 같은 구조적인 문제들을 갖는다고 하였다. 다른 연구자들은 어떻게 부모들이 거식증의 자녀들과 정서적으로 연결되어 있는지(가까운지)에 대한 문제들이 있을 수도 있다고 제안하였다. 어떤 이들은 이러한 부모들은 자녀와 깊고 신실하게 관계하지 못함으로써 거짓 독립(false independence)을 촉진한다고 하였다. 만약 아동들이 이러한 '거짓 독립'을 발전시키면 청소년기 동안은 버티지 못하는 경향이 있으며 섭식장애와 같은 문제들이 일어날 수 있다는 것이다.

란(Lan)과 란의 가족들은 가정 안에 그러한 문제들이 종종 자녀가 섭식장애를 발전시키는 이유라는 것을 읽은 후 거식증을 위한 가족치료를 받으러 왔다. 란의 부모는 그들 각자의 분야에서 많은 성취를 이루었던 전문인들이었다. 란의 아빠는 출장을 많이 다니는 회계사였고 엄마는 의사였다. 그 외에 다른 자녀는 없었다. 란은 다소 걱정이 많은 아이였었지만 대체로 자신감도 쌓아 올리고, 학업적으로나 사회적으로나 모든 면에서 초등학교를 잘 수행해 왔었다. 란이 8학년이 되어 거식증이 생겼을 때 첫 징후로 보이는 것은 부모와의 문제였다.

가족들은 치료사를 만났고 치료사는 란이 그녀의 부모와, 특히 엄마와 너무 가깝다고 단정을 지었다. 엄마와 너무 가깝게 지내는 것은 란이 십 대로서 더욱 필요한 독립성을 방해한다고 생각하였다. 게다가 한편으로는 란과 엄마가 너무 가까워서 란의 아빠와 엄마는 함께 행동하지 않았고 대신 란이 아빠의 역할을 쟁탈한 것으로 보았다. 마지막으로 치료사는 그들의 억압 된 화를 표현할 필요가 있다고 하였다. 그리고 그들이 서로 동의하지 않는 부분을 인정할 필요가 있었다. 가족들은 서로 노력하는 데 동의하였다.

몇 주 동안 치료사는 가족들에게 그들의 갈등에 관해서 설명해볼 것을 권하였는데 지금 이 시점에서는 모든 것이 란이 먹지 않는 것에 대한 갈등이었다. 치료사는 먹지 않는 것이 그들의 논쟁의 주제라는 것을 수용하였지만 먹지 않는 것이 그들이 표현하지 않는 어떤 다른 갈등의 증상일 수도 있다는 의견을 나타내었다. 가족들은 상당히 혼란스러워했으나 문제를 탐색하기 위해 열심히 노력하였다. 란의 부모는 치료사가 지시한 대로 함께 더 시간을 보냈다. 그리고 란이 가정 밖에서 시간을 보낼 수 있도록 격려하였다. 란은 대부분 뛰러 나가거나 체육관에 가서 운동하였다. 그러는 동안 란은 계속해서 체중이 내려갔고 생리가 끊긴 지 8개월이 되었다. 란의 부모는 언제쯤이면 란이 호전되는 것을 기대할 수 있을지 치료사에게 물었다.

거식증 청소년들의 가족과 부모들의 병리에 관한 연구 문헌들은 난관에 놓여있으며 결론들은 모호할 뿐이다. 한편, 많은 연구자들과 임상가들은 거식증을 앓는 십 대들에서 보일 수 있는 행동 문제들을 야기시키는 요인이 가족이 아니라 오히려 질병 자체와 질병에 대해 가족들이 어떻게 경험하는가이다라고 주장한다. 즉, 다른 말로 가족들은 자녀들이 아프기 때문에 과잉 보호적으로 된다. 부모들은 자녀에게 무슨 일이 벌어지는지 이해하려고 노력하기 때문에 자녀와의 사이의 경계가 모호해지며 그럼으로써 간섭적이거나 과잉되게 관여하는 것으로 보인다. 또는 어떤 부모들은 섬점 악화될까 봐 두려워서 갈등을 피하고 싶어 한다. 질병이 그들에게 주고 있는 스트레스의 반응으로써 점점 융통성을 발휘하지 못하게 되는 것이다. 비록 이러한 논쟁에 대해 해결점을 찾지 못하였더라도 많은 다른 전문가들이 취하게 되는 그들의 입장은 부모들과 가족들이 결백하다는 것이 입증될 때까지는 부모들이 문제라고 추정하고 있으며 그렇기에 치료에 있어서 부모참여에 대한 제한을 정당화시키는 것이라고 말할 수 있겠다.

전문가들의 이러한 입장에도 불구하고 부모들이 치료 과정에 불필요하다는 관점은 여러 해가 지나면서 점점 도전 받게 되었다. 점점 가족 치료사들은 거식증 환자의 가족들을 치료 참여에 필요할 뿐만 아니라 회복 과정에 있어서 없어서는 안 될 필수요건으로 보게 된 것이다. 하지만 여전히 다른 많은 전문가들은 가족들을 거식증의 문제로써 보기 때문에 부모들의 참여를 무시하게 되는 결론을 내리게 되는데 그것은 질병을 악화시키는 본질적인 핵심이라고 말할 수 있겠다. 거식증 청소년들의 부모들과 가족들이 거식증 회복에 관해서 애초부터 문제의 요인이 될 수 있다는 가능성은 거의 없으며 긍정적인 영향력을 행사할 가능성이 크다고 인식되었는지는 최근의 일이다.

가족들이 섭식장애와 싸우기 위해 어떻게 함께 할 수 있을까?

우리가 말해왔듯이, 현재의 많은 치료는 부모들과 가족들을 제외하고 립 서비스만을 제공하거나 부모나 가족들을 질병을 일으키게 하고 악화시키는 요인으로 보고 탓하는 경우가 많다. 그러나 가족기반치료(family-based treatment: FBT라고도 불림)는 다른 관점으로 보는 치료 접근이다. 이 접근법의 기본원리는 1980년대 런던에 있는 모즐리 병원(Maudsley Hospital)에서 처음으로 개발되었다. 이 형태의 가족치료는 가족들을 탓하지 않고 자녀들이 정상적으로 먹고 부실한 체중을 회복하며 자녀들의 활동을 정상화하도록 돕기 위해서 가족 구성원들이 책임감을 느끼고 적극적으로 자녀들을 지지하도록 격려하는 것이다. 이 치료법은 현재 사용되고 있는 다른 접근과는 달리 실제로 일련의 실험을 통해 연구된 것이며 도움이 된다는 증거를 제공하고 있다. 또한 이것은 실질적 경험에 근거하는 유일한 거식증 치료요법이기도 하다.

FBT의 기초는 다음과 같다. 첫째, 부모와 가족들 전체가 섭식장애가 얼마나 심각한 질병인지 이해하도록 도움을 받는다. 이것을 하기 위해서 치료사들은 섭식장애를 치료하지 않으면 따라올 심각한 문제의 궤도(의학적 그리고 심리학적)뿐 아니라 청소년들이 얼마나 변했는지를 살펴본다. 다음으로 치료사들은 가족들이 다른 문제들을 해결하는 데 있어서 그들이 할 수 있었던 능력과 과거의 성공 경험을 상기시키면서 좋은 결과를 얻기 위해 가족들이 얼마나 중요한지 이해하도록 돕는다. 또한 치료사들은 부모들이 자식들을 떠나보낼 준비가 되어있지 않다면 섭식과 체중과 관련해서 호전을 보이는 행동들을 지지하는 환경을 조성하기 위해 결국 부모들이 책임감을 느껴야 함을 상기시킨다. 이러한 책임감은 압도적으로 느껴질 수 있으므로 치료사는 부모들에게 무엇을 하라고 이야기하기보다는 부모와 형제들이 도움을 줄 수 있는 자원들을 사용하면서 자녀들을 지지할 수 있다고 안심시키는 것이 좋다. 즉, 치료사는 부모들의 성공과 딜레마를 검토해보고 함께 문제를 해결하기 위해 노력한다. 이것을 촉진제로 삼아 치료사는 자신의 전문지식과 경험을 바탕으로 부모들이 자녀의 부적응적인 섭식행동들을 어떻게 변화시킬 수 있는지 상의 해야 한다. 치료사와 함께 일할 때, 대부분 부모는 그러한 행동들을 비교적 상당히 빠르게 변화시킬 수 있다. 주 관심사가 되어왔던 이러한 행동들이 조금씩 줄어들게 되면 치료사는 안내 지침과 함께 부모들이 청소년들 스스로 섭식 관리를 할 수 있도록 돕는 것을 격려한다. 청소년들이 스스로 섭식과 체중을 관리할 수 있게 되면 치료사는 가족들이 좀 더 일반적인 청소년 문제를 어떻게 해결할 수 있을지 그들 구성원들과 함께 전략화하는 것으로 치료를 마무리하게 된다. 이것은 그들이 정상적인 삶의 시작을 위해 치료의 종결을 준비하도록 돕는다.

우리 센터에서는 현재 15년 이상 청소년들의 섭식장애를 위해 위와 같은 치료를 진행해 오고 있다. 우리는 부모를 탓하지 않는 이 접근법을 사용하여 임상 작업뿐만 아니라 연구에 관여해 왔지만, 무엇보다도 부모들이 자녀의 섭식장애 증상에 대해서 더 잘 도울 수 있도록 지지하며 교육과 지원에 대한 충분한 기회를 제공한다. 결과적으로 우리는 섭식장애가 있는 청소년들이 극적으로 향상되는 것을 보았다. 또한 그들의 증상이 완화될 뿐 아니라 전체적으로 가족들이 다른 영역의 청소년 문제들을 다루는 데 있어서도 좀 더 효능감을 느끼는 것으로 보인다.

이러한 형태의 치료가 당신의 자녀에게 제공되지 못하더라도 다음 아래 구절에서 설명한 대로 그 원칙들을 적용하는 것은 궁극적으로 자녀에게 유익이 되고 부모가 치료에 참여하게 되는 방법을 찾을 수 있도록 도와줄 것이다

1. **부모들은 자녀의 회복에 중요한 자원들을 제공하며 자녀가 어떤 형태의 치료를 받든지 간에 관여할 수 있어야 한다.** 다양한 임상적 형태 안에서 자녀의 유익을 위해 어떻게 이러한 개념들을 적용할 수 있을지 보여주는 것이 사실은 이 책의 목적이기도 하다.

2. **부모들은 섭식장애를 심각하게 받아들이는 것이 중요하다.** FBT가 강조하는 한 가지 통찰은 섭식장애가 심각한 의학적 및 정신 질환이라는 것을 인식하는 것의 중요성이다. 실제로 그것은 매우 심각한 질병이다. 부모로서 그것이 자녀를 사망에 이르게 하거나 상당히 손상을 줄 수 있는 잠재성이 있다는 것을 충분히 인식하고 있는 것이 필요하다. 신경성 폭식증, 신경성 식욕부진증 그리고 폭식증은 단지 다이어트를 너무 심하게 한 경우가 아니다. 그것들은 정말로 질병인 것이다. 1장에서 보여주기 시작했던 바와 같이 이러한 원칙들을 강조함으로써 우리는 부모들이 자녀를 돕기 위해서 좀 더 즉각적이고 명료한 행동을 취하도록 돕고자 한다.

3. **부모들은 그들이 지금 대면하고 있는 어려움이 무엇인지 아는 것이 필요하다.** 부모로서 자녀가 호전을 보이는지 아니면 악화하고 있는지 그 적절한 정도를 어떻게 평가할지 알기 위해서는 섭식장애에 대해서 충분히 정

보를 받을 필요가 있다. 부모들은 청소년들이 발전시킬 수 있는 많은 어려움에 준비되어 있지만, 섭식장애에 대해서 매우 잘 안다고 예상할 수는 없다. 우리 센터에서뿐 아니라 모즐리 그룹에 의한 작업은 섭식장애가 있는 사람들이 어떻게 사고하는지 왜 그들이 그러한 이상행동을 하게 되는지를 부모들에게 교육하고 자녀를 돕기 위해 좀 더 동정적, 지지적, 효과적으로 접근하도록 이끈다.

4. **그것은 당신의 잘못이 아니다.** 우리의 접근법은 부모에 대해서 비난하지 않는 태도를 보이는 것이다. 부모들이 만약 죄책감을 느끼며 섭식장애의 원인에 책임감을 느낀다면 자녀들이 섭식 행동을 변화시키기 위해 애쓰는 가운데 무망감과 부적절감을 느낄 가능성이 크다. 하지만 전에 말했듯이, 우리는 섭식장애와의 싸움에서 자녀의 성공에 핵심적 역할은 바로 부모에게 있다는 것을 믿는다. 그러므로 자녀가 건강을 회복하는데 공헌하는 것을 막는 불안이나 죄책감을 덜어내는 것은 이 책과 우리 실습에서의 임무이다.

5. **부모들은 그들의 역할을 효과적으로 행하기 위해 힘이 필요하다.** 섭식장애와 싸우는 과정에서 부모로서 그들의 사랑과 능력을 활용하는 것은 무엇보다 중요하다. 이것은 회복에 대한 동기가 거의 없는 거식증을 앓는 청소년의 경우에 꽤 쉽게 볼 수 있다. 부모가 힘이 없으면 자녀들은 장애에 고착되기 쉽고 음식과 칼로리에 관한 강박적인 사고와 함께 쏜살같이 체중감량으로 빠져들어 가게 된다. 한편 질병의 수치심이 자녀들을 휘어잡는 신경성 폭식증도 마찬가지이다. 부모들이 그 과정의 한 부분이 되어줄 수 있을 때 이러한 딜레마를 겪고 있는 자녀에게 지지대가 되어줌으로써 그 수

치심의 요소는 실제 줄어들게 된다.

6. **'함께 하기'는 전체 가족을 참여시키는 것이다.** 자녀에게 있어서 자원은 부모에게만 있는 것은 아니다. 사실, 부모의 가족 전체는 분명히 확실한 방법으로 도움이 될 수도 있다. 자녀가 섭식장애에 걸리면 그 가족의 일원들 전체는 영향을 받게 된다. 모든 이들이 걱정하거나 화가 나거나 혹은 이 두 가지를 다 경험하게 된다. 섭식장애를 겪지 않는 다른 자녀들은 부모나 그들의 섭식장애 형제 · 자매들에게 미치는 영향을 보게 된다. 그들은 종종 그들의 형제 · 자매가 그 장애로 인하여 얼마나 많이 변했는지에 대해 가장 명확히 설명하기도 한다. 또한 그들은 예전에 섭식장애의 형제 · 자매에게 볼 수 있었던 활동과 능력에 대해 명확한 기억을 하고 있지만, 그것들이 더는 존재하지 않는다는 것을 알게 된다. 형제 · 자매들은 자신의 아픈 동생이나 오빠, 누나, 또는 언니를 격려해 주는 역할을 할 수 있는데 특별히 섭식장애의 자녀가 치료에 참여할 것을 요구하는 것에 대해 완고한 태도를 보이고 토한다거나 먹지 않는 것과 같은 행동에 대해 한계를 설정하는 부모에게 화를 낼 때 그렇다. 그리고 또한 형제 · 자매들은 아픈 자녀가 섭식장애와 싸울 때 필요한 주의 환산이나 즐거움이 되어주는 훌륭한 자원이 된다.

7. **치료사는 부모의 고문이지 상사가 아니다.** 이러한 관점에서 아동과 청소년들을 다루는 모든 치료는 가족관계의 중요성을 자각하고 있어야 한다. 치료사들은 특정한 영역의 전문가들일지 모르지만, 내담자들과 함께 집에 돌아가지도 않을뿐더러 일상적으로 그들의 가정에서 일어나는 문제들과 대면할 필요도 없다. 즉 그들은 내담자들의 가족들과 규칙적으로 식사하거나

화장실을 청소하는 등과 같은 일을 할 필요가 없다. 그것들은 바로 부모가 할 일이다. 치료사들은 부모들이 문제를 통해서 생각할 수 있도록 돕고 때로 부모에게 이해와 도움을 구하고 그들의 동의하에 자녀와 독립적으로 작업을 할 수도 있다. 그러나 부모, 자녀들 그리고 가족 전체에게 보여수는 섭식장애의 어려운 문제들을 놓고 분투하고 노력하는 사람들은 바로 부모이기 때문에 궁극적으로 치료사는 조언자에 불과하다.

그러므로, 부모와 가족들이 섭식장애로 고통받고 있는 자녀들을 돕는 방법은 있다. 우선 치료는 부모들 자신이 그 문제를 일으켰다는 생각을 버리도록 돕는 것으로 시작된다. 이러한 사고는 증명된 것이 아니며 도우려고 노력하는 부모들을 휘청이게 할 것이다. 다음으로 부모들은 섭식장애를 겪는 사람들이 어떻게 생각하고 행동하며 무엇이 그들을 그렇게 하도록 동기화시키는지에 대해 가능한 모든 것을 배울 필요가 있다. 부모가 이렇게 하는 것은 놀라서 이끌려 가는 대신 그 질병과 마주하기 위해 좀 더 준비되도록 돕는다. 어떤 치료사라 하더라도 그들의 치료적 접근에 상관없이 부모가 참여하는 것을 권장해야 한다. 부모들은 또한 어떻게 그들이 관여해야 하며 어떻게 도울 수 있는지에 관하여 물어보아야 한다. 일부 접근 방식에 의하면, 어떤 치료사는 부모들이 자녀들을 좀 더 도울 수 있도록 이끄는 것이 자신의 역할이라 간주하며 다른 치료사들은 부모를 단지 지원해 주는 역할로서 보게 되는데 부모들은 후자의 치료사에게 더 호감을 느낄지도 모른다. 그것이 어떤 경우이든지 간에 부모는 그것이 어떤 치료인지, 목표는 무엇인지 치료와 아동을 돕기 위해서 부모가 무엇을 해야 하는지 아는 것이 필요하다. 부모는 물러서는 것이 아니라 대신에 자녀에 대한 책임감을 느껴야 한다. 섭식장애가 부모들을 '무능력자'로 만드는 것을 허용해서는 안 된다. 즉, 부모들은 자신들이 더는 아는 것이 아무것도 없다고 가정해서는 안 된다. 그 대신 부모들은 자녀가 어떤 치료를 받고 있는지 알 권리와 도움이 되는 방법들을 탐색할 수 있는 권리가 있음을 그리고 자녀가 가장 좋은 치료를 받고 있는지 확인할 책임감이 있다.

이 책의 나머지는 부모가 섭식장애가 있는 자녀와 그들의 고통에 대해 적극적인 역할을 하기 위해 좀 더 자신감을 가질 수 있도록 도움을 주기 위해 고안되었다. 섭식장애가 무엇인지, 어떻게 섭식장애가 가족과 자녀에게 영향을 미칠 수 있는지에 대해 우리는 좀 더 부모들을 교육할 수 있기를 바란다. 우리는 부모들이 찾을 수 있는 치료 종류의 옵션들을 검토할 것이고 각 치료의 형태에 따라 부모들이 어떤 역할을 할 수 있는지 알 수 있도록 도울 것이다. 그리고 또한 부모들이 당면하고 있는 문제의 종류들을 예를 들어 설명할 것이고 어떻게 부모들이 이것과 타협할 수 있을지를 논의할 것이다. 이러한 노력으로 인해 부모들이 좀 더 힘을 얻고 그것으로 인해 좀 더 유능감과 책임감을 느끼게 되길 바라며 그 부모의 도움으로 자녀들이 섭식장애와 싸울 수 있게 되길 진정으로 바란다.

참고 문헌

Bruch, H., Eating Disorders: Obesity, *Anorexia Nervosa, and the Person Within*, 1973. New York: Basic Books.

Bruch, H., The Golden Cage: *The Enigma of Anorexia Nervosa*, 1978. Cambridge, MA: Harvard University Press.

Crisp, A., *Anorexia Nervosa*: Let Me Be, 1995. Hove, UK: Erlbaum.

Dare, C., and I. Eisler, Family Therapy for Anorexia Nervosa, in D. M. Garner and P. E. Garfinkel, Editors, *Handbook of Treatment for Eating Disorders, Second Edition*, 1997. New York: Guilford Press, pp. 307–324.

Le Grange, D., and J. Lock. *Treating Bulimia in Adolescents: A Family-Based Approach*, 2007. New York: Guilford Press.

Le Grange, D., J. Lock, K. Loeb, et al., An Academy for Eating Disorders Position Paper: The Role of the Family in Eating Disorders, *International Journal of Eating Disorders*, 2010, 43, 1–5.

Lock, J., and D. Le Grange, *Treatment Manual for Anorexia Nervosa: A Family-Based Approach, Second Edition*, 2013. New York: Guilford Press.

Minuchin, S., B. Rosman, and I. Baker, *Psychosomatic Families: Anorexia Nervosa in Context*, 1978. Cambridge, MA: Harvard University Press.

CHAPTER 03

'왜?'라는 질문으로 시간을 낭비하지 않기

이것이 나의 잘못인가?

마이크(Mike)는 새벽 3시쯤 또 눈이 떠졌다. 그의 아내 아리아나(Ariana)도 이미 깨어 있었다. 부부는 거식증을 앓고 있는 딸 줄리(Julie)에 대해 걱정을 하고 있었다. 특히 마이크는 규칙적인 운동의 중요성에 대해 자녀들에게 이야기했던 시간들을 회상하며 한탄했다. 이제 줄리는 운동을 멈추지 않을지도 모른다. 아리아나는 영양가 있는 음식에 주로 관심을 두었던 자신을 탓했다. 이제 줄리는 모든 음식의 칼로리양과 지방의 그램 수를 낱낱이 얘기할 수 있게 되었다. 또한 아리아나는 집에서 패션 잡지를 읽었던 자신을 질책하였다. 이제 줄리는 있지도 않은 배와 다리의 살을 지방이라며 꼬집으면서 대부분의 시간을 거울 앞에서 보냈다. 마이크와 아리아나는 왠지 그들 자신이 질병의 원인을 제공했다는 확신이 들었다. 부부는 죄책감에 시달렸고 어디서부터 시작해야 할지 혼란감으로 압도당하는 것을 느꼈다.

아마도 자녀를 어떻게 도울지 찾아내기 위해서 대면하게 되는 가장 큰 장애물은 바로 부모가 이러한 문제를 일으킨 것이 틀림없다는 은밀한 혹은 명시적 메시지다. 부모로서 그들이 했던 일, 일부 그들에게 있었던 실패, 무의식적으로 자녀에게 가했던 트라우마는 섭식장애의 발전으로 이끌 수도 있다. 그러나 우리가 논의하겠지만 섭식장애의 원인은 알려지지 않았고 부모가 그럴 가능성이 있다는 것은 가장 불확실하다. 물론 부모로서 자녀에게 정서적, 육체적인 다양한 문제의 위험을 증가시키는 일이 있을 수는 있다. 하지만, 체중에 대해 걱정하거나 채식하거나 건강에 해로운 음식을 먹는 것과 같이 우리가 평소 할 수 있는 그러한 일 중 어느 것도 섭식장애의 원인으로 분류될 수 있을 정도로 확신하기에는 정보가 충분치 않다.

진실은 질병의 원인, 특히 심리적 질병의 원인은 쉽게 발견될 수 있는 것이 아니라는 것이다. 사실 천연두나 폐렴과 같은 질병도 그 원인이 박테리아나 바이러스라는 것을 발견하는데도 수천 년이 걸렸으며 전염병에 대한 인과관계는 직접적이다. 이러한 박테리아 또는 바이러스로의 노출은 결국 전염병의 발전으로 이끌게 된다. (연쇄상 구균에 노출된 결과로 신경성 식욕 부진을 설명하려는 일부 시도가 있었지만, 이것이 이 질병의 일반적인 원인이라는 증거는 없다.) 매우 명확한 유전적 근거를 포함하여 심리적 질병이 어떻게 발생하는지에 대한 설명은 간접적이고 상호 작용적인 훨씬 더 복잡한 인과 이론에 의존한다. 특정 박테리아의 환경을 제거함으로써 폐렴이 발생하지 않는다는 것을 보여주기는 매우 쉽다. 그러나 유전적 환경을 제거하거나 그 반대를 제거하는 것은 역시 불가능하다(사실, 그들은 함께 진화하여 서로에게 영향을 주고받는다). 심리적 질병과 섭식장애에 대한 원인을 밝히는 데 따르는 복잡성에도 불구하고 이론가들은 추정된 원인에 근거하여 치료에 대한 권장 사항을 지지하는 경향이 있다. 이러한 것 들은 혼란스럽고 때로는 오해의 소지가 있다. 심리적 치료는 명확히 어떤 특정 인과론에 대한 지식에 의존하지 않는다. 만약 그렇다면 우리는 도움이 되는 개입을 찾는 데에 거의 희망을 찾아볼 수 없을 것이다. 이것이 의미하는 것은 자녀들이 섭식장애를 회복하기 위해서 무엇이 그들의 섭식장애를 일으켰는지 이해할 필요까지는 없다는 뜻일 수도 있겠다. 실제로 무엇이 문제의 원인이 되었을까에 대해 집착하는 것은 종종 자녀들을 돕기 위한 부모들의 에너지를 다 앗아 가버린다. 그리고 마이크와 아리아나처럼 '왜'라는 질문에 빠져들어 가는 대부분의 부모는 모든 것을 그들 자신의 탓으로 돌리고 죄책감에 시달리게 된다.

섭식장애는 오랫동안 발생해 왔지만(일부는 저 멀리 고대 이집트 시대에 발생했던 섭식장애의 증거를 인용했지만), 이러한 질병에 대한 근대의 인식은 1600년대 리처드 모튼(Richard Morton)에 의해서 식욕 부진에 대한 최초의 설명으로 시작되었고 19세기 후반 영국의 윌리엄 걸 경(Sir William Gull)과 프랑스의 찰스 라세귀(Charles Lasegue)에 의해서 명시되었다. 그것이 처음으로 기술된 이래로 신경성 식욕 부진의 병인에 관한 이론은 그것을 순수한 신체적 질병으로 보는 것에서부터 전혀 질병이 아니라 사회적 힘의 결과로 보는 것까지 다양하였다. 반면, 신경성 폭식증은 훨씬 최근에 나타난 현상이며 1979년 제럴드 러셀(Gerald Rusell)에 의해 처음으로 기술되었으며 초기에는 '신경성 식욕 부진의 불길한 변종'으로 보았다. 뚜렷한 장애로서의 신경성 폭식증은 수년이 지나서야 드러났다. 원인 또한 알려지지 않았으나 보통 생물학적, 사회적 그리고 심리학적인 근원에서 온 것으로 기술되었다. 폭식증 장애는 약 10년 동안 신경성 폭식증으로부터 별개의 장애로 연구됐지만, DSM-5의 출판을 통해 2013년이 되어서야 비로소 별도의 진단을 내리게 되었다. 가장 최근 버전인 DSM-5에서는 처음으로 회피적/제한적 음식 섭취장애가 포함되었다. 이 장애들의 원인은 알려지지 않고 있다.

인과관계의 개별적 요인에 대한 면밀한 검토

우리의 인식이 진화되고 있는 이 시점에서 섭식장애는 전체적으로 다인성적인, 즉 많은 요인의 상호작용 때문에 나타난 것으로 보인다. 다음 장에서는 이론적으로 거식증, 신경성 폭식증 그리고 폭식증을 일으키는데 공헌할 수 있는 몇 가지 요인들을 검토할 것이다. 그리고 그것은 (1) 우리가 섭식장애의 원인에 대해 실제로 아는 것이 거의 없고, (2) 우리가 섭식장애의 원인에 대해 알고 있다고 가정하는 것이 얼마나 치료의 효과를 떨어뜨리는지 이해하도록 도울 것이다.

질병의 원인에 대한 이론적 개념의 도출이 확실히 나쁜 것은 아니지만, 이런 개념들이 실험으로 증명된 것임이 아님에도 불구하고 여전히 치료사들은 원인을 찾는 이론적 개념들에 큰 의미를 두는 경향이 있다. 그러한 현상은 섭식장애, 특히 신경성 식욕 부진증에서 나타나게 되는데, 원인론적 개념에 근거하지 않는 치료들은 여전히 알려지지 않은 채 가려져 있다. 만약 원인에 대한 이론적 개념이 부모가 그 질병에 기여한 것으로 초점이 가 있다면, 죄책감을 유발시켜 그들을 무능하게 할 뿐이며 부모들에 대한 편견을 갖게 하는 역효과를 낳게 하여 회복의 핵심 요소인 부모를 제거하게 된다. 정신 보건 분야에서는 조현병과 자폐증에서 위와 같은 동일한 일이 발생하는 것을 보았다. 이러한 심각한 정신과적 장애의 발달은 일반적으로 그 질병의 생물학적 원인에 대한 깊은 이해가 생길 때까지는 부모의 언저리에 남게 된다. 우리는 이 장에서 다루게 되는 섭식장애의 다양한 잠재적 원인에 대해 우리가 알고 있는 것을 설명함으로써, 조현병이나 자폐증이 있는 자녀의 부모에게서처럼 더 이상 이것이 부모의 잘못이 아니며 그들의 탓도 아니라는 것을 이해시킬 수 있기를 바란다. 자기 비난을 뒷전으로 두는 것은 자녀를 위해서 섭식장애의 문제를 도울 수 있는 능력에 대한 자신감을 회복하게 할 것이다. 섭식장애의 이론적 원인에 대해 읽게 됨으로써 여러분의 진정한 목표는 이러한 이론을 넘어 변화의 필요성을 수용하고 행동을 취하는 것임을 기억하기를 바란다.

생물학에서 기인한 것이다!

섭식장애의 생물학적 및 유전적 측면에 대해 실제로 흥미롭고 중요한 연구가 진행되고 있다. 예를 들어, 연구에 따르면 식욕 부진과 신경성 폭식증은 가족, 특히 여성들일 경우 가까운 일 친척 사이에서 발생하는 집안 내력의 경향이 있음이 보고되었다. 또한 섭식장애는 섭식장애를 겪지 않은 가정보다 그것을 앓았던 일원이 있는 가정에서 3배에서 5배 더 흔히 나타나게 된다. 물론, 대다수의 가족들 또는 여성이나 남성들 대부분은 섭식장애를 겪지 않는다. 연구자들이 섭식장애의 가족 군집에 대한 이러한 관찰을 체계화하려고 시도한 한 가지 방법은 일란성 쌍둥이가 따로 길러졌을 때 질병률이 비슷할지 알아내는 것이었다. 일란성 쌍둥이는 정확히(또는 거의) 동일한 유전자 구성을 가지므로, 만약 다른 가정에서 자란 일란성 쌍둥이 사이에서 섭식장애의 발생에 어떤 차이점이 보인다면 다른 환경 요인으로 인한 것일 가능성이 높을 것이다. 조사에 의하면 쌍둥이들 사이에서의 위험률이 상당히 증가한다는 것이 발견되었으며 그것은 환경적 요인보다는 유전적 요인에 의한 것임을 나타낸다고 볼 수 있겠다. 그러므로 섭식장애에 대한 취약성은 유전되는 것으로 보인다. 그러나 지금 이 시점에서는 아쉽게도 유전자에 대해서 우리가 할 수 있는 것이 많지 않기 때문에 그 문제에 대해서 부모, 가족 또는 사회를 전적으로 비난해서는 안 될 것이다.

섭식장애는 유전적인 것으로 나타나고 있지만 어떠한 성격 특성이나 다른 행동들에 대한 민감성 또한 유전될 가능성이 있다. 섭식장애와 관련이 있는 완벽주의, 강박 관념, 불안, 섭식 행동, 부정적인 기분 상태와 같은 특성도 유전될 수 있으므로 섭식 문제를 일으키는데 특별히 취약해질 수 있다. 지금까지 연구자들은 이 문제에 대해 많은 것을 알아내지 못했지만, 우리가 생각할 수 있는 것은 섭식장애는 적어도 부분적으로는 유전적으로 받은 이러한 성격적 특성에 의해서 간접적으로 발생한다는 것이다. 그리고 이것은 실제 그럴 가능성이 크다. 문제는 이러한 특성들이 매우 건강한 결과를 불러일으키기도 한다는 것이다. 우리는 이러한 일들을 많이 관찰해 왔다. 예를 들면 거식증을 앓고 있는 어린 소년의 어머니는 CEO였으며 아버지는 의사였다. 그들은 완벽주의, 추진력, 강박관념들과 같은 많은 성격적 특성들을 공유하고 있지만, 결과는 완전히 다르다. 왜냐하면, 소년의 부모는 그러한 특성들이 일에서 발휘된 것이지만 그 소년에게는 그러한 특성들이 다이어트와 체중에 집착하는 데 집중하게 만든 것이다.

다른 연구에 따르면 특정 신경전달물질이 섭식장애를 일으키는데 취약한 것으로 나타났다. 신경전달물질은 수면, 식욕, 기분 및 주의와 같은 다양한 뇌 기능에 영향을 미치는 뇌의 화학물질이다. 이러한 화학물질에 이상이 오면 앞서 말한 뇌 기능 영역의 어느 부분이든 문제가 발생할 수 있다. 실제로 많은 신경전달물질이 섭식장애와 연관이 있다(예: 도파민, 노에피네프린, 세로토닌). 아마도 현재 연구되고 있는 가장 중요한 신경전달물질은 도파민과 세로토닌일 것이다. 식욕 부진과 폭식증은 이러한 뇌 화학물질을 조절하는 어려움과 관련이 있는 것으로 보인다. 최근 연구에 따르면 식욕부진증 환자는 보상 경험(예: 식사)에 대해 같은 방식으로 반응하지 않는 것으로 나타났다. 그들은 기쁨을 느끼는 대신에 압도당하고 불안해한다. 또한 도파민에 대한 과민 반응은 이러한 불안한 반응의 핵심일 수 있다는 보고가 있다. 신경 영상을 이용한 연구는 섭식장애의 이러한 신경 생물학적 측면을 보다 자세하게 구분하기 위해 노력하고 있으며, 우리는 언젠가 섭식장애에서 도파민과 다른 신경전달물질의 역할을 더 잘 이해하게 될지도 모른다.

그러나 지금으로서는 무엇이 잘못된 것인지에 대한 정확한 본질은 선명하지 않으며, 불행히도 그 문제를 해결하기 위한 약물(우울증과 불안 문제에 효과적인 약물과 같이)은 섭식장애에 잘 먹히지 않는다. 하지만 신경성 폭식증이나 폭식증에는 어느 정도 도움이 되는 것으로 보여진다. 따라서 어떤 이유(유전적 소인, 환경적 스트레스, 영양)로 하나 이상의 어떤 신경전달물질(또는 아직 식별되지 않은 다른)에 문제가 발생하면 섭식장애가 시작될 가능성이 커진다는 의견이 있다. 다시 말하지만, 이것은 실제로 사실일 수 있으며, 언젠가 약물은 치료를 위해 현재보다 조금 더 도움이 될지도 모른다. 그러나 신경전달 물질 그 자체에 초점을 맞춘다는 것은 바람직하지 않다. 그 이유는 환자들의 삶은 오래된 습관과 시간을 통해 강화된 행동과 사고로 인한 것이기 때문이기도 하다. 그러한 사고 과정과 행동들이 직접적으로 다루어지지 않는다면, 신경 전달 물질을 목표로 삼아 약물로 장애를 '치료'하게 될 가능성은 희박하다.

뇌로 인한 것이다!

> 도라(Dora)는 13살이 되었을 때 체중을 빼기 위해 음식을 제한하기 시작했다. 도라는 늘 체구가 작고 가늘었으며 더 성장하고 커지는 것이 싫었다. 도라는 다소 혼자 있기를 좋아했다. 그녀가 필요하다고 여겨지면 다른 사람들과도 함께 어울렸으나 책을 읽거나 공부하는 것을 훨씬 좋아했다. 도라는 낭만적 만남에는 전혀 관심이 없었으며 남녀가 만나는 파티에 열광하는 친구들과도 거리가 멀었다. 도라는 엄마와 가장 가까운 사이였는데 어렸을 때부터 사회적으로 도전이 될만한 것에 타협하기 위해 엄마의 도움이 필요하였고 엄마는 도라를 늘 수줍어하고 취약한 아이로서 보아왔다.

걸(Gull)과 라세귀(Lasegue)의 거식증에 대한 초기의 설명은 정신과 및 심리학으로부터 출현 되고 있었던 그리고 또한, 정신치료에 심오한 영향을 미치게 된 정신 분석적 움직임과 맞아떨어졌다. 정신분석은 근본적으로 이원적 치료이다(즉, 치료사가 일대일로 한 명의 환자를 만나는 것이다). 또한 심리적 문제는 부모와 관련된 초기 박탈감, 외상 및 부모와 관련된 환상으로부터 기인한 것이라 주장한다. 이 접근법은 기본적으로 성인 환자와 [그러나 지그문트 프로이트(Sigmund Freud)는 때때로 어린이를 치료했으며 그의 딸 안나 프로이트(Anna Freud)는 청소년과 어린이를 위한 치료를 고안했다] 함께 사용하도록 고안된 것이며, 그들의 환상적 삶은 자유연상과 꿈 해석을 통해 탐색 된다. 그 당시 신경성 식욕부진증 환자는 정신 분석적 요법의 적절한 후보로 간주되었고 스스로 굶주림을 선택하는 증상은 다양한 방식으로 해석되었다. 초기 이론가들은 모든 정신 질환의 기원으로 프로이트의 성적 억압의 이해에 크게 의존했으며, 결과적으로 식욕 부진에 대한 이론 또한, 그 이론과 동시에 맞물리게 되었다. 따라서 초기 정신분석 이론은 죄책감과 구강기 환상에 초점을 두었으며, 체중 감량은 방어 메커니즘으로 간주하였다. 즉 '먹지 않는 것'은 성적인 생각과 감정을 피하는 하나의 방식 중 하나라는 것이다. 하지만, 식욕 부진 환자들이 종종 성적 기피자(sexually avoidant)가 되고 친밀한 대인관계의 어려움을 겪는 것으로 관찰되어왔을지라도 그 원인에 의한 것인지 아니면 좀 더 질병으로 인한 결과인지는 확실하지 않다(예: 굶주림은 성호르몬 수치를 낮추어 성 욕구가 저하되는 것을 유발한다).

하지만 추후 여전히 정신 분석학 전통에 근거한 힐데 브르후(Hilde Bruch)에 의하면 거식증 환자는 '부적절한 자기 감각'으로 고통받고 있는 것이라고 하였다. 이것은 환자가 사회적으로 미성숙하고 심리적 발달이 저하된 상태라는 것을 의미했다. 그러한 청소년들은 자신감이 없고 자기주장의 어려움으로 인해 감정, 특히 분노를 표현하는 방법으로 다른 것을 선택하게 된다는 것이다. 따라서, 제한적인 식습관 및 이와 관련된 비 정상적 식습관은 청소년들이 경험하는 좌절과 부적절한 느낌이 '외현화(acting out)'된 형태로 나타난 것으로 보았다. 이러한 문제를 해결하기 위해, 정신 분석 치료는 결핍된 자아에 대하여 그들 자신의 '목소리를 찾도록 돕는 것'을 목표로 한다. 이것은 그들의 의사소통의 한 방법인 혼란스러운 섭식을 심리적 이해와 표현으로 대체 시키는 것이다. 실제로 이러한 청소년들은 또래와 비교해 종종 미성숙하고 순진하며 특히 자기주장이 어려운 것으로 보인다. 사실상 식욕부진증이 있는 청소년이 정체성을 찾는 데 도움이 필요하다는 이론적 관점은 상당히 일리가 있다. 그러나 식욕 부진과 같은 심각한 질병의 상황에서 청소년들이 그러한 과업을 수행할 수 있도록 잘 도울 수 있는 방법은 명확하지 않다. 최근 연구에 따르면 섭식장애를 겪는 사람들이 경험하게 되는 몇 가지 문제는 생각과 관련이 있을 수 있다고 보고하였다. 즉, 섭식장애를 겪는 사람은 사고방식의 유연함에 어려움을 보이는데 그것이 대안을 생각하거나 치료를 활용하는 것을 어렵게 만든다고 하였다. 다른 연구에 따르면 섭식장애가 있는 사람들은 나무의 숲을 보지 못하고 너무 세밀한 것에 초점이 가 있어 방향을 잃어버리는 것으로 나타났다. 세부 사항에 초점을 맞추다 보면 현재 계속해서 일어나고 있는 문제로 인한 악영향들을 보는 것보다 세부적인 것을 집요하게 반복하게 만들고 집착하게 되기 쉽다.

'사고방식'에서의 이러한 문제들이 장애의 위험과 관련이 있거나 치료에서 다룰 수 있는지 여부는 확실하지 않지만, 이 모든 것이 연구 중에 있다.

가족으로 인한 것이다!

히로(Hiro)의 부모들은 서로 잘 지내지 못했다. 부는 바쁜 외과 의사였고 모는 많은 자선 단체행사나 사회활동에 참가하였다. 부부는 공공연히 싸운 적도 거의 없지만 그렇다고 거의 같이 지내지도 않았다. 히로의 아버지는 아침 새벽 4시 30분에 일하러 나갔고 저녁 후에야 집에 돌아왔다. 히로의 어머니는 저녁이 되면 종종 모금 활동 계획을 위한 모임에 나갔다. 히로가 먹는 것을 멈추었을 때 한동안 아무도 눈치채지 못했다. 마침내 아버지가 히로에게 체중이 빠졌는지 물었고 그때서야 아버지는 신체검사를 예약하였다. 히로의 몸무게는 25파운드(약 11kg)나 줄었다. 가족이 치료를 위해 함께 앉아있었을 때 그들은 그렇게 몇 주 동안 함께 있었던 시간이 처음이라는 것을 깨달았다.

헤더(Heather) 엄마는 헤더가 12살 때 이혼하였고 그녀와 빈번히 싸우게 되자 그녀를 남편에게 보냈다. 이러한 계획은 아버지가 재혼할 때까지는 괜찮았다. 그러나 헤더와 새엄마는 서로 잘 지내지 못하였다. 헤더는 지적당하는 거 같았고 새엄마는 존중받는다고 느끼지 못하였다. 헤더는 친엄마에게로 다시 이사를 갔다. 이 시기에 헤더는 다이어트를 시작하였고 토하기 시작했다. 헤더는 자신이 뚱뚱하고 못생겨서 아무도 자기를 좋아하지 않는다고 이야기하였고 친구들이 몇 명 있었지만 매우 고립되었다. 헤더의 엄마 또한 자기 일과 사회생활로 매우 바빴다.

가족치료가 1960년부터 1970년대 등장했을 때는 정신분석학에 기초하여 발전하였다. 정신 분석학의 실무 종사자들처럼 많은 가족 치료사들은 신경성 식욕 부진증을 근원적인 병리의 증상으로 보고 있었으며 이번에는 가족들을 전체 하나로 보고자 하였다. 따라서 전통적 가족 개입은 가족 내에서 인식된 문제를 수정하려고 시도하며 이것이 실패할 경우 자녀를 가족으로부터 분리하려고 한다. 그러나 다른 형태의 가족치료, 즉 거식증을 위한 치료로 알려진 구조적 가족치료(아마도 가장 잘 알려진 접근법)는 살바도르 미누친(Salvador Minuchin: 신경성 식욕부진증을 위한 가족치료의 선구자)에 의해 고안되었으며 그것은 가족에 대한 임상적 관찰을 근거로 한다. 그들의 관찰에 의하면 가족의 전반적인 갈등 회피에 자녀가 중요한 역할을 한다고 보았고 그렇기에 스스로 선택한 굶주림은 가족들에 의해 상당히 강화된 것으로 보였으나, 가족 구성원들은 이런 현상을 자각하지 못하는 것이라고 하였다. 구조적 가족치료는 부모와 자녀 사이의 부적절한 동맹으로 보이는 것들을 탐색하고 직면하며 형제 · 자매들이 서로 더 견고한 지지대를 형성하도록 격려하며 열린 의사소통을 촉진함으로써 가족의 조직을 변화시키고자 노력한다. 목표는 자녀가 부모와 정서적으로 얽혀있는 것을 줄이고 부모의 효능감을 높이는 것이다. 따라서 이러한 접근법 또한 어떤 면에서는 가족들, 특히 부모가 신경성 식욕 부진증의 원인이며 그 부분을 다루지 않는다면 문제를 영구화시킬 뿐이라는 이론을 강력히 지지하였다. 그러나 환자들의 가족들이 실제로 '병리학적'이라는 생각에 대한 데이터들을 보면 놀랍게도 모순적임을 알 수 있게 된다. 일부 연구들은 이러한 가족들이 미누친이 기술한 유형의 독특한 문제를 가지고 있다고 제안하였지만 반면에 다른 연구들은 이러한 가족들이 이른바 정상적 가족들과의 사이에서 차이점을 발견하지 못한 것으로 보고되었다. 행여 차이점이 있더라도 섭식장애의 발달과 어떤 관련이 있는지는 확실하지 않다. 다시 말해서, 일부 가족은(헤더의 가족과 같이) 많은 문제를 겪을 수 있지만, 그러한 문제들을 섭식장애의 원인과의 직접적인 연관이 있는 것으로 생각하는 것은 옳지 못하며 실제로 그럴 수도 없고 그렇게 되어서도 안 된다.

그들은 이 시기를 넘어설 것이다!

미미(Mimi)는 항상 좋은 학생이었으나 사회적 관계에서 편해지는 것이 시간이 걸렸다. 6학년 초기에 미미네 가족은 다른 도시로 이사를 했는데 미미가 새로운 친구를 사귀는 것에 어려움을 느끼는 것은 것은 그리 놀라운 일은 아니었다. 미미는 새로 전학을 간 학교에 대해서 불평을 하였고 외로움을 느끼는 것에도 불편감을 호소하였다. 미미는 훨씬 즐거웠고 좀 더 수용된 느낌을 받았던 옛날 동네로 돌아가는 것에 대한 환상 속에 빠지곤 하였다. 겨울 방학이 지나고 미미는 첫 월경을 시작하였는데 아파서 월경하는 것이 싫다고 엄마에게 말하였다. 엄마는 다독여주려고 애썼지만 미미는 매우 화가 났다. 오래 지나지 않아 미미는 다이어트를 시작하였다. 미미는 엄마에게 배가 아프다고 하고 먹는 것이 겁난다고 하였다. 시간이 지나면서 미미는 점점 덜 먹었고 부모님은 걱정이 늘어났다. 체육 선생님이 미미의 체중에 대해서 미팅을 하고자 부모에게 전화를 걸었을 때 부모님은 놀라워하지는 않았으나 무엇을 해야 하는지도 몰랐다.

섭식장애는 일반적으로 사춘기 시기에 시작된다. 많은 이론가들이 섭식장애를 발달기의 문제, 특히 자율성에 대한 어려움과 관련하여 본 것은 바로 이 이유 때문이다. 거식증의 원인에 대한 모델은 1970년대와 1980년대 거식증을 청소년기의 공포적 회피 반응의 결과라고 추측한 런던의 정신과 의사 아서 크리스프(Arthur Crisp)에 의해서 발전되었다. 즉, 거식증을 앓고 있는 청소년들은 사춘기와 관련된 신체적 변화 및 사회적으로 좀 더 독립된 정체성을 갖는 것 그리고 성적으로 성숙한 존재로서 사회적 관계를 경험하는 것에 대해 불안감을 느낀다고 의견을 제시하였다. 과도한 다이어트와 운동으로 인한 체중 감량은 사춘기 이전의 신체 모양과 호르몬 상태로 돌려놓았고, 의학적 및 심리적 이차적 영향으로 인해 청소년들은 의존도가 높은 어린아이의 상태로 돌아가게 되었다. 섭식장애 청소년에게 적용되는 이 이론은 청소년과 가족의 정상적인 과정을 존중하며 십 대들을 위한 치료법에 대해 아주 좋은 맥락을 제공한다. 그럼에도 불구하고 발달 문제가 섭식장애를 이해하는 데 중요하다는 통찰력을 어떻게 활용할 수 있는지는 확실하지 않다. 또한 어떤 의미에서는 그 이론은 인과관계의 문제를 제기하게 된다. 즉, 결국 청소년기와 관련된 발달적인 문제는 모든 사람에게 보편적으로 일어나는 것이다. 그렇다면, 왜 일부 청소년들만이 섭식장애의 발전에 반응하는가? 그것에 대해서는 확실한 것이 하나도 없다.

할리우드로 인한 것이다!

다넬(Darnell)은 거울에서 자기 모습을 들여다보는데 온종일 시간을 보냈다. 그리고 잡지에서 본 남자 운동선수들이나 모델들을 자신과 비교하였다. 그는 자신의 팔뚝이 너무 연약하고 단단하지 않다고 느꼈다. 그래서 살을 빼고 근육을 좀 더 늘리고 싶어했다. 다넬은 특별히 복부의 육두 근육(six-pack)을 원했다. 아령을 들기 시작했고 디저트와 패스트 푸드를 끊는 것으로 시작하다가 곧 칼로리를 계산하고 체중을 줄여야 한다는 신념이 생기면서 토하기 시작했다. 친구들은 다넬이 매우 근육질이 되었고 몸이 줄어들었다는 것을 눈치챘다. 몇몇 여자들은 다넬에게 말을 걸거나 유혹하기도 하였다 다넬은 자신이 바른 궤도에 들어왔다고 확신하였다.

섭식장애의 원인을 결정하기 위한 또 다른 접근 방식은 발달적 청소년들이 경험하게 되는 사회적 문화적 압력에 초점이 맞추어지는 것인데 그러한 것은 식습관, 신체상에 대한 걱정 및 낮은 자존감과 같은 다양한 문제들로 이끌게 된다. 이러한 압력은 한동안 사춘기 소녀들에게 영향을 미쳤지만, 이제는 예전에 비해서 남자아이들도 그러한 압력에 동등하게 영향을 미치고 있다는 것이 분명히 나타나고 있다. 그 밖에 다른 압력들도 원인 제공을 하게 되는데 특히, 미디어 이미지, 서구 문화의 이상화 및 부와 같은 것들이다.

미디어

미디어가 부과하는 압력은 이른 나이의 어린이들에게 상당한 영향을 미치게 된다. 바비 인형과 그와 비슷한 장난감은 여자 아동들에게 매우 이른 시기부터 체형과 크기에 대한 비현실적인 기대치에 대한 기준을 설정하게 하였다. 남자 아동들에게는 비현실적인 체질량과 근육질의 남성 이미지도 증가하고 있다. 스타워즈(Star Wars) 영화를 기반으로 하여 만든 한 솔로(Han Solo) 액션 모형이 1970년대에 처음 등장했을 때, 그것은 인간의 비율을 가졌지만, 가장 최근의 액션 모형은 비현실적으로 근육질이다. 또한 플레이 보이(Playboy) 및 플레이 걸(Playgirl) 센터 폴즈(centerfolds)에 대한 연구에 의하면 그들은 지속해서 체지방을 줄이는 쪽과 좀 더 마른 몸매의 남녀 모델을 대표로 하는 트렌드를 고수하고 있는 것으로 나타났다. 최근 실리고 있는 패션잡지나 TV 프로그램을 훑어보더라도 극도로 체지방을 줄인 근육질의 남성 모델과 매우 마른 여성 모델이 등장하는 다량의 사진들이 사람들의 시선을 끈다. 근본적인 어려움은 이러한 장난감, 이미지 및 모델들이 취약한 아동이나 청소년들에게는 미에 대해 건강하지 않은 표준을 설정하게 한다는 것이다.

> 리아(Lia)는 자라면서 모델이 되고 싶었다. 그리고 원하는 모든 패션 잡지들을 사서 보았었다. 학교에 갈 때나 외출할 때도 옷을 차려입는 데 시간을 많이 보냈고 시간이 날 때마다 쇼핑을 하였다. 고2가 되어서 리아는 모델 에이전시에 들어가게 되었다. 그곳에서 리아는 얼굴은 좋은데 모델이 되고자 한다면 15파운드(약 6.8kg)는 빼야 한다는 말을 들었다. 리아는 체중이 많이 나가는 것은 아니었으나 모델이 되기 위해서는 그만큼 빼는 것을 감수하리라 결심하였다. 리아는 다이어트와 운동을 하기 시작하였고 식욕을 줄이고 배를 비우기 위해서 다이어트약과 설사제를 복용하기 시작하였다. 리아는 8파운드를 뺐고 친구들과 가족들은 보기 좋다고 감탄하였다. 하지만 리아는 더 가늘어지고 싶었다. 그래서 계속해서 음식을 제한하였고 설사 정상적인 양을 먹는다고 하더라도 바로 게워냈다.

미에 대한 서양 문화의 이념

대중 매체가 우리의 모든 삶, 특히 청소년의 삶에 큰 영향을 미친다는 것은 명백하다. 음식과 체중을 둘러싼 사회적 가치는 오랫동안 우리의 행동에 영향을 미쳤다. 예를 들어, 16세기에 과체중은 '유행'이 되던 시대였으므로 식사를 할 때 풍부하게 먹는 것이 바람직한 것으로 여겨졌던 반면, 지나치게 가늘면 사회적으로 열등함과 병을 나타내는 지표였다. 태평양 섬에 위치한 통가라는 곳에서는 섭식장애가 알려지지 않았고 과식과 비만이 바람직한 것으로 인식돼 왔었다. 하지만 1990년대 초 텔레비전이 소개되면서

부터 섭식장애가 나타나기 시작하였으며 어린 여아와 성인 여성들은 체중과 섭식에 대해 걱정하기 시작했다. 아름다움과 체형에 대한 서양적 개념은 전 세계의 다른 문화, 특히 아시아에 퍼져나갔다. 지난 몇 년간 일본, 대만, 싱가포르 및 홍콩에서는 섭식장애가 급속히 발전하고 있는 것으로 나타났다. 이민자들에 관한 연구에 따르면 비 서구 문화에서 서구 문화로 이동하는 젊은 여성들은 섭식장애의 위험이 커진다고 하였다.

> 인디라(Indira)의 부모는 둘 다 엔지니어였고 인디라가 2살 정도에 미국으로 이주했다. 인디라는 학교생활도 아주 잘했는데 학업이나 운동 둘 다 열심이었다. 하지만 고등학교 초기에 인디라는 체중이 줄기 시작하였고 피부 색깔에 대해 불평하기 시작했다. 인디라는 부모에게 푸른 색조의 콘택트렌즈를 사달라고 하였다. 그리고 자신이 체중을 줄이고 싶고 지금 다니고 있는 사립학교에는 친구들이 대부분 백인이니 거기서 소속감을 느끼려면 푸른색의 콘택트렌즈를 끼고 싶다고 설명을 하였다. 부모는 인디라의 정체성 발달이 염려되었고 거식증이 백인 다수 민족 안에서의 소수민족이 되는 것에 대한 갈등을 나타내는 징후라고 보았다.

인디라의 경험에 대한 설명은 이민자, 특히 백인이 아닌 이민자들이 섭식장애와 관련하여 점점 더 많은 문제를 겪고 있음을 시사하는 일부 비교 문화 연구들과 일치한다. 이러한 청소년들 사이에서는 일종의 문화적 압력이 더 가중되는 듯하며, 즉 백인 문화의 가는 몸에 대한 이상적 내재화에 비례하여 좀 더 '소속감을 느끼고(fit in)', '수용되고 싶은(acceptable)' 욕구가 증가하는 것으로 보인다. 이를 달성하기 위해 일부 청소년은 외모, 특히 체중을 줄여 좀 더 매력적으로 보이고 싶어하고 성공적으로 승부를 겨루고 싶어 한다. 가는 몸에 대한 서양의 아름다운 기준을 충족시키기 위해 심리적으로나 정서적으로 에너지를 쓰게 되면 일부 젊은이들은 섭식장애가 발생할 수 있으며 건강에 해로울 정도로 체중 감량을 위한 전략에 몰입하게 되는 요인이 될 수 있다.

서양의 미적 개념에 내재된 문제와 관련해서는 섭식장애와 그 발달에 대한 페미니스트적 관점이 있다. 그 기본 개념은 다음과 같다. 즉, 마른 몸에 대한 이상에 초점을 둔 서양의 미적 관점은 여성의 무력함을 유지하도록 고안된 신체에 대한 큰 문화적 공격의 일부라는 것이다. 이것은 비현실적인 매력의 기준을 설정함으로써 달성된다. 여성이 이러한 기준을 충족하지 못한다고 생각하면 결과는 자존감 및 자기 가치감 저하의 결과를 낳게 되고 그 문화 안에서의 수행능력은 떨어지게 된다. 또한, 이러한 감정과 인식은 섭식장애로 이어지며, 이는 여성을 향한 더 큰 공격의 결과이다.

섭식장애의 발달에 대한 페미니스트적 관점은 여러 가지 면에서 유익하다. 첫째, 그것은 섭식장애 환자들에게 공통된 주제인 아름다움, 힘, 성별의 개념을 통합시킨다. 또한 섭식 문제의 발달에 있어서 문화와 미디어의 역할을 통합시키기도 한다. 더 나아가 부유층의 여성들(다음 섹션 참조)조차도 면역성이 없음을 시사한다. 보통 명료하게 설명되지는 않지만, 페미니스트적 관점은 동성애자 사이에서 왜 그리고 어떻게 섭식장애가 더 보편적으로 나타날 수 있는지에 대한 부분적인 근거를 제공한다. 그러나 양성애 남자, 운동선수 그리고 종교인 사이의 섭식장애에 대해서는 논의된 바가 거의 없는데 그들이 같은 방식으로 미디어나 여성 문헌에서 정의되어지는 사회적 압력의 희생자가 될 가능성은 적다.

부유함

섭식장애, 특히 식욕 부진은 오랫동안 사회 경제적 지위와 관련이 있었다. 최대한 '절대로 너무 부자여서도 안되고 너무 말라서도 안된다'라는 설은 그러한 연관성의 본질을 포착한다. 이러한 연관성에 대해서 추론할 수 있는 기원은 몇 가지가 있다. 첫 번째는 다소 구체적이다. 부유한 사람들은 더 이상 기본적인 생존에 대해 걱정할 필요가 없으니, 가는 몸매는 그러한 염려로부터 자유로움을 의미하는 것이다. 두 번째는 조금 더 미묘하다. 즉, 부는 특별한 위치, 즉 우월한 위치를 부여함으로 그러한 사람들은 먹을 필요가 없다는 것이다. 물론, 부와 패션의 융합은 부자가 되는 것이란 가늘게 되는 것이거나 그 반대라는 환상을 불러일으킨다. 실제로 식욕부진증은 부유한 가족들 사이에서 더 흔히 군집해 있는 것으로 보인다. 이것은 덜 부유한 곳에서는 일어나지 않는다고 말하는 것이 아니다. 왜냐하면, 분명히 덜 부유한 곳에서도 일어나기 때문이다.

부 자체가 위험 요소라는 것은 덜 분명하다. 예를 들어 우리가 이전에 언급했듯이 어떤 가족들은 더 부유할 수도 있고 어떤 기질이나 성격 특성이 사업에 적용하였을 때 일과 성공으로 이어지지만, 다이어트에 적용될 때 식욕 부진으로 이어질 수가 있는 것이다. 따라서 부 그 자체를 거식증의 원인으로 보는 것은 무의미하다. 반면, 신경성 폭식증 및 폭식장애와 같은 다른 섭식장애는 사회 경제적 지위에 따라 한 곳에 더 군집 되지 않는 것으로 보인다. 대신에 그들은 사회 경제적, 문화적, 인종적으로 더 널리 분포되어있다. 그러나 신경성 폭식증이 있는 환자는 문화, 미디어 또는 지위(부)의 영향에 더 민감할 수 있으며, 이 민감도는 섭식장애 행동의 발달 또는 유지에 이바지할 수는 있으나 얼마나 많이 또는 얼마나 구체적으로 영향을 주는지는 가설에 불과하다.

트라우마

일반적으로 정신 질환과 성적 학대 및 외상 사이에는 깊은 연관성이 있다. 섭식장애가 있는 많은 젊은 여성들이 이러한 경험을 의사나 치료사에게 보고한 바 연구자들은 특히 성적 학대와 섭식장애에 관심을 보였다. 대부분의 연구에 따르면 성적 학대나 신체적 학대는 실제로 섭식 문제, 특히 신경성 폭식증의 위험 요인이지만 섭식장애와 학대 사이의 구체적인 연관성은 성립되지 않았다. 기본 이론은 성적 외상으로 인해 신체에 대한 불안감이 높아져서 이미 과장된 체중과 몸 모양에 대해 집중하는 것이 심해지고 섭식장애의 사고와 행동의 발달로 이어질 수 있다는 것이다. 물론 논리적으로 들릴지 모르지만 사실 섭식장애가 있는 대부분 사람이 학대나 외상을 입지 않았기에 이 이론은 모든 사람에게 적용되지는 않는다. 또한 신경전달물질을 목표 대상으로 했던 거처럼 학대나 트라우마에만 초점을 맞추는 것으로 섭식장애 증상을 완화시킬 수 있는 가능성은 거의 없어 보인다. 왜냐하면, 섭식장애는 시간이 지남에 따라 '자신의 삶'에 지속해서 영향을 미치고 구체적으로 다루어져야 할 필요가 있기 때문이다. 치료사의 딜레마는 성적 학대나 트라우마가 치료의 유일한 초점이 되기 쉽다는 것이다. 그도 그럴 것이 학대란 그 자체가 엄청나게 충격적인 사건이기 때문이다. 하지만 우리는 그렇게 하는 것이 섭식장애를 치료하기 더 어렵게 만들 수 있다는 견해를 가진다.

한편, 회피적/제한적 음식 섭취장애가 있는 일부 어린이와 청소년의 병인학에서 외상의 역할은 중요한 것으로 나타나고 있다. 그 장애를 나타내는 많은 사람들은 음식을 회피하게 되는 촉발 사건이 숨이 막히는 사건이었다고 보고하고 있다. 이런 종류의 사건 후에 일부 어린이들은 질식하여 자신이 죽을지도 모른다고 걱정하기 때문에 먹는 것을 두려워 한다.

'왜?'라는 질문에 꽂혀있지 말기

섭식장애로 발전하게 되는 모든 이유들이 합리적인 것 같기도 하고 그 중 어느 것도 맞지 않는 것 같다면 다음과 같은 두 진술이 모두 사실임을 확신할 수 있을 것이다. 이것은 단지 관점의 문제이다. 자녀에게 왜 섭식장애가 발생하였는지 왜 자녀가 그것을 유지하게 되는지에 초점을 맞추는 것은 별로 도움이 되지 않을 수 있다. 자녀에게 섭식장애가 아니라 암이 있다고 상상해 보자. 그녀에게 암이 발병한 이유를 정확히 아는 사람은 없으며, 처방된 치료법은 암의 원인을 목표로 하는 것이 아니라 그 효과성을 목표로 하는 것이다. 즉, 자녀의 새로운 암 병변의 전이를 예방하기 위해서는 악성종양을 제거하고 방사선 및 키모테라피 치료를 받게 된다. 원인을 종종 알지 못함에도 불구하고 많은 유년기의 암 치료는 현저하게 효과적이며 그 원인에 목표를 두는 것은 필요하지 않다. 우리가 의학에서 치료하는 많은 질병의 경우에도 또한 마찬가지이다. 예를 들어, 당뇨병을 앓고 있는 경우, 우리는 종종 신체가 왜 적절한 인슐린 생성을 중단하는지 모르지만, 약물로 질병을 통제할 수는 있다. 다른 예로는 일부 유형의 발작을 들 수 있는데 우리는 일반적으로 화학 신호들에 차질이 생긴 뇌 일부분을 식별할 수 있으며 때로는 그 부분을 절제하기 위해 수술을 수행할 수도 있다. 그러나 일반적으로, 더 보수적이나 효과적으로 약물을 사용하여 장애를 치료하고 발작을 통제하기도 한다. 그것에 대한 목록은 계속해서 나열할 수도 있다. 요점은 대부분의 질병을 위해서는 증상을 치료해야 하지만(많은 경우 그 과정에서 질병 이외의 것을 다루는 것으로 끝낸다), 정신질환의 경우 치료는 원인을 뿌리 뽑는 데 초점을 둘 것이라고 예상한다. 이것은 심리적, 정신과적 연구가 심리적 설명과 심리적 갈등에 관심이 많았기 때문에 섭식장애에도 특별히 이런 것을 적용하게 되었다. 그러나 우리가 보았듯이 원인이 무엇인지는 거의 알지 못한다. 우리가 오로지 추측할 수 있는 원인을 제거하는 것으로 질병을 치료하고자 한다면 어떻게 그 질병의 뿌리를 뽑기를 희망할 수 있겠는가?

자녀가 왜 섭식장애를 겪게 되었는지 알고 싶어 하는 것은 충분히 이해할 만하다. 그것은 돌연히 발생한듯하고 우리에게 공정하지 않은 사건으로 보이며 자녀와 가족에게 걱정, 위험 및 어려움을 유발하기 때문이다. 또한 원인을 탐색하는 것이 심리학자나 정신과 의사들에게 상당히 흥미로울 수 있다는 것도 이해할 만하다. 불행하게도, 섭식장애가 발생하는 이유에 관한 연구가 궁극적으로 섭식장애의 발병을 예방하는 데 도움이 될 수 있지만, 우리는 그 원인에 대한 주제는 정신 및 심리치료 종사자들을 치료에서 빗겨나가도록 유혹하는 것으로 생각한다. 치료에서 그 질병의 원인을 찾는 것은 치료사와 부모가 현재 처한 문제에 대해서 노력을 기울이지 않고 자녀들이 굶주림에서 벗어나서 건강을 회복시키는 것을 막는다. 부모가 자녀의 굶주림이나 토하는 것을 목격하는 상황에서 불안과 섭식 행동에 대한 유전적 취약성에 대해서, 또는 부모로서 어떻게 자신을 통제하는지, 자녀가 얼마나 심리적으로 미숙한지, 또는 미적 기준에 대한 사회문제에 관해 논의하는 것은 치료를 산만하게 만들 가능성이 있으며, 적어도 초기에는 치료의 궤도에서 벗어나게 할 것이다. 지금 이 시점에서는 그러한 것으로 시간을 낭비할 여유가 없을지도 모른다. 실제로, 그러한 것에 몰입하거나 집착하는 것은 때때로 행동과 사고를 직접 대면하거나 재점검하는 것 없이 장기간 더욱 질병을 지속적으로 악화시키며 섭식장애의 손아귀에 잡혀버리게 된다(이 현상에 대한 자세한 내용은 5장에 나와 있다). 우리는 오랫동안 체중을 줄여온 사람은 저 체중을 유지하며 퍼징 및 폭식을 하고(즉, 더 만성적으로 앓아왔을 경우) 섭식장애를 제거하는 데 성공할 가능성이 적다는 것을 알고 있다. 이것은 어느 질병에도 마찬가지이다. 치료 전에 당뇨병을 오래 앓아왔을수록 다루기가 더 어려워지고 문제가 더 많을수록 장기적으로 영향을 미치게 된다. 암, 심장병 및 기타 쇠약한 질병에 대해서도 마찬가지이다. 그럴 경우 이유를 파헤치기보다는 신속하고 단호하게 조치를 취하는 것이 중요하다.

'왜?'라는 질문을 떼어두라는 것은 말이 쉽지 실제로 그렇게 하기란 어렵다. 그러나 무질서한 식습관과 체중 문제가 해결되지 않은 상태에 있는 동안에는 그러한 물음을 연기하거나 괄호로 묶어두는 것이 좋다. 우리는 이러한 문제들이 다음과 같은 사고로 이끈다고 보는데 즉 그것은 술 취한 사람에게 그런 물음을 시도하는 것이나 다름없다. 술에 취한 사람에게 가능하지 않은 이유는 단지 당신이 말한 것을 머릿속에서 프로세스 시킬 수 없기 때문이다. 당신은 그가 정신을 차릴 때까지 혹은 적어도 조금이라도 정신이 들 때까지 기다려야 그와 대화하는 것을 기대할 수 있을 것이다. 그리고 그때까지는, 그가 정신이 들게 해야 한다. 그 뜻은 그가 속해있는 체계 안에서 알코올을 꺼내 다시는 술을 마시지 못하게 하는 것을 의미한다. 섭식장애의 경우, 우리는 적어도 처음에는 그렇게 해야 한다고 생각한다. 문제로 이어지는 행동을 그만두게 하고 충분히 오랫동안 그 행동들이 다시 나타나지 않도록 하여야 장애와 관련된 문제에 대한 논의가 이루어질 수 있다.

아마도 '왜?'라는 질문에 꽂히지 않아야 하는 가장 중요한 이유는 자녀에게 도움이 필요하기 때문이다. '왜?'라는 질문을 한켠에 놔둠으로써, 우리는 당신이 수치심이나 죄책감을 덜 느끼고, 자녀가 치료를 받고 또 그들이 필요로 하는 것을 도울 수 있는 훌륭한 후보로서 자신을 보게 되기를 그리고 자신감과 헌신하는 마음으로 치료에 참여하게 되길 바란다.

참고 문헌

Anderson-Fye, E. P., and A. E. Becker, Sociocultural Aspects of Eating Disorders, in J. K. Thompson, Editor, *Handbook of Eating Disorders and Obesity*, 2004. Hoboken, NJ: Wiley, pp. 565-589.

Bulik, C. M., Genetic and Biological Risk Factors, in J. K. Thompson, Editor, *Handbook of Eating Disorders and Obesity*, 2004. Hoboken, NJ: Wiley, pp. 3-16.

Crisp, A. H., Anorexia *Nervosa: Let Me Be*, 1980. London: Academic Press.

Field, A., Risk Factors for Eating Disorders: An Evaluation of the Evidence, in J. K. Thompson, Editor, *Handbook of Eating Disorders and Obesity*, 2004. Hoboken, NJ: Wiley, pp. 17-32.

Kaye, W., J. Fudge, and M. Paulus, New insights into symptoms and neurocircuit function in anorexia nervosa, *Nature Reviews Neuroscience*,

2009, 10, 573 - 584.

Klump, K. L., S. A. Burt, A. Spanos, et al., Age Differences in Genetic and Environmental Influences on Weight and Shape Concerns, *International Journal of Eating Disorders*, 2010, 43, 679 - 688.

Klump, K., and K. Gobrogge, A Review and Primer of Molecular Genetic Studies of Anorexia Nervosa, *International Journal of Eating Disorders*, 2005, 37(Suppl.), S43 - S48.

Levine, M., and K. Harrison, Media's Role in the Perpetuation and Prevention of Negative Body Image and Disordered Eating, in J. K. Thompson, Editor, *Handbook of Eating Disorders and Obesity*, 2004. Hoboken, NJ: Wiley, pp. 695 - 717.

Morton, R., Phthisiologia: Or, a Treatise of Consumptions, 1694. London: Smith and Walford. Nasser, M., Culture and *Weight Consciousness*, 1997. London: Routledge.

Nasser, M., M. Katzman, and R. Gordon, Editors, *Eating Disorders and Cultures in Transition*, 2001. New York: Brunner–Routledge.

Vandereycken, W., Families of Patients with Eating Disorders, in C. G. Fairburn and K. D. Brownell, Editors, Eating Disorders and Obesity: *A Comprehensive Handbook, Second Edition*, 2002. New York: Guilford Press, pp. 215 - 220.

Wonderlich, S., Personality and Eating Disorders, in C. G. Fairburn and K. D. Brownell, Editors, Eating Disorders and Obesity: *A Comprehensive Handbook, Second Edition*, 2002. New York: Guilford Press, pp. 204 - 209.

Wonderlich, S., R. Crosby, J. Mitchell, et al., Eating Disturbance and Sexual Trauma in Childhood and Adulthood, *International Journal of Eating Disorders*, 2001, 30, 401 - 412.

PART 2
섭식장애를 이해하기

CHAPTER 04

무엇을 겪고 있는지 알기

섭식장애의 복잡성

당신이 지금 무엇을 겪고 있는지 알지 못하면 문제를 해결할 수 없다는 것을 굳이 우리가 얘기할 필요는 없을 것 같다. 그 뜻은 도전이 되는 어떤 특정한 어려움에 박차를 가하기 위한 전략을 수립하기에 앞서서 자신이 현재 어떤 상황에 부닥쳐 있는지 파악하기 위하는 과정을 거치는 것이다. 자동차를 가동하거나 가계부 체크를 하거나, 일꾼들의 생산성을 높이거나, 영업 인력이 작년 총 매출을 초과할 수 있는지 등을 다루는 데 있어서, 문제에 대한 이해를 바탕으로 솔루션을 결정하게 된다. 자녀가 섭식장애를 극복하도록 돕는 것도 다르지 않다.

이 책의 1부를 읽어서 알다시피, 섭식장애는 난해하고 특이한 질병이다. 거식증, 신경성 폭식증 및 폭식장애에 대한 과학적 이해에는 많은 격차가 있다. 우리가 아는 것은 어린이와 청소년에게 영향을 미치는 섭식장애와 다른 정신과적 문제를 별개로 설정해 놓고 그들을 치료하는 것이 지속적인 도전이 되어왔다는 것이다. 이러한 장애에 대한 우리의 이해의 격차는 어린이와 청소년의 섭식장애에 관한 연구가 상대적으로 부족하다는 사실에서 비롯된다. 예를 들어, 이 책을 처음 쓸 당시, 식욕부진증에 대한 심리 치료 연구로는 5건만이 발표되었었고 신경성 폭식증에 관한 연구는 이루어지지 않았었다. 섭식장애 치료에 대한 우리의 어려움을 더 가중시키는 것은, 이러한 장애에 대한 미신이나 오해가 대중 매체에 널리 퍼져있다는 것이다.

섭식장애를 앓고 있는 아동을 돕기 위해서 부모는 자신들이 현재 무엇을 겪고 있는지 아는 것이 중요하다. 이 장에서는 이러한 장애에 대해서 과학적인 근거가 있는 최신 정보를 제공할 것이다. 이러한 기반을 통해 자녀를 돕기 위한 부모의 탐색은 성공을 위한 가장 큰 기회를 얻을 수 있는 가능성을 부여할 것이다.

이제 우리는 이것을 너무 많이 언급하지 않게 되길 바란다. 그 실체를 알게 되면 자녀의 생명을 구할 수 있다.

섭식장애는 심각한 의학적 문제를 초래하는 심리적 질병이다

복잡한 것에 대해 이야기해라. 어린이와 청소년에게 영향을 미치는 다른 심리적 질병은 이렇게까지 심각한 단기 및 장기적인 의학적 합병증을 일으키는 병리학적 사고와 행동 및 감정을 내포하지는 않는다. 개인이 생각하고 느끼고 행동하는 방식에 있어서 이러한 방해적 요소들이 섭식과 관련하여 극적인 변화를 가져오기 때문에 섭식장애는 현재 알려진 다른 정신 질환보다 더 많은 신체적 질병을 유발할 수 있다. 즉, 부모와 건강을 돌보는 종사자들은 이러한 장애의 심리적 작용을 이해하고 심리 치료를 적용해야 할 뿐만 아니라 아동의 신체 건강에 무슨 일이 일어나고 있는지 경각심을 가질 필요가 있다. 실제로, 대부분의 경우 자녀의 의학적 상태를 가장 먼저 다루어야 한다고 말하는 것은 맞는 말이다. 굶주림에 대해서는 다음 장에서 좀 더 설명하겠지만 이 질병은 여러 가지 의학적 위험을 초래한다. 또한 자녀로부터 알게 된 많은 심리적 증상은 이러한 의학적 문제의 직접적인 결과이다. 따라서 외래 환자, 입원 환자 또는 거주자 집단 환자(집단 치료)에 상관없이 자녀의 의학적 상태에 주의를 기울이고 지지적인 환경을 제공하는 치료요법에 들어가는 것이 가장 중요한데 여기서 지지적 환경이란 장애에 대한 심리적 탐색이 가능한 환경을 말한다.

어떻게 섭식장애가 정의되는가?

1장에서 설명한 바와 같이 섭식장애는 신경성 식욕부진, 신경성 폭식증, 폭식장애 및 회피적/제한적 음식 섭취장애의 네 가지 주요 유형이 있다. 그들 사이에는 차이점이 있지만 또한 공통점들을 포함하기도 한다. 우리가 "섭식장애가 무엇입니까?"라는 질문을 하게 될 때는 그들의 유사점과 차이점을 모두 고려해야 한다. 때때로 발단 초기에는 4가지의 섭식장애의 진단 중 어느 것이 가장 정확한지 알기 어려울 때가 있다. 왜냐하면, 시간이 지남에 따라 환자의 3분의 1 내지 절반 가까이가 결국 섭식장애의 2개 이상의 유형으로 진단되는 경우가 많기 때문이다. 우리가 1장에서 어린이와 청소년의 섭식장애를 정확하게 진단하기 위해 따르게 되는 독특한 어려움에 대해 언급했지만, 그러한 특정 장애 유형에 대한 특성들을 구별할 뿐만 아니라 겹치는 부분을 식별하는 데 초점을 두어 문제를 다시 검토하는 것은 중요하다.

현재 16세인 아네트(Annette)는 12살 때부터 섭식장애에 시달렸다. 그녀는 지난 4년간의 대부분을 병원 안팎에서 보냈다. 그 결과, 그녀는 부모님과 형제 · 자매들과 함께 집에서 상당한 시간을 보내게 되었고 친구들을 만들고 그들과 관계를 유지하는 것이 매우 어려운 일이 되어왔을 뿐 아니라 가족 밖에서의 의미 있는 관계를 쌓아가고 그것으로부터 배우는 기회를 얻는 것이 매우 어려웠다. 또한, 그녀가 입원한 병원의 대부분 프로그램 구성 자체에서 청소년들을 위한 학교 교육을 제공하였지만, 학교의 수업에서는 심각하게 뒤떨어졌다.

아네트는 입원할 때마다, 매우 쇠약해져서 간호사들이나 의료진의 빈번한 방문이 잇따랐고 의사는 그녀에게 철저히 침대에서의 휴식을 요구하였다. 마침내 그녀의 체중이 다시 건강한 수준에 도달하기 시작했고 그녀는 부모의 보살핌을 받을 준비가 되었다. 그러나 의사는 이제 아네트가 자신의 식사를 챙겨야 하므로 부모는 '후퇴'해야 한다고 한다. 불행하게도, 그녀가 스스로 식사를 시도할 때마다, 그녀는 너무 배가 차서 견딜 수가 없다면서 토하기 위해 재빨리 화장실로 달려갔다.

병원의 간호사들은 아네트가 토하지 못하도록 막았을 것이다. 하지만 집에 돌아와서 부모는 의사의 조언에 따라 후퇴하고 있었다. 결과적으로 아네트는 외래 소아청소년과 의사와의 매주 검진을 받으면서도 체중이 쏜살같이 빠른 속도로 줄어들고 있었다. 소아청소년과 의사는 아네트가 퇴원하기만 하면 항상 체중을 줄이려고 시도하며 그것으로 인해 체중이 급속도로 내려가고 매 식사 후에 토함으로써 전해질 수치가 위험한 수준으로 떨어지는 것에 대해 매우 걱정하였다. 아네트는 몇 주에 한 번씩 전해질을 정상 수준으로 회복시키기 위해 의료 병동에서 입원하게 되었다. 이것은 생명을 구하는 필수적 환경을 제공하였으나 아네트를 다시 가정환경, 친구나 학교에서 멀어지게 하였다. 섭식장애 입원 환자였다가 집으로 퇴원을 하고 다시 다른 종류의 다양한 약물 복용과 함께 의학적 치료를 안팎으로 하게 되는 이러한 사이클은 수년간 아네트와 그녀의 가족에게 슬픈 일상이 되었다.

DSM-5에 따르면 신경성 식욕부진의 진단 기준은 다음과 같다.[4]

A. 필요량과 비교해 에너지 섭취가 제한되어 연령, 성별, 발달과정 및 신체 건강을 고려할 때 현저히 저체중을 나타낸다. 현저한 저체중은 최소 정상 미만의 체중, 또는 아동이나 청소년의 경우 정상 미만 또는 어린이나 청소년의 경우 최소 예상 체중보다 적은 무게로 정의된다.
B. 체중이 증가하거나 살이 찌는 것에 대한 극심한 두려움, 또는 체중 증가를 방해하는 지속적인 행동을 보이며 현저히 저체중일 때에도 그러한 행동을 보인다.
C. 체중이나 체형을 경험하는 방식에서의 장애, 자신의 체중 또는 체형에 대한 자가 평가에 과도하게 영향을 받으며 현재의 심각한 저체중에 대한 인식의 지속적 결여를 나타낸다.

영양실조의 심각성에 대한 부인은 특히 좀 더 젊은 환자들에게 흔한

4) 정신장애 진단 분류체계, 5판(pp. 338-339)의 허락하에 인용함. Copyright 2013 by the American Psychiatric Association.

증상이다. 신경성 식욕부진의 하위유형에는 제한 유형과 폭식-퍼징 유형이 있는데 무월경(amenorrhea: 규칙적인 생리가 멈춤)은 더 이상 DSM-5에서의 진단 기준을 충족시키기 위한 필요조건이 되지 않는다. 성인의 심각도(경도에서 중등도까지)는 현재 체질량 지수(BMI)를 기준으로 한다. 어린이와 청소년의 경우 심각도는 BMI 백분위 수에 따른 연령 및 성별의 규준에 근거한다.

BMI의 10% 이하는 신경성 식욕부진과 관련된 영양 결핍의 수준과 일치한다. 만약 대신 종적인 성장 차트가 있다면 개별 성장 궤도에서의 편차를 관찰할 수도 있다.

하위유형의 관점에서, 신경성 식욕부진이 있는 일부 사람들은 섭취를 제한하는 것으로 극단적인 다이어트 기술만을 발달시키고(제한 하위유형이라고 함), 또 어떤 사람들은 폭식 및 퍼징 행동(토하거나, 설사제, 기타 하제 사용)에(폭식-퍼징 하위유형이라고 함) 관여하게 된다. 그러나 식욕부진의 진단 기준 중에서는 유년기와 청소년기의 어떤 특정 시기에 성장을 멈추면 일반적인 체중 감량 기준을 충족시키는 것으로 대체된다는 의견이 있다.

신경성 폭식증은 또한 행동적 요소와 심리적 요소를 모두 포함하는 것으로 정의되고 있다. 행동 구성 요소에는 체중 변동을 유발하는 간헐적인 심각한 다이어트 전략이 포함되며, 그러한 사람은 모든 체중을 정상 범위 내로 유지하게 된다. 신경성 폭식증에 대한 구체적인 DSM-5 기준은 다음과 같다.[5)]

---

5) 정신장애 진단 분류체계, 5판(p. 345)의 허락하에 인용함. Copyright 2013 by the American Psychiatric Association.

A. 반복적인 폭식의 에피소드가 있다. 폭식의 에피소드는 다음 두 가지 특징을 가진다.

  1. 일정 시간마다(예를 들어 2시간 이내로) 비슷한 상황에 비슷한 시간 때에 대부분의 사람이 먹는 양보다 확실히 더 많은 양의 음식을 먹는 것.
  2. 에피소드 동안 식사에 대한 통제력이 부족하다는 느낌(예: 먹는 것을 멈출 수 없거나 먹는 음식의 양 또는 먹는 음식을 통제할 수 없는 느낌).

B. 스스로 유도한 구토 행위, 설사제, 이뇨제 또는 기타 약물의 남용. 금식 또는 과도한 운동과 같은 체중 증가를 막기 위한 반복적이고 부적절한 보상 행동이 나타난다.

C. 폭식과 부적절한 보상 행동들 두 가지 모두가 평균적으로 적어도 일주일에 한 번 3개월 동안 발생한다.

D. 체형과 체중에 대한 과도한 자가 평가를 포함한다.

E. 이러한 행동들은 거식 에피소드 동안에만 발생하지 않는다.

신경성 폭식증의 심각도(경도에서 극도까지)는 보상 행동의 빈도에 근거한다. 또한, 신경성 폭식증으로 진단받는 사람의 경우, 이러한 행동에는 자기 가치와 자존감을 유지하는 유일한 또는 주요 방법으로 체형과 체중 조절을 지나치게 강조하는 극단적인 신념과 태도가 수반되어야 한다. 신경성 폭식증으로 발전하게 되는 아동과 청소년은 이러한 빈도 기준(매주 폭식과 퍼징의 수)을 반드시 충족할 필요는 없다.

폭식장애는 DSM-5에서의 진단 규정에 따라 근거한다. 그리고 다음과 같은 특징이 있다.[6)]

A. 반복적인 폭식의 에피소드가 있다. 폭식의 에피소드는 다음 두 가지 특징을 가진다.
   1. 일정 시간마다(예를 들어 2시간 이내로) 비슷한 상황에 비슷한 시간 때에 대부분의 사람이 먹는 양보다 확실히 더 많은 양의 음식을 먹는 것.
   2. 에피소드 동안 식사에 대한 통제력이 부족하다는 느낌(예: 먹는 것을 멈출 수 없거나 먹는 음식의 양 또는 먹는 음식을 통제할 수 없는 느낌).

B. 폭식의 에피소드들은 다음 중 3가지 이상과 관련이 있다.
   1. 평상시보다 훨씬 빨리 먹는다.
   2. 불편할 정도로 배가 부를 때까지 먹는다.
   3. 육체적으로 배고픔을 느끼지 않을 때 많은 양의 음식을 섭취한다.
   4. 얼마나 많이 먹는지에 대한 수치심 때문에 혼자서 먹는다.
   5. 자신에 대해 혐오감을 느끼거나 우울하거나 먹은 후 매우 죄책감을 느낀다.

C. 폭식과 관련한 현저한 고통을 수반한다.

D. 폭식은 평균적으로 적어도 일주일에 한 번 3개월 동안 발생한다.

E. 폭식은 신경성 폭식증에서와 같이 반복적인 부적절한 보상 행동과는 관련이 없으며 신경성 폭식증 또는 신경성 식욕부진 과정에서만 발생하지 않는다.

---

6) 정신장애 진단 분류체계, 5판(p. 350)의 허락하에 인용함. Copyright 2013 by the American Psychiatric Association.

폭식장애가 있는 어린 환자의 경우, 이러한 기준을 적용하기 어려울 때가 많은데 부모가 없을 때만 폭식이 발생할 수 있어서 그 빈도수가 낮아지기 때문이다. 또한 어린이와 청소년은 대체로 자신들이 먹고 싶은 음식을 구매하지 않기 때문에 폭식하게 될 가능성은 다소 집에 있는 음식에 달려있다. 이러한 이유로, 어떤 이들은 식사할 때 자녀가 통제할 수 없다고 보고하면 폭식 문제가 발생하고 있다는 강력한 증거라고 주장했다.

서론에서 언급했듯이 DSM-5에는 회피적/제한적 음식 섭취장애(ARFID)라는 또 다른 새로운 진단이 생겼다. 이 장애에 대해서는 알려진 바는 거의 없지만 ARFID에 대한 DSM-5의 진단 기준은 다음과 같다.[7)]

A. 적절한 영양 또는 필요한 에너지를 지속해서 충족시키지 못하는 (예: 음식 또는 먹는 것에 관한 관심 부족, 음식 특성에 대한 감각에 근거한 회피적 반응, 섭식 후 혐오스러운 결과에 대한 걱정) 섭식 및 음식 공급의 어려움을 말하며 다음 중 하나(또는 그 이상)와 관련이 있다.

1. 상당한 체중감소(또는 기대체중 증가의 실패 및 아동의 불안정한 성장).
2. 현저한 영양 결핍.
3. 장관영양법(enteral feeding) 또는 경구 영양 보충제에 의존.
4. 심리 사회적 기능에 상당히 손상을 줌.

7) 정신장애 진단 분류체계, 5판(p. 334)의 허락하에 인용함. Copyright 2013 by the American Psychiatric Association.

B. 섭식 문제가 식량 부족이나 문화적인 관습으로 설명될 수 있는 것이 아니어야 한다.

C. 섭식의 문제가 신경성 식욕부진 또는 신경성 폭식 과정 동안에 발생하지 않는 것이여야 하며 경험되어지는 체중이나 체형에 대해 문제가 있다는 증거가 없어야 한다.

D. 섭식의 문제가 의학적 상태로 인해 동시적으로 발생한 것이 아니거나 다른 정신 장애로도 잘 설명되지 않아야 한다. 이러한 섭식 문제가 다른 의학적 상태나 장애의 맥락 안에서 발생하는 경우, 섭식 문제의 심각한 정도는 그 상태 또는 장애에 따라 가속화되고 추가적인 임상적 주의를 필요로 한다.

이 장애는 심리적 발달 및 기능의 문제와 관련이 있다. 일부 환자는 먹는 것이 매우 까다로운 사람으로 다른 음식이나 새로운 음식에 대한 특별한 두려움을 나타내기도 한다. 때로는 음식 질감, 모양 및 맛에 지나치게 민감하다. 음식 회피에 기여하게 된 공포 또는 삼키거나 질식 경험의 사건을 경험했던 환자에게는 어떤 특정한 사건이 그러한 공포를 일으키게 한 것으로 해석될 수 있다. 또한 ARFID의 진단은 먹는 것에 관심이 없거나 식욕이 낮은 아동에게도 해당된다. 여러 가지 이유로 ARFID는 식욕부진증과 혼동될 수 있지만, 주요 차이점은 식욕부진증을 가진 청소년과는 달리 체중 증가를 두려워하지 않으며 체형과 체중에 대한 걱정이 없고 체중을 줄이려고 노력하지 않는다는 것이다. 실제로, 아이들은 보통 자신이 저체중임을 자각하고 있으며, 더 많이 먹고 체중을 늘릴 수 있기를 원한다고 말을 할지도 모르지만 사실상 두려움으로 인해 그만큼 먹지 못한다.

신경성 식욕부진증의 의학적 합병증

2장에서 우리는 자녀의 섭식장애에 대한 해결책의 일부로 여러분 자신에 대해서 생각해 보라고 권고하였다. 만약 자녀들이 부모를 미친 사람처럼 취급하거나 최악의 적으로 대하고 있다면 이러한 조언을 받아들이기가 어려울 것이다. 실제로, 거식증을 앓고 있는 자녀와 함께 사는 것은 마치 나 자신이 제정신이 아닌 것처럼 느끼게 만든다. 이 병은 외부적으로 눈에 잘 띈다. 자녀가 수척해져 있는 사실만으로도 모든 사람이 알아차릴 수 있을 정도로 분명히 드러난다(부모가 지적해 온 마른 골격의 모습을 숨기기 위해 헐렁한 옷을 입지 않은 경우). 그러나 대부분 자녀는 아무 이상이 없다고 고집을 피울 것이다. 질병에 대해 아무 문제가 없고 완전히 정상이라고 생각하는 이러한 관점이 바로 거식증세를 장애로 만드는 것이며 우리는 이것을 '자아 동조적(ego-syntonic)'이라고 부른다. 즉 거식증이 있는 청소년은 자신의 질병을 자부심과 성취감의 관점으로 바라보며 이상이 있다는 것을 부인함으로써 그 질병을 보호하는 것일 수도 있다. 그 결과 자녀는 기꺼이 치료를 구하거나 받아들이지 않을지도 모른다. 실제로, 식욕부진의 이러한 독특한 특성이 의학적 합병증을 나타낼 때 전반적으로 부모의 임무를 더 어렵게 만든다. 신경성 식욕부진 등이 없는 청소년은 복통이나 두통과 같은 특정 신체 통증을 알아차리고 그러한 증상에 대한 자각이 부모의 주의를 끌기 쉽다. 반대로, 신경성 식욕부진증이 있는 청소년은 거의 모든 증상의 잠재적 심각성을 인식하지 못하므로 부모에게 그것을 가져와 문제 삼지는 않을 것이다. 또한, 부모들이 청소년의 건강이 염려되는 점을 발견하게 되어 무언가 심각한 문제가 있을지도 모르니 주치 소아 · 청소년과 의사를 만날 필요가 있다고 자녀를 설득하는 것은 어렵고 힘겨운 투쟁이 될 것이다.

린다(Linda)는 17세이며 항상 날씬했었다. 그렇지만 엄마는 이것에 대해 특별히 걱정하지는 않았었다. 그저 린다는 행복해 보이고 학교에서 잘 지내며 친구들과도 잘 어울리는 것 같았다. 가족 내력으로 볼 때 여자들이 월경을 시작하는 시기를 살펴보면 뒤늦게 서서히 시작하였으므로 린다가 17세의 나이가 되어도 한 번도 생리가 없었던 사실에 대해 크게 걱정하지 않았다. 1년 전에 린다를 데리고 소아 · 청소년과를 방문하였을 때 의사는 걱정하지 않아도 된다고 하여 한시름 놓고 있었고 의사는 린다에게 피임약을 처방하였었다. 의사의 개입을 뒷받침하는 근거는 약물이 생리를 시작하게 하여 몸의 정상화를 도울 것이라는 견해이다. 그러나 작년에 린다는 점점 위축되어 보였고 심지어 가끔 우울해 보이기까지 하였다. 그녀는 음식에 대해 까다롭게 굴고 엄마가 먹어야 한다고 생각하는 양만큼 많이 먹지 않았다. 엄마는 혹시 그녀가 자주 달리는 것이 증상을 악화시키는 것은 아닌지 의문이 들었다. 마침내 엄마는 안심하라는 소아 · 청소년과 의사의 말을 무시하고 린다를 섭식장애 전문가에게 데려가기로 결정하였다.

부모와 린다가 전문가팀과 이야기를 나눈 후에는 린다의 건강이 상상했던 것보다 훨씬 더 크게 손상되었음을 알게 되었다. 린다는 신경성 식욕부진증 기준을 충족시키는 것으로 나타났다. 그녀가 사회적으로 훨씬 더 고립되어 있고 부모가 생각했던 예전의 그녀의 모습에 비해 자신감도 떨어졌다는 사실과 그녀의 기분 저하에 대한 부모의 걱정 이외에도 린다의 신체적 증상은 전문 팀들을 매우 놀라게 했다. 신체검사 결과 린다의 저 체중이 몇 년 동안 지속한 것 외에도 골다공증(뼈가 쉽게 골절될 수 있는 부서지기 쉬운 상태이며 이것은 폐경기 여성에게는 흔하지만, 린다의 나이의 건강한 사람에게는 매우 드문 일이었다)을 앓고 있는 것으로 나타났다. 게다가 의료 기록에서 항상 확인되었던 린다의 신장은 더 이상 67인치(약 170cm)가 아니었으며, 이제 그녀의 신장은 1인치나 줄었다(골다공증을 앓고 있는 고령의 여성에게 키가 줄어드는 것은 흔한 현상이지만 린다와 같은 젊은 사람에게는 거의 없다). 부모는 이제 정신과 팀으로부터 린다의 치료가 매우 복잡해질 것이라는 말을 듣게 될 것이다. 왜냐하면, 치료는 그녀가 두려워하고 있는 것 중의 하나인 체중에 대해 다루어야 할 뿐 아니라 기분 저하 및 사회적 고립에 대한 도움 또한 주어야 하기 때문이다. 동시에, 치료 팀의 의료진들은 월경의 낮은 빈도수를 다루고(간혹 피임약으로 월경을 유도하는 방식을 택하기도 함) 뼈 밀도의 추가 손실을 예방할 수 있는 가장 최선의 방법을 찾아야 한다.

이러한 건강 문제들이 모두 불안감을 일으킨다는 것은 너무도 타당하다. 특히 자녀들 스스로 자신에게 문제가 생겼다는 것을 부인할 때는 특히 더 그렇다. 어떤 부모는 자녀의 섭식과 매우 치열한 전쟁을 치르고 있을지도 모른다. 그러나 어떤 부모들은 자녀의 굶주림이 시작되는 초기 징후를 놓치게 되는데 그것은 생명을 위협할 수 있다. 청소년들이 명백히 쇠약 상태에 이르렀을 즈음 굶주림이 심각한 상태에 도달했다고 알려주는 첫 징후는 체지방이 감소함에 따라 월경이 중단되는 것이다. 이것은 초경 이후의 여아나 여성에게 발생한다. 혼란스러울 수 있는 것은, 어떤 이들은 비교적 적은 체중감소에도 무월경이 발생하지만, 어떤 이들은 매우 저체중일 경우에만 무월경이 발생한다는 것이다. 앞에서 언급했듯이 월경주기가 제대로 확립되지 않은 청소년에게는 특히 그렇다. 섭식장애의 남자 청소년의 경우에는 월경 상실과 같은 명백한 사인이 없으므로 다른 혼란스러운 문제가 있을 수 있다. 만약 당신의 아들이 섭식장애가 있을지도 모른다는 걱정이 된다면 심장 박동수, 에너지 저하 및 테스토스테론(testosterone) 수치와 같은 다른 의학적 합병증의 징후에 주의를 기울여야 한다.

월경의 손실 이외에도 심각한 영양실조는 대부분 다양한 의학적 문제를 낳게 된다. 즉 중추 신경계 및 심혈관, 신장, 혈액, 위장, 대사 및 내분비 시스템과 같은 여러 시스템이 굶주림에 의해 영향을 받게 된다. 급성으로 오게 되는 가장 두드러진 문제들은 서맥, 저체온증 및 탈수증세이다. 이러한 모든 합병증은 생명을 위협할 수 있다. 식욕부진 청소년의 가장 중요한 만성적인 의학적 문제는 심각한 성장 지연의 가능성이다(식욕부진 청소년은 성장 분출을 극대화하지 못할 수 있으며 결과적으로 최적의 신장에 도달하지 못하게 된다). 사춘기 지연 또는 중단은 월경 및 생식능력 측면에서 심각한 결과를 초래할 수 있다. 최대 골량기 감소(peak bone mass reduction)는 골다공증 또는 골감소증(빈번한 골절과 관련된 뼈의 다공성 증가)을 유발할 수 있다. 그 외에 영양실조와 관련된 다른 많은 부작용이 종종 보고되고 있다.

저체온증(Hypothermia)

정상 체온보다 낮으며 외부의 온도가 따뜻할 때도 몸을 따뜻하게 하기 위해 입은 옷 위에 몇 겹의 옷을 더 입는다.

저혈압(Hypotension)

혈압이 낮아짐(성인의 경우 90mmHg 미만의 수축기 혈압). 저혈압은 보통 임상적으로 문제가 되는 증상이 없으므로 자녀에게 문제가 생겼다는 것을 감지하지 못할 수도 있다. 그러나 좁아진 조직 관류와 관련이 있는 경우(예를 들어, 혈액 순환이 좋지 않아 손과 발이 차갑거나 상처가 느리게 치유되는 경우), 심박 수가 증가하며, 발한, 어지러운 증상 이 심해질 수 있으며 창백해진다. 이것은 일명 몸의 충격이며 치명적이다.

서맥(Bradycardia)

심박 수의 감소(성인의 경우 분당 60회 미만) 또는 느린 맥박. 식욕부진이 있는 사람의 경우, 이는 병의 중증도와 상관관계가 있지만, 맥박을 측정하거나 심전도를 수행해야만 볼 수 있다.

피부와 모발의 변화

피부가 건조하고 벗겨지며 모발이 부서지기 쉬우며 매우 가늘어질 수 있다. 이것은 아마도 부모로서 알아차릴 수 있는 굶주림의 결과 중 하나이다.

솜털(Lanugo)

청소년에게 가장 두드러지게 나타나는 현상 중 얼굴이나 목 뒤에 솜털 모양의 털이 발달하기도 한다. 이것은 저조해지는 신진대사에 적응하고 본능적으로 정상 체온을 유지하려고 하는 신체의 반응 중의 하나이다. 다른 피부 및 모발 변화와 마찬가지로 실제로 아이의 얼굴이나 목에 미세한 모발이 자라는 것이 보일 수 있다.

성장 호르몬 변화

종종 성장 호르몬 분비가 증가하는데, 이는 혈액 검사를 통해서만 발견될 수 있다.

시상 하부 성선 기능 저하증(Hypothalamic hypogonadism)

성호르몬의 감소를 말하는 것이며, 무월경과 불임을 초래한다. 혈액 검사를 통해서 이 상태를 확인할 수 있다.

골수 저형성증(Bone marrow hypoplasia)

골수의 조혈 기능의 저하로 인해 적혈구, 백혈구 및 혈소판을 포함한 적혈구 생성 감소로 빈혈이 발생한다. 빈혈은 귀하의 자녀가 평소보다 조금 더 피곤해하는 증상으로 알아차리는 데 도움을 줄 수 있다. 낮은 백혈구 수는 식욕부진의 경우 면역 기능 감소와는 관련이 없는 것으로 나타났다.

뇌의 구조적 이상, 뇌의 일반적 위축 및 우발적 부분적 위축
(generalized atrophy of the brain, and occasional regional atrophy)

이것은 뇌 또는 뇌 일부의 크기 감소를 말한다. 자녀에게 이런 일이 일어나고 있다는 명확한 임상적 징후는 없다. 이것은 따로 신경 심리학적 평가를 요청한 경우에만 감지할 수 있다.

전기 뇌 활동의 추가적 변화

신경성 식욕부진을 겪는 소아의 뇌파(EEG, 뇌에 전극을 대고 뇌 활동을 보여주는 것) 역시 종종 비정상인 소견을 보여 준다. 이러한 비정상적인 현상들은 무증상으로 자녀를 그냥 봤을 때 볼 수 없는 것들이다.

심장 기능 장애

이것은 말초 부종, 심장 직경 감소, 좌심실 벽 협착, 운동 요구에 대한 반응감소, 심낭 삼출 및 상장 간 막 동맥 증후군을 포함하기도 한다. 자녀들은 피로감, 운동 능력 저하 및 다리 부종을 경험하기도 한다. 심장 합병증은 종종 치명적이며 심전도를 통해서만 확인할 수 있다.

위장 장애

음식 배출의 지연, 위 팽창 또는 장 리파아제(lipase) 및 락타아제(lactase) 감소 등은 자녀에게 복부 불편감으로 나타날 수 있다. 즉, 자녀는 아주 적게 먹었음에도 불구하고 먹은 후 배가 가득한 것 같은 불편감을 호소할 수 있다. 다시 말하지만, 이런 것들은 세밀한 검사를 통해서만 자녀의 위장 문제의 본질을 확인할 수 있다.

이러한 합병증은 식욕부진, 음식을 제한하는 하위유형을 갖는 청소년에게 가장 전형적으로 나타나는 것들이지만 폭식 및 퍼징 행동들과 관련된 몇 가지 다른 합병증들도 역시 살펴봐야 할 것이다. 이러한 합병증들은 신경성 폭식증과 관련된 의학적 문제를 논의한 후에 더 명확해지게 된다.

신경성 폭식증의 의학적 합병증

현재 17세인 노라(Nora)는 15세부터 폭식과 퍼징을 해 왔었다. 지난 몇 달 동안 졸업식에 가까워지면서 노라는 학교에서 살해야 한다는 압박감이 심했다. 불행히도 그때쯤 남자친구는 성적으로 친밀해지려고 하였고 그녀는 뭔가 두려운 것에 의해 압도되었다. 왜냐하면, 노라는 두꺼운 허벅지와 뚱뚱한 배가 창피했기 때문이다. 노라는 퍼징을 점점 더 자주 하게 되었고 그 결과 토할 때 피가 보이기까지 하였다. 노라는 일어설 때 현기증이 심하게 났으며, 심장이 빠르게 뛰었다. 어느 날 오후, 노라는 학교가 끝나고 차에 갔을 때 기절하였다. 그녀의 친구는 911에 전화했고 노라는 응급실로 실려 갔다. 그곳에서 노라는 탈수와 빈혈이 있으며 칼륨 수치 또한 낮다는 것이 발견되었다.

신경성 폭식증은 거식증보다 좀 더 비밀스러운 병으로, 청소년들이 그 증상을 쉽게 숨길 수 있게 한다. 의료 합병증은 거식증과 마찬가지로 분명하지 않다. 그 이유는 신경성 폭식증이 있는 청소년 대부분은 대개 건강한 모습을 보이기 때문이다. 거식증과는 달리, 신경성 폭식증은 자아-이질적으로 묘사되는데, 이것은 환자가 자신의 증상에 대해 당혹스러워하거나 수치심을 느끼게 되어 치료를 구하는 것을 주저하게 된다는 의미를 함축한다. 신경성 폭식증이 있는 어린이와 십 대는 거식증에 가까운 저체중에 도달하는 경우는 매우 드물다. 실제로, 일부 신경성 폭식증 환자는 저체중이고 다른 일부는 과체중인 경우도 있지만, 대부분은 정상 체중 한도 내에 있다. 불행히도, 우리는 신경성 폭식증이 있는 십 대들에 관한 연구 자료가 그리 많지는 않다. 그러나 우리는 의사들을 통해서 청소년의 신경성 폭식증이 전형적인 성인의 신경성 폭식증에서 나타나는 징후나 증상들과 동일함이 발견되었다는 것을 알고 있다. 그렇다면 십 대 자녀들에게 나타나는 신경성 폭식증의 의학적 합병증은 성인 환자와 거의 같을 것이라고 가정할 수 있을 것이다. 성인이나 십 대의 신경성 폭식증에 대한 사망률의 정보는 보고되지 않았지만 확실히 입원을 요구하게 되는 의학적 합병증은 가끔 일어난다. 예를 들면 저칼륨혈증(hypokalemia), 식도 파열(esophageal tears), 위산 장애, 탈수 및 기립 혈압 변화와 같은 의학적 합병증들은 사망에 이를 수 있다. 실제로 신경성 폭식증의 성인 환자 중 내부 출혈을 포함하는 식도 파열로 인해 사망했던 경우들이 있다. 신경성 폭식증이 있는 많은 십 대들은 식욕 부진증의 십 대와 마찬가지로 굶주린 기간이 비슷하기 때문에, 신경성 폭식증의 많은 의학적 합병증은 신경성 식욕 부진증과 같다. 그러나 신경성 폭식증은 대부분 폭식 및 퍼징 에피소드를 갖게 됨으로, 아래와 같이 조금 더 독특한 의학적 합병증들이 나타나게 된다.

저칼륨혈성알칼리증 또는 산증(Hypokalemic alkalosis or acidosis)

낮은 칼륨 수준(성인의 경우 3.5mEq/L 미만)과 산/염기 불균형이 동시에 발생하게 되는데 그 이유는 산/염기 균형의 변화는 기능적인 칼륨 수준에 영향을 미치기 때문이다. 칼륨이 적으면 전반적으로 자녀가 힘이 없어 보이고 아파 보인다. 그러나 낮은 칼륨 수치의 가장 치명적인 영향은 심장의 비정상적인 전기 전도(electrical conduction)이며 저칼륨혈성알칼리증으로 인해 사망에 이를 수 있다.

저 염소 혈증(Hypochloremia)

이 상태는 낮은 염소 수치를 나타내는 것으로 우리의 신체가 산/염기의 불균형석 상태가 올 때 자체적으로 전기적 중성(electroneutrality)을 유지하려는 시도로 인한 현상이다. 염화물(chloride)의 부족은 혈청 중탄산염(serum bicarbonate) 수준을 증가시켜 대사성 알칼리증(metabolic alkalosis)을 유발하게 된다. 이것은 신체가 알칼리성 물질(예: 중탄산염)을 너무 많이 축적하여 알칼리의 영향을 효과적으로 중화시키기에 충분한 산을 가지고 있지 않다는 것을 의미한다. 이것은 혈액 검사로만 감지될 수 있다.

탈수(Dehydration)

체액이 감소함으로써 자녀들은 피부가 건조해지고 서 있을 때 피로 또는 어지럼증을 호소할 수 있다.

신장문제(Renal Problems)

이것은 신전성질소혈증(prerenal azotemia) 및 급성 및 만성신부전증(acute and chronic renal failure) 포함한다. 질소혈증(Azotemia)은 신장 기능 장애의 징후인 혈액의 질소 노폐물(요소와 크레아티닌)이 증가하는 소견을 말한다. 질소혈증은 전신 피로, 창백, 식욕부진(식욕 상실) 및 부종과 관련이 있다. 신전성(Prerenal)이란 그 상태의 원인이 신장의 내부적 요인이 아니라 섭식장애의 탈수와 관련된 체액감소와 같이 외부적 요인에 의한것임을 말한다. 급성 및 만성 신부전증은 신장 기능의 저하 및 손상을 말한다.

발작(Seizures)

발작은 뇌세포들의 비정상적인, 갑작스러운 과도한 배출이다. 이것과 관련된 발작 유형인 일반화 된 발작 시기에는, 의식 상실, 근육 경련, 혀 깨물기 및 요실금을 경험할 수 있다.

심장 부정맥(Cardiac arrhythmias)

불규칙한 심장 박동을 말한다. 부정맥을 앓고 있는 많은 청소년은 임상적 징후나 증상을 보이지 않지만, 일부는 심계항진(가장 흔함), 호흡 곤란, 흉통, 어지러움 및 의식 상실을 경험할 수 있다. 부정맥은 생명을 위협하는 치명적인 증상일 수 있다.

구토제(Emetine)에 의한 심근 독성

ipecac(약물이나 독성물질의 경구중독시 사용하는 구토제)에 의한 심장근육 중독은 심근증을 일으킬 수 있으며 의식 상실, 피로 및 부정맥으로 나타날 수 있다. 이것 또한 매우 치명적일 수 있다.

에나멜(Enamel) 상실과 많은 충치(Caries)

치아 손상의 원인은 보통 신경성 폭식증에 의한 것이다. 그러한 손상으로 자녀는 빈번한 치통을 호소할 수도 있는데 전반적인 그들의 치아 건강 상태(및 외관)가 악화한 것임을 알 수 있다. 일부 환자들 중 오랫동안 빈번히 구토해온 경우는 거의 모든 치아를 잃을 수 있다.

부은 귀밑 침샘, 혈청 아밀라아제 수치 증가 및 위 팽창

귀밑 침샘이 부어서 자녀의 얼굴은 마치 '얼룩 다람쥐'처럼 보일 수 있다.

경련과 테타니(Tetany)

테타니(Tetany)는 간헐적 발작성 근육 경련을 말하며 이것은 또한 팔과 다리의 긴장, 마비 및 따끔거리는 증상과도 연관성이 있다.

섭식장애 환자를 돌보는 데 중요한 영역 중 한 부분은 질병의 의학적 합병증에 대한 검사이다. 부모나 임상의는 이러한 질병의 심각성을 종종 과소평가하기 쉽다. 청소년의 건강 상태에 대한 종합적인 평가가 완료되고 의학적 추후 검사에 대한 계획이 수립되어야 한다는 전제하에 정신과 의사나 심리전문가는 섭식장애 증상 및 그에 수반되는 심리 사회적 문제를 해결하기 위한 적절한 치료에 집중할 수 있게 된다. 따라서, 치료를 위해서는 섭식장애를 이해하는 소아 · 청소년과 의사에 의한 철저한 의료 검진을 받았는지 항상 100% 확인하는 것이 필요하다. 또한, 부모는 자녀의 건강 상태를 확실히 이해하기 위한 정보를 의사로부터 받을 수 있도록 대부분 검사에 함께 가는 것이 좋다. 우리는 신경성 식욕 부진증, 신경성 폭식증 또는 폭식증과 같은 질병들이 십 대들로 하여금 모든 중요한 사실을 의사와 공유하지 못하도록 막는다는 것을 매우 빈번히 보게된다.

폭식장애의 의학적 합병증

폭식장애와 관련된 주요 의학적 위험은 만성 폭식의 결과 비만으로 발전하게 될 위험이 있다는 것이다. 비만은 당뇨병, 고혈압, 심장질환, 뇌졸중 및 사망으로까지 이어질 수 있어 미국에서뿐만 아니라 다른 많은 나라에서도 나타나고 있는 심각한 건강 문제이다.

섭식장애는 종종 다른 심리적 질병에 의해 동반될 수 있다

섭식장애가 적어도 성인의 경우, 다른 유형의 정신 질환을 동반하는 것은 드문 일이 아니다. 이러한 사항에 관한 십 대들에 대한 정보는 많이 알려져 있지는 않지만, 그럴 가능성에 대해서는 인지하고 있어야 한다. 섭식장애와 동시에 발생하는 다른 장애들은 자녀의 치료를 복잡하게 만들 수 있으며, 동반 질환(들)이 제대로 관리되지 않으면 치료 성과를 기대하기가 어려울 것이다.

> 마리아(Maria)가 치료를 위해 처음으로 센터를 방문하게 되었을 때 그녀는 고작 12살이었다. 마리아는 첫 치료 방문 전에 몇 달 동안 여행을 가게 되었다. 가족 여행을 통해 부모는 마리아가 매우 허약해 보인다는 것을 알아차렸고 식사 때마다 징징대거나 하루에 한 번 이상은 꼭 운동을 해야 한다고 고집 피우는 것을 보고 걱정이 되었다. 부모가 처음 마리아를 치료실로 데려왔을 때, 이 사춘기 소녀는 매우 결단력이 있고 열심히 일하고 까다로우며 심

지어 지나치게 세밀한 성격의 소유자라는 초기 징후가 있었다. 가족이 직면한 위기를 감안할 때 가족 구성원을 지지하고 이해하는 것 외에도, 치료의 첫 번째 목표 중 하나는 마리아가 체중을 되찾을 수 있도록 부모를 돕고 안내하는 것이다. 체중이 늘어나지 않는다면 마리아가 초경을 시작할 때쯤 예상되는 성장 분출의 적절한 시기를 놓치게 될 것이다. 또한 체중을 회복하지 못하고 지속적으로 체중이 늘지 않는다면(그녀가 겨우 12세이고 청소년기 한창 체중이 늘어나야 한다는 것을 고려할 때) 그녀의 몸은 초경이 나오기 위한 촉진적 요소를 갖지 못할 만큼 건강하지 않다는 것이다.

또한 체중 증가가 잘 진행되고 있다 하더라도, 곧 다른 어려움이 가로막고 있다는 것이 분명해진다. 즉, 가족들이 현재 마리아의 신체적, 심리적 발달 모두를 정상 궤도로 회복시키는데 지속해서 집중할 수 있는 능력은 매우 한계에 부딪히는 일이 될 것이다. 마리아의 거의 모든 행동은 점점 예식화 되어갔다. 이것이 의미하는 바는 그녀의 일상생활을 볼 때 학교에서 걷는 단순한 행동마저도 힘겨운 일이 되었다는 것을 말한다. 왜냐하면, 마리아는 복도에서조차 깨진 바닥 틈을 제대로 걸을 수 없었기 때문이다. 학교에서 그녀는 일부 아이들만 바라볼 수 있었고 다른 아이들은 쳐다볼 수가 없었다. 집에서는, 모든 것을 바로 해놓기 위해서 매일 반복적으로 자신의 방을 정리하고 재배열해야 했다. 대부분의 이러한 행위는 '나는 좋은 것을 생각해야 한다'라는 반복된 생각에서 비롯된 것이며 그러한 생각은 체중이 증가하지 못하도록 막았다. 적어도 마리아는 이것이 사실이라고 확신하였다. 물론, 이 모든 예식은 가족 모두에게 일상적인 하루를 매우 힘들게 만들었으며 이것으로 인하여 마리아는 부모, 형제 · 자매들과 함께 지내거나 친구들 집에 놀러 가거나 숙제할 시간을 거의 내지 못하게 되었다. 이 시점에서, 체중에 대한 식이요법 및 의학적 후속 조치에 앞서 마리아의 반복적인 사고와 강박적 행동에 대한 이해가 선행되어야 한다. 심지어 신경외과나 소아 청소년과를 더 방문해야하는 것을 포함하여 다른 추가적인 검사를 위해 가족들이 스케줄을 맞추어야 했다. 점점 더 쇠약해지도록 만드는 강박적 증상을 이해하기 위해서 무언가 놓치는 것이 없는지 뇌 검사도 시행하였다. 강도가 센 다른 종류의 약물 또한 함께 처방되었는데 이것은 잠재적으로 심각한 부작용을 초래할 수 있으며 마리아가 침투적인 사고와 피곤한 의식들에 통제력을 가질 수 있도록 돕기 위한 시도였다. 결국, 그녀의 치료는 매우 복잡해졌고, 마리아, 부모, 치료 팀조차도 다른 모든 요인들을 어떻게 다룰지 어려움을 겪었다.

강박장애는 마리아의 경우와 같이 섭식장애, 특히 거식증 환자에게서 흔히 나타나는 것으로 보이며 만성 식욕부진 환자의 1/3 이상이 강박장애를 보이는 것으로 보고되었다. 이러한 쇠약한 증상을 다루기 위해서는 추가적으로 치료팀들의 매우 면밀한 주의를 필요로 하는데 인지-행동 치료 및 여러 약물과 같은 부가적인 개입을 종종 포함하게 된다. 이를 통해서 치료의 초점이 마리아의 굶주림에서 얼마나 벗어나 있는지 쉽게 알 수 있을 것이다. 여기에서 어려운 점은 동반 질환을 다루는 동시에 섭식장애를 돌보는 것이 주가 되어야 하며 그 치료의 방향성을 잃지 않는 것이다.

우울증은 아동청소년의 섭식장애와 함께 발생할 수 있는 또 다른 정신 질환이다. 한 연구에 따르면 섭식장애가 있는 모든 환자의 63%가 평생 우울증을 앓았던 내력을 갖고 있다. 그러나, 동시에 발생하는 우울증이 1차적인 주요(독립적인) 진단인지 아니면 자기 굶주림의 결과(부작용)인지 판단하는 것은 중요하다. 이는 자녀의 정신과 의사나 심리전문가들이 가장 잘 파악 해 줄 수 있을 것이다. 자녀의 주치의가 다음의 두 가지 형태의 기분 장애를 구분하는 것이 항상 쉬운 것은 아니지만, 효과적인 청소년 치료는 자녀의 기분을 신중하고 정확하게 평가하는 데 달려있다.

임상적 우울증과 섭식장애로 인한 기분 저하는 매우 비슷해 보일 수 있으나 이 두 가지는 다르다. 자녀가 섭식장애 외에 임상적인 우울증을 앓고 있는 경우 약물치료는 우울증에 반응할 수도 있으며 섭식장애가 치료에 반응 적일 때 그 효력이 지속될 수도 있다. 하지만 섭식장애를 겪는 많은 청소년은 이러한 약물치료로 오히려 불쾌감을 느끼거나 의기소침해진다는 것을 염두에 두길 바란다. 기분 저하는 반복적인 굶주림에 대한 부작용에 따른 것이므로 이러한 형태의 '우울증'은 명백히 섭식장애의 결과일 수 있다. 자녀가 폭식과 퍼징에 연관된 것도 마찬가지이다. 자녀들은 이러한 증상 때문에 우울감, 죄책감, 혐오감, 의기소침, 슬픔 등을 매우 잘 느낄 수 있다.

임상적 우울증의 경우, 자녀의 정신과 의사는 일차적 치료로서 우울증을 위한 전문적 심리 치료를 고려하는 것이 필요하며 때에 따라 심리 치료와 항우울제를 함께 처방할 수 있다. 부모와 의사 모두 자녀의 기분 저하가 섭식장애에서 온 2차적인 증상이라고 판단된다면 섭식장애가 호전됨에 따라 그들의 기분이 좋아지는지 기분 상태를 자세히 지켜보는 것이 필요하다. 만약 기분이 나아지지 않는다면 우울한 기분에 대한 추가적인 치료를 권고할 수 있다.

이 분야의 일부 연구자들은 강박장애와 우울증뿐만 아니라 성격 특성과 섭식장애 사이에서 동반질환이 예상보다 더 많다고 주장한다. 예를 들어, 회피적 특성(대인관계에 있어서 지나치게 조심하고 친구를 사귀기가 매우 어려우며 수줍음을 느끼는 사람 등)과 거식증은 함께 올 수 있으며 신경성 폭식증을 앓고 있는 상당수의 환자는 경계선적 성격장애를 갖고 있다

(그들은 행동 면에서 매우 충동적이며 관계에서 상당히 불안정하고 기분의 변화도 자주 온다). 하지만 이러한 성격 특성들은 섭식장애를 겪는 성인의 경우를 보통 말하는 것이어서 청소년이나 아동에게 이러한 성격 특성과 섭식장애의 관계를 적용할 수 있는지에 대해서는 불분명하다.

그럼에도 불구하고 다른 이론적 배경들의 많은 연구자들은 다양한 섭식장애 십 대들의 성격 구조 안에서 차이점을 보고하였다. 많은 보고에 의하면, 거식증 소녀들의 경우 종종 매우 불안하고 억제되어있으며 강박적인 반면 신경성 폭식증 청소년들은 앞의 특성들 모두를 보일 수 있으나, 일부는 감정적으로 더 변덕스럽고 충동적이며 또 억제가 어려운 것으로 나타났다.

그러나 자녀에게 섭식장애와 함께 다른 심리적 문제가 있을 가능성이 보일 때 어떻게 판단해야 할지 고민될 때는 다음 두 가지를 명심하길 바란다. 첫째, 만약 각 장애를 섭식장애 증상들과 명확히 구분하게 된다면 섭식장애들을 지나치게 단순화시킬 수 있다. 왜냐하면, 불안과 우울 상태는 종종 섭식 증세와 함께 따라오기 때문이다. 둘째, 현재 연구는 섭식장애가 있는 개인의 동반 질환을 과대평가하기도 한다. 즉 연구 프로젝트에 포함된 많은 섭식장애 환자는 특정 섭식장애 클리닉으로부터 추출된 대상자들임으로 상태가 더 심각한 연구 대상자의 표본이어서 과장 되어질 수 있다. 실제로, 섭식장애가 있는 아동과 청소년은 매우 다양한 양상으로 나타나며, 그들 대다수가 동반 질환을 겪거나 그렇지 않을 수도 있다. 부모로서 중요한 점은 자녀의 정신 건강 관리팀의 주의를 요구하는 다른 징후들에 대해 경각심과 그 가능성을 인지하고 있는 것이다.

마지막으로 음주 및 약물 남용은 신경성 폭식증이 있는 성인에게서 흔히 나타나지만, 아동이나 청소년들 사이에서 이러한 것이 보고된 연구는 아직 없다. 그러데도 여전히 많은 십 대들은 알코올과 약물을 실험하기 시작하며 우리의 자녀가 이것을 하지 않는다고 장담할 수는 없다. 자녀가 만약 신경성 폭식증을 앓고 있고 약물남용이 있는 경우라면 치료가 상당히 복잡해질 수 있다. 우리는 신경성 폭식증이 매우 비밀스러운 질병일 수 있다고 언급했었다. 그 뜻은 이미 자녀를 돕고자 노력하는 부모의 개입을 복잡하게 만드는 것이라 말할 수도 있겠다. 섭식장애가 약물 복용과 같은 다른 비밀스러운 문제와 공존 할 때, 자녀들은 부모가 이러한 행동에 조금이라도 '관여'하는 것을 매우 꺼려 할 것이다. 이런 상황에서는 자녀에게 아주 조심스럽게 접근하는 것이 필요하다. 왜냐하면, 부모는 자녀에게 도움을 주고자 한다는 확신이 들도록 해야 하는 동시에 자녀가 부모를 간섭하는 자로 인식하는 것으로 인해 적대감을 갖게 될 수 있는 난관을 넘어서야 하기 때문이다.

청소년에게 동반되는 동반성 정신질환에 대한 미미한 정보에도 불구하고, 성인에 대한 문헌과 우리 자체 내에서의 임상적 경험을 빌리자면 섭식장애는 실제로 점점 이질화되고 있음이 확연히 드러나고 있다. 이것은 '전형적인' 섭식장애를 갖는 청소년이 없다는 것을 의미하며, 이 질병들은 종종 다른 정신 질환과 함께 나타난다. 확실히, 이것은 섭식장애에 대한 우리의 이해를 더욱 복잡하게 만들고, 우리가 시사한 바와 같이 부득이하게 치료를 더욱 난이하게 만든다. 마지막 사례는 이러한 점을 잘 보여 주고 있다.

티나(Tina)는 13살 때부터 신경성 폭식증을 앓고 있었으며 다양한 정신과적 문제들이 빠른 속도로 나타나게 되었다. 우선, 그녀는 부모와 점점 부딪히며 관계가 어려워졌고, 공원에서 남자들을 만나기 위해 학교를 빠지기 시작했으며 그곳에서 마리화나를 피우고 술을 마셨다. 처음에는 그러한 행동들이 신경성 폭식증처럼 가족으로부터 비밀로 유지되었지만, 시간이 지나면서 그녀의 부모는 알게 되었다. 그러나 그 시점에서 티나는 이미 다량의 술을 마시고 호기심에 코카인을 피우고 있었다. 그러므로 다루어야 할 신경성 폭식증에 주의를 기울이기도 전에 약물 남용 프로그램의 치료가 필요하였다.

이제 우리는 섭식장애란 매우 주의를 요구하는 심각한 질병이라는 점에 의심의 여지가 없어야 할 것이다. 1장의 제목인 '지금 행동하기'를 분명히 기억하길 바란다. 그리고 44페이지에 열거한 경고표시 '지금 바로 행동을 취해야 하는 사인과 증상'에 집중하길 바란다. 자녀가 그 목록에 해당이 된다면 섭식장애가 자녀의 건강에 더 심각한 손상을 입히기 전에 조치를 취해야만 한다. 자녀가 섭식장애 이외의 다른 문제로 고통받고 있다고 생각이 든다면 그러한 문제들이 추가로 피해를 주지 않도록 치료를 구해야 할 것이다.

이것은 쉽지 않을 것이다. 이미 알고 있듯이, 섭식장애의 본질은 섭식장애 그 자체가 통제력을 갖기를 원하기 때문에 자녀로 하여금 부모와 대항하게 한다. 자녀가 신속히 회복의 길로 접어들 수 있는 최상의 기회를 얻으려면 자녀들이 실제로 어떻게 섭식장애를 경험하고 있는지에 대해 파악하기 위해 그들의 머릿속으로 들어가야만 한다. 섭식장애가 십 대들의 사고, 태도 및 행동을 어떻게 변화시키는지 아는 것은 자녀의 생명을 위해 싸울 수 있도록 도울 것이다.

참고 문헌

Golden, N., D. Katzman, R. Kreipe, et al., Eating Disorders in Adolescents: Position Paper of the Society for Adolescent Medicine: Medical Indications for Hospitalization in an Adolescent with an Eating Disorder, *Journal of Adolescent Health*, 2003, 33, 496–503.

Le Grange, D., and J. Lock, Editors, *Eating Disorders in Children and Adolescents: A Clinical Handbook*, 2011. New York: Guilford Press.

Lock, J., The Oxford Handbook of *Child and Adolescent Eating Disorders: Developmental Perspectives*, 2012. New York: Oxford University Press.

Palmer, B., *Helping People with Eating Disorders: A Clinical Guide to Assessment and Treatment*, 2000. Chichester, UK: Wiley.

Zipfel, S., B. Lowe, and W. Herzog, Medical Complications, in J. Treasure, U. Schmidt, and E. van Furth, Editors, *Handbook of Eating Disorders*, 2003. Chichester, UK: Wiley, pp. 169–190.

CHAPTER 05

자녀의 머릿속으로 들어가기

십 대 자녀들의 행동 안에 숨겨진 왜곡된 사고

당신의 딸이나 아들이 섭식장애를 앓고 있거나 앓고 있는 것처럼 보인다면, 당신은 이미 "엄마 아빠는 나를 이해 못해요" 또는 실제로 "아무도 나를 이해하지 못해요"라고 여러 번 들었을 것이다. 섭식장애로 고통받고 있는 사람이라면 이러한 생각은 진실이며 부모는 자녀들을 이해하는 것이 어려워 매우 답답함을 느낄 수도 있을 것이다. 문제가 있는 아이에게 당신의 입장을 알리려고 노력하는 것은 더욱 문제가 될 수 있다.

사실 자녀가 겪고 있는 것을 이해하지 못할 수도 있다. 섭식장애의 아동과 청소년은 그들의 행동, 특히 음식, 섭식, 체중, 운동 및 건강과 관련된 행동을 외부에서 보는 방식과는 다르게 바라본다. 섭식장애는 음식과 신체 이미지에 대한 논리적 사고방식을 변화시킨다. 즉 그것은 당신의 아들이나 또는 딸이 거울에서 보는 것을 왜곡시킨다. 그리고 자녀들이 먹거나 먹지 않거나 운동을 하거나 하지 않을 때의 결과에 대한 비합리적인 기대를 마음속에 품게 한다.

그러므로 십 대의 사고가 섭식장애에 의해 어떻게 영향을 받아 왔는지 이해하지 못한다면, 질병으로 힘들어하는 자녀를 도와주고자 하는 노력은 난관에 부딪힐 것이다. 자녀가 전적으로 자신의 생각이 옳다고 믿을 때는 자녀의 행동이 터무니없고 반항적으로 보일지라도 부모의 기분을 상하게 하려고 하는 것이 아니라 단지 자신의 기분이 나아지기를 바라는 것일 뿐이다. 자녀가 쇠약해지고 위험할 정도로 아픈 것이 명백히 보이는데도 불구하고, 여전히 거울에 비치는 자신을 뚱뚱한 사람으로 보고 다이어트를 고수하는 자신을 자랑스럽게 여기고 있다는 것을 부모가 이해하지 못한다면 어떻게 행동을 바꾸도록 희망할 수가 있겠는가?

섭식장애의 아동 청소년들은 자신과 음식과 관련된 모든 것을 섭식장애로 가려진 렌즈로 바라보고 있는 것이다. 이러한 렌즈들을 통해서 생성된 사고를 우리는 인지적 왜곡이라고 부른다. 이 장에서 우리는 자녀의 그러한 행동을 일으키게 하는 인지 왜곡을 탐색하여 자녀의 입장에서 그것들을 바라보고 어떻게 하면 좀 더 건설적으로 반응할 수 있을지 도울 것이다.

태도의 변화 그리고 새로운 접근

당신은 아마도 매일 그러한 인지적 왜곡을 다루기 위해 노력할지도 모른다. 그러나 인지적 왜곡을 구체적으로 파헤치기 전에 자녀의 무질서한 섭식을 해결하기 위해 당신이 노력하며 사용해 왔던 전략에 관해 잠시 생각해 보길 바란다. 당신은 혹시 자녀에게 말귀를 알아듣게 하려고 노력해 온 것은 아닐까? 아니면 누군가로부터 어떤 상식이나 논리적인 이유를 들었을 때 자녀도 당신이나 모든 다른 사람처럼 똑같이 생각할 것이라고 가정하고 있는 것은 아닌가? 이제 아동이 섭식장애로부터 회복하기 위해서는 무엇보다도 새로운 가정과 새로운 전략의 체계가 필요하다는 것을 인식해야 할 때이다.

섭식장애가 있는 자녀가 어떻게 생각하는지 정확하게 이해하는 것은 사실 어려운 일이다. 실제로 의사들조차도 식습관, 체중 및 식습관 문제와 관련하여 식욕부진 또는 신경성 폭식증이 있는 청소년들의 마음이 어떻게 움직이는지 충분히 이해하기는 매우 어려울 때가 종종 있다. 물론 당신이 자녀의 행동을 움직이는 사고방식에 대한 이해를 발전시켜야 하는 것은 맞다. 그러나 무엇이 그녀가 그렇게 하도록 만드는지 또는 무엇이 그녀를 그렇게 느끼게 하는 것인지는 늘 가늠할 수는 없다. 그러므로 부모가 적용할 수 있는 가장 안전한 전략은 가능한 체중이나 신체형의 문제에 대한 청소년의 생각은 거의 항상 왜곡돼 있다고 가정하는 것이다. 이것은 특히 식욕부진의 경우에 더욱 그렇다.

또한 이러한 정신적 왜곡이 얼마나 강하게 자리를 잡고 있는지에 대해 과소평가하지 않는 것이 자녀의 질병에 대처하는 것에 도움이 될 것이다. 이러한 고집스러운 왜곡들은 과소 평가되기 쉬워 종종 자녀들을 설득하려고 하는 유혹을 받게 된다. 결국, 이 모두가 부모에게는 당연하게 느껴진다. 예를 들어, 자녀가 확실히 적당한 양으로 보이는 음식을 먹기 위해 힘겨워하는 것을 지켜보면서 "그냥 먹으면 되지 않니?, 그렇게 간단한 일을"이라고 말하거나 생각하게 된다. 마찬가지로, 거식증을 앓고 있는 십대 자녀를 둔 부모들은 샐러드 위의 소스를 먹는다고 몸에 전혀 해롭지 않다는 것을 자녀에게 설득하려고 하면서, 그 길고 긴, 결실 없는 논쟁 후에 지쳐있는 자신들을 발견하게 될 것이다. 신경폭식증이 있는 청소년의 부모는 자녀가 화장실에서 스스로 구토하여 자신에게 고통을 가하는 것을 보고 "좀 그만해라"라고 말하면서 추가로 "간단하지 않니…. 그냥 조금만 너 자신을 조절해봐"라고 조언해주고 싶은 유혹을 강하게 느꼈을 것이다. 물론 그렇게 하는 것이 당신이나 자녀에게는 결코 쉬운 일은 아니다. 거식증과 신경성 폭식증은 자녀의 생각을 강력하게 붙들고 있기 때문에 부모가 애원하거나 논쟁을 벌이는 것은 아무 소용이 없다.

우리는 그러한 논쟁을 '거식증 토론(debate)' 또는 '신경성 폭식증적 토론'이라고 칭하는 것을 좋아한다. 즉 부모는 "먹는것이 좋겠다"라든지 "샐러드를 먹는 것이 필요하다"라거나 "부모가 이렇게 공들여 만든 음식이니 해롭지 않다"라고 자녀를 합리적인 방법으로 설득하려고 노력한다. 대부분의 부모는 이러한 논쟁에서 지게 된다. 섭식장애가 있는 사람의 사고는 인지적 왜곡 안에 단단히 들러붙어 있어서 자녀가 그것에서 빠져나오도록 그들을 설득할 방법은 없다. 거식증 환자는 왜 이런저런 음식을 먹어야 하는지에 대한 당신의 분명하고 논리적인 설득을 이해하지 못할 것이다. 당신이 생각 하기에 자녀에게 영양을 공급할 콩이나 치킨 또는 밥 등이 자녀에게는 순전히 공포로 엄습하게 되는 것이다. 왜냐하면, 음식은 '나쁘다', '살찌게 한다', '불필요하다', '바른 음식 그룹이 아니다', '무섭다' 또는 또 다른 이유로 받아들일 수 없는 것으로써 생각하기 때문이다.

만약 이러한 논쟁에서 자녀에게 이유를 설명하려는 당신 자신을 발견하게 된다면 마음속에 한 가지 사실이 확고해지는 것에는 도움이 될 수 있다. 이러한 인지 왜곡은 대개 굶주림의 부작용이며, 합리적인 논쟁을 통해 그 신념을 없애는 것은 무의미하다. 당신은 4장에 열거한 굶주림으로 인한 의학적 결과의 긴 목록을 읽고 매우 충격을 받았을지도 모른다. 인지 왜곡은 또 다른 심각한 결과이며, 아마도 가장 예후가 좋지 않을 수 있다. 왜냐하면, 이것이 섭식장애를 계속 유지하게 만드는 것이기 때문이다. 체중의 회복은 확실히 이러한 문제를 도와줄 수 있겠지만 어떻게 그렇게 될 수 있는지는 추후 살펴볼 것이다.

신경성 폭식증이 있는 십 대들은 식욕부진증이 있는 사람들과 마찬가지로 어떤 음식이 그들에게 영향을 미칠지에 대해 많은 걱정을 하게 된다. 약간의 미묘한 차이가 있다면 그들은 '금지된 음식'에 집중한다. 이것은 식욕부진 환자가 '금지된 음식'이 그리 많지 않다는 것을 의미하는 것은 아니다. 반대로 신경성 폭식증이 있는 사람들에게만 해당된다는 얘기도 아니다. 그들에게는 금지된 음식이라고 믿는 어떤 특정한 음식들이 있는데 왜냐하면 이런 특정한 것을 먹는다는 것이 폭식을 유발하고 곧이어 토한다는 것을 알고 있기 때문이다. 이러한 사건들의 사이클이 신경성 폭식증이 있는 자녀에게는 너무나 익숙한 것이기에 그 특정 음식은 어떤 희생을 치르더라도 모두 피해야 하는 것이다!

인지 왜곡 – 부모가 보는 것이 자녀들에게는 어떻게 다르게 보이는가

섭식장애 자체가 자녀들이 현실을 파악하고 음식 관련 문제에 관한 논리성을 수용하는 것을 불가능하게 한다는 사실을 받아들이면 다음과 같은 몇 가지 중요한 이점이 있다.

1. 그렇게 하는 것은 자녀와 질병을 분리하도록 도와주고 아이의 회복을 촉진시키며 가급적 부모들이 자녀에게 수용적이고 공감적인 태도를 유지할 수 있도록 도와줄 것이다. 반항이나 다른 의도성을 보이는 부정적인 행동으로 식사를 거부하고 거울이 보여 주는 것을 왜곡한다고 해석하는 것은 비 생산적인 일이다. 그것은 단지 적대적인 관계를 강화할 뿐이며 섭식장애를 키우게 되는 꼴이 될 것이다. 우리는 7장과 이 장의 뒷부분에서 이 주제에 대해 조금 더 논의할 것이다.
2. 이것은 자녀가 부모와 다르게 생각하는 그 독특한 방식을 탐색하기 위해 주의를 돌릴 수 있도록 도울 것이며 일상생활에서 나타나고 있는 섭식장애와 싸우기 위한 아이디어를 줄 것이다. 이 장의 나머지 부분은 섭식장애와 함께 발생하는 일반적인 인지 왜곡에 대해서 초점을 두었으며 어떻게 건설적으로 반응할지에 대한 보편적인 제안 또한 주어질 것이다. 이 책의 3부는 이 지식을 개인적인 상황들에 적용하는 것에 대해서 좀 더 구체적으로 들어가게 될 것이다.

죽음을 초래할 수 있음에도,
자녀는 음식을 거부했다는 것에 대해 안도감을 느낀다.
왜냐하면, 그러한 행동을 잘할 수 있는 능력으로 생각하기 때문이다.

섭식장애가 있는 청소년, 특히 신경성 식욕부진이 있는 청소년은 본질적으로 의욕적 에너지가 많다. 그들에게 약간의 거식증이란 있을 수 없다. 거식증을 앓는 데도 그들은 완벽해야만 하는 것이다. 실제로, 그들은 이 병에 걸린 다른 어떤 청소년들보다도 거식증을 앓는 데 있어서 더 능숙해야만 하는 것이다. 우리는 거식증이 있는 십 대 소녀들에게 이제 병원에서 입원하여 보살핌을 받는 것이 필요하다고 말할 때 진료실에서 눈물을 쏟으며 다음과 같이 말하는 것을 종종 보게 된다. "그러면 저는 병동에서 '가장 뚱뚱한' 환자가 될 거에요!" 또는 "저는 거기 못 가요. 저는 다른 아이들만큼 잘하지 못할 거예요."

거식증을 앓고 있는 청소년들은 대개 결단력이 있고 집중력이 있으며 의욕이 강한 것으로 칭찬을 받게 된다. 물론 수학 능력 시험, 크로스컨트리(cross-country, 장시간의 달리기) 등 마음먹기만 하면 그 어느것에서도 마찬가지이다. 거식증 자녀를 둔 많은 부모들은 아이들에 대해서 다음과 같이 묘사한다. "무엇이든 하기로 결정하면, 애를 막을 방법이 없어요." 또는 "무언가 하려고 할 때는 온 힘을 다 바쳐서 해요." 이러한 자질은 보통 학교, 스포츠 및 기타 과외 활동에서는 수많은 건전한 성과를 이끌어낸다. 그러나 부모, 선생님들 그리고 친구들이 이러한 성과를 인정함에도 불구하고 그들 스스로는 아니라고 여기게 될 때 어려움이 발생하게 된다. 즉, 거식증이 있는 어떤 이들은 그들의 성과를 바로 잊어버리고 실패(진실이든 자신의 생각이든, 예를 들어 A+ 대신 A-를 얻은 것은 실패라고 생각함)를 곱씹으며 이전의 모든 업적을 빠르게 지워버린다.

이러한 흑백 사고는 치명적일 수 있다. 수잔은 완벽한 학생이 되기 위해 열심히 노력하고 매일 꼼꼼하게 공부하며 저녁이나 주말에조차 외출할 시간이 없으며 나무랄 것 없는 성적표를 가져온다. 수잔(Susan)은 이것을 통해 자신이 '좋은' 사람이라고 인지하고 그럼으로써 다른 사람들이 자신을 좋아할 것이라고 강하게 되뇌이는 것이다. 그것 없이는, 자신은 아무것도 아니며 무가치하며 완전한 실패자가 되는 것이다. 그래서 그녀는 미적분에서 처음으로 B를 받았을 때, 엄청나게 충격을 받게 된다. 그리고 집에 와서는 흐느껴 울며 부모님에게 다음과 같이 말했다. "이제는 절대로 예전과 같지 않을 거예요.", "아무도 나에게 다시는 말을 걸지 않을 거예요." 또한 자신은 비참한 실패자이며 멍청하고 어리석으며 아무 쓸모 없는 사람이라고 얘기하였다.

종종 거식증이 있는 청소년들은 실제로 자신이 달성하기로 결심한 만큼 달성하지 못했을 때 '실패자', '잘하는 것은 하나도 없음', '매력적이지 않음' 등이라고 생각한다. 그들은 자신이 정말로 괜찮은 사람이라는 것을 증명하기 위해 온 힘을 쏟으면서 기준을 높게 설정하고 지속해서 그 기준을 높인다. 식욕부진 환자의 자존감 이슈에 대해 광범위하게 글을 쓴 유명한 정신과 의사, Hilde Bruch는(3장 참조) 그들이 자신의 실패에 집중하는 것에 대해서 '비효율적이고 압도적인 감각'이라고 묘사하였다.

그 결과, 우리가 완전히 이해하지 못하는 이유로 인하여, 다이어트는 자녀에게 매력적인 해결책인 것으로 보인다. 즉 이것이야말로 '정말로 나 자신에 대해 좀 더 기분이 좋아지도록 도와주는 것'이라고 생각한다. 특히 그녀가 이거 외에 잘하는 것은 하나도 없다고 생각이 들 때 그리고 몸무게가 많이 나간다고 생각이 들 때, 혹은 학교의 누군가가 자신의 몸무게에 대해 경멸스러운 발언을 했다거나 또는, 다른 많은 십 대들이 다이어트를 하고 있으며, 그렇게 하는 것이 좋은 거처럼 보일 때 그런 유혹을 받게 된다. 자녀는 자신이 잘하는 일이라면 뭐든지 해내거나 전력투구할 수 있는 능력이 있으므로 다이어트나 운동 역시 하겠다고 마음만 먹으면 성공할 확률이 높다. 그러나 불행히도, 그들이 다이어트에 성공하기 시작하고 운동을 하면서 체중 감량이 일어나면, 달라진 모습에 대해 친구들 또는 가족들로부터의 긍정적 강화, 또는 먼 거리 달리기에서의 향상된 수행으로 인해 동기는 강화된다. 그렇게 되면 이러한 성과가 다른 성과 대부분을 대체하기가 쉬워지며 이것이 바로 자신이 잘할 수 있는 유일한 것으로 생각하게 되는 것이다.

실제로, 신경성 식욕부진은 종종 엄청난 자부심과 관련이 있다. '다른 모든 사람이 그러한 의지력을 갖지 못할 때 적어도 나는 음식을 거부할 수 있어' 또는 '모든 사람이 1파운드(약 0.45kg)를 빼려고 고군분투할 때 나는 체중을 성공적으로 뺄 수 있어' 또는 '종일 많이 먹지 않아도 나는 조금 더 달릴 수 있어. 그 누구도 그렇게 할 수 없을 거야.' 이렇게 '너보다 더 나은' 이라는 그 지각은 드러나지는 않지만 만약 자녀가 이것만이 자신이 잘하는 유일한 것이라는 생각이 든다면 그것을 지키기 위해 할 수 있는 모든 것을 할 것이다. 따라서, 음식이 없이도 해낼 수 있는 이 능력은 곧 그녀의 유일한 성취감으로 여겨지고, 체중을 늘려야 한다고 설득하려고 시도하는 사람은 가장 무지한 사람으로, 그러나 조금 더 잔혹하면서도 매정한 사람으로 보게 된다. 그러므로 어떤 사람들이 이와 같이 성공적으로 다이어트를 하게 된 십 대들을(많은 친구들과 부모들이 실패하는 것들) 비난하거나 매일 하루에 두 번 200번의 복근 운동, 200번의 팔굽혀펴기, 200번의 윗몸 일으키기 등을 없애려고 할 때 그들은 불일치를 느끼게 되는 것이다.

다시 말해, 대부분 부모가 힘들어하는 부분은 섭식장애의 아주 특징적인 자녀의 이러한 끈질김과 씨름을 해야 하며 자녀들이 너무 소중하게 여기는 것을 빼앗는 것이라 인지하기란 매우 어렵다는 것이다. 확실히 대부분 식욕부진증이 있는 십 대들은 부모가 마치 체중을 올리게 하는 가장 못된 사람처럼 느끼도록 만들 것이다. 그러나 부모는 '좋은 거식증(good anorexic)'이 되기 위한 그들의 능력을 좀 더 다른 방향으로 즉, 훨씬 더 유익하고 건강한 시도로 전환할 수 있도록 돕기 위한 많은 노력을 감내하는 방법들을 찾아야만 한다.

자녀의 행동은 그들 자신이 통제할 수 없다는 것을 보여 주지만, 사실 그들은 그것을 통해 자신의 권한을 유지하고 독립성을 표현하는 방법으로 본다.

보통 청소년들이 자율성을 추구할 때, 다양한 방법으로 자신의 삶을 통제하고자 한다. 예를 들면 친구를 선택하는 데 있어서, 가고 싶은 곳을 가야 하는 곳에 있어서, 자신만의 수행 기준을 설정하는 데 있어서 등이다. 그러나 청소년의 선택에 있어서 폭음, 심각하게 위험할 수 있는 행동 그리고 식욕부진 및 신경성 폭식증 등과 같이 통제할 수 없음을 나타내는 경우 문제는 부모가 어떻게 적절하게 독립과 통제에 대한 한계를 설정하는가이다. 다이어트가 식욕부진으로 이어질 때, 자녀들은 정상적인 청소년의 자율 과정과 실험을 재건할 수 있도록 도움이 필요하며 식사제한을 포함시키는 옵션은 있어서는 안 된다. 신경성 폭식증의 경우와 같이 음식 제한으로 폭식이 일어나고 퍼징이 발생할 때도 마찬가지이다. 폭식의 통제불가능의 결과로 인해 청소년들의 발달 과업들의 다른 영역들이 침해받지 않기 위해서는 부모들이 식사를 정상화(하루 3번의 건강한 식사) 하도록 도와야 한다.

그러나 대부분 부모가 겪는 어려움은 아이의 행동이 통제 불능이라는 것을 드러내고 있음에도 불구하고, 섭식장애가 자녀들의 권한을 유지하고 독립성을 나타내는 유일한 방법으로 볼 가능성이 크다는 것이다. 즉, 자녀들은 도움을 줄 수 있는 모든 시도를 어떻게 해서든 방어하려고 할 것이다. "부모님은 항상 이렇게 하라고 하셔요" 또는 "부모님은 항상 내가 하는 것마다 다 통제하려고 해요"라고 인식하지 않기란 거의 불가능할 것이다.

거식증은 여기에서 보이는 신경성 폭식증과는 다소 다르게 보일 수 있다. 거식증은 청소년 시기와 아마도 '함께' 올 가능성이 있으며 또는 그들의 삶을 '통제하는 것'으로 나타나게 된다. 실제로 이 병은 자기만의 계획, 무결점, 규율에 대한 감각과 관련이 있으며 자녀들은 계속해서 높은 성적을 나타낸다. 이 모든 것은 대부분 부모를 혼란스럽게 하는데 그 이유는 자녀가 아마도 그 병에 대해서는 아무 책임이 없을 것이라는 사실에 집중하게 되기 때문이다. 우리는 종종 부모로부터 이런 말을 듣는다. "맞아. 얘는 이제 17살이고 몸무게는 82파운드(약 37kg)야. 그런데 성적은 훌륭하고, 열심히 공부하고 있으니 아주 잘하고 있는 거야." 상황을 더 어렵게 만드는 딜레마는 거식증을 앓고 있는 자녀는 자신은 아무 문제 없고 조절할 수 있으며 합리적인 방법으로 스스로 결정할 수 있다고 반복적으로 자신있게 이야기한다는 사실이다. 또한 자녀들의 주장은 상당히 설득력이 있어 그들을 믿지 않는 것이 어렵다는 것을 발견할 것이다. 또한 아이러니한 사실은 이 병 자체가 청소년들에게 "너는 실제로 먹는 것과 체중조절에 책임질 수 있으며 원하는 때에 언제든지 다이어트를 중단하거나 체중 감량을 할 수 있어. 그러나 지금은 아니야!"라고 설득하는 힘이 있다는 것이다.

"나는 나 자신 스스로가 이것을 관리할 수 있어"라고 자녀가 말하는 것을 들을 때 대부분 부모에게는 그것이 매우 설득력이 있게 들린다. 그러면서도 자녀들에게 무슨 일이 일어날지도 모른다는 불길함에 두려워 부모들은 그들 스스로 나아질 수 있으리라 필사적으로 믿으려고 한다. 그러나 굶주림이 생리학 및 심리학적으로 어떻게 작용하는지 보면 보통 체중 감량이 시작되는 그 시점이 오게 되면서 청소년들은 과정에 대한 통제력을 상실하고 다이어트를 중단할 수 없게 되며 먹고 싶으면서도 적절한 양의 음식을 섭취하는 것을 스스로 거부한다. 거식증은 청소년의 사고와 행동을 통제하기 위해 그들 안으로 견고하게 들어서게 되는 것이다.

이것이 바로 항상 기억해야 할 핵심이다. 일단 ***자녀가 체중 감량 시점에 도달하면, 자신이 할 수 있다고 선포하더라도 보통 스스로 더 나아질 수는 없다.*** 부모로서, 알고 있어야 할 또 다른 중요한 점은 그렇다고 해서 이것이 그녀가 더 나아지고 싶지 않다는 것을 의미하는 것은 아니라는 것이다. 병을 물리치기 위한 아이의 개인적인 노력보다는 단지 식욕부진이라는 그 병이 더 강력한 것이다. 당신이 만약 우리 애는 단지 고집을 부리는 것이고 정상적으로 다시 먹기 시작하기 위해서는 그저 자녀를 잘 구슬리면 되겠지 라는 마음가짐으로 돌아가고 싶은 유혹을 받을 때 앞서 말한 그 새로운 포인트를 기억하기를 바란다.

다시 말하지만, 이 딜레마에서 자녀를 구할 수 있는 유일한 방법은 당신과 치료 팀이 그녀의 체중 회복을 돕는 것이다. ***자녀들이 건강하고 합리적인 방법으로 생각할 수 있으려면 반드시 체중 회복이 병행되어야 하며 정상적인 청소년 발달의 궤도로 돌아가는 기회를 얻고 자신의 개별화와 새로 싹트게 되는 독립성과 관련된 건강하고 적절한 통제력을 획득하기 위해서도 또한 기필코 체중 회복이 수반되어야 한다.***

신경성 폭식증과 폭식장애는 전혀 다르지 않지만, 당신은 이러한 질병으로 인해 청소년들이 정말로 통제불가능이 된다는 것을 쉽게 알아챌 수 있을 것이다. 예를 들면, 간식 칸에 있는 쿠키 상자들이 여러 번 없어졌던 적이 있었을 것이다. 오늘 아침에 바로 거기 있었는데 지금 열어보니 사라졌거나 어젯밤 남은 치킨을 냉장고에 넣어 놓았는데 열어보니 없어진 적도 있었을 것이다. 메기(Maggie)의 엄마도 그녀의 방 쓰레기통에서 사탕 포장지를 매일 발견하였다. 또한 신경성 폭식증의 경우에는 여러 번 화장실에서 그들이 토한 잔여물이 바닥에 묻어 있을 수 있다.

신경성 폭식증이나 폭식증이 있는 청소년들은 누군가 자신들의 체중감량의 시도 및 식습관과 퍼징에 대해서 간섭하려고 할 때 양가감정을 느끼기도 하지만, 부모가 그러한 폭식과 퍼징의 수치스러운 패턴에서 벗어나도록 도우려고 할 때 실제로 아이들은 매우 안도감을 느끼게 된다. 거식증을 신경성 폭식증과 폭식장애와 비교할 때 또 다른 점은 신경성 폭식증이 있는 십 대 자녀들은 자신의 식사를 통제할 수 있다고 그렇게 강력하게 주장하지는 않는다. 사실, 자녀들이 폭식 또는 퍼징 에피소드를 가질 때마다, 자신 스스로가 점점 더 통제할 수 없게 됨을 느끼게 된다. 즉 "이렇게 할 때마다 나에 대해 혐오감이 느껴져…. 하지만 어떻게 그것을 멈추어야 하는지 모르겠어"라고 한다. 신경성 폭식증의 경우에는 다음과 같은 생각이 잇따른다. '토하지 않으면 체중이 늘어날까 봐 너무 두려워…. 그래서 이렇게 하는 것을 멈출 수 없는 거야.' 하지만 어떤 십 대들은 자신이 통제불가능하다는 것을 부인할 수도 있는데 특히 폭식이나 퍼징의 에피소드가 있고 난 이후 다시 통제감을 회복하기 위해 모든 노력을 기울이기 때문이다. 거식증이 있는 십 대의 경우와는 달리, 이러한 제어 감각은 거의 며칠 이상 지속되지 않으며, 다시 폭식으로 이어지고 신경성 폭식증의 경우 다시 퍼징하게 된다. 그런데도 신경성 폭식증 또는 폭식장애가 있는 자녀들은 실제로 자신의 행동을 통제할 수 있다고 말하며 자신의 어려움에 대해 무엇을 해야 하는지는 부모가 아닌 자신에게 달려있다고 주장할 가능성이 높다. 이것은 특별히 부모를 혼란스럽게 만들 수 있는데 그 이유는 자녀들이 다른 많은 분야에서는 매우 독립적으로 행동하는 것을 보아왔기 때문이다. 신경성 폭식증이나 폭식장애가 있는 자녀를 돕는 것은 이제 거의 감을 잡기가 어렵게 되었다. 또한 당신의 자녀는 거식증, 신경성 폭식증 또는 폭식장애에 관계없이 자신이 통제할 수 없다고 생각하지는 않으며 도움을 주려고 하는 부모들을 원망하기 쉽다. 부모에게 도전이 되는 것은 그들이 부모의 '간섭'을 원망한다 하더라도 독립을 향한 청소년의 발달적 욕구를 이해하는 동시에 자녀의 딜레마를 이해하는 적절한 균형감을 갖고 그들이 자신의 삶을 건전하게 통제할 수 있도록 돕기 위한 방법을 찾는 것이다. 그러나 분명한 것은 부모에게는 정말로 선택의 여지가 없다는 것이다. 섭식장애는 계속해서 자녀들의 판단을 흐리게 만들기 때문에 어떻게 해서든 그들을 도와야만 한다.

타인에게 이것은 치명적인 질병 – 거식증 자녀에게는 '완벽히 건강한 다이어트'

당신은 이제 섭식장애가 얼마나 파괴적인지 알게 되었겠지만, 아이가 자신의 낮은 심장 박동수, 빈혈, 구토할 때 보이는 혈흔 및 부어오른 귀밑샘에 대해서는 무지한 태도를 보이는 것은 식욕부진과 신경성 폭식증의 가장 놀라운 측면(섭식장애가 있는 사람이 이러한 질병이 얼마나 치명적일 수 있는지를 인식하지 못하는 것) 중 하나와 직면하게 되는 것이다. 신경성 식욕부진과 관련된 극심한 영양실조의 심각성을 거부하는 것은 이 질병의 핵심 증상이다. 그렇다고 해서 신경성 폭식증 또는 폭식장애가 있는 십 대들이 자신의 증상의 심각성, 특히 장기적으로 심각하게 건강에 영향을 줄 수 있다는 사실을 딱히 이해하는 것은 아니다. 식욕부진증 환자 중 어떤 이들은 심각한 쇠약 증세가 얼마나 치명적인지 이해하지 못한다. 이와 유사하게 신경성 폭식증도 마찬가지로 치명적일 수 있는데 예를 들어 그들은 반복적인 구토로 인한 칼륨의 저하가 사망까지 이르게 됨을 이해하지 못한다. 폭식장애가 있는 사람들의 경우 비만과 당뇨병 및 고혈압의 위험이 먼 것처럼 보일 수 있다. 그러나 이러한 부인은 여전히 거식증에서 훨씬 더 두드러지게 나타난다고 말하는 것에는 여전히 일리가 있다.

4장에서 우리는 식욕부진이 자아 동질적 질병이라고 설명했다. 이것이 의미하는 바는 다른 여러 정신 질환과는 달리 거식증이 있는 환자들은 자신의 질병을 좋아하거나 심지어 소중히 여기고 또는 그 안에서 위안을 얻는다. 식욕부진이 있는 어떤 사람은 그 질병의 위험을 인식하지 못하고 오히려 그것을 보호하기 위해 거의 무슨 일이든 할 것이다. 즉 당신으로부터 '이를 빼앗기지 않기 위해' 온 힘을 다할 것이다. 부모와 의사 모두 식욕부진의 이러한 측면을 이해하기가 매우 어렵다고 생각하지만, 거식증을 다른 정신 장애와 비교하여 생각하는 것은 도움이 될 것이다. 우울한 환자는 기분이 더 좋아지기를 원하고 불안한 사람은 릴렉스 하길 원하지만, 거식증 환자는 여전히 더 가늘어지길 원한다. 이러한 부인은 실제로 지속적인 다이어트와 추가적 체중 감량을 통해 그리고 이러한 이슈들(다이어트 및 체중)에 집중하면서 강화되고 다른 건강한 관점들을 늘 배제하게 된다. 따라서 자녀의 다이어트가 다른 모든 사람에게는 비정상적으로 보일지라도 여전히 자녀에게는 정상적인 일인 것이다. 그러므로 거식증 환자가 죽음이 닥쳐와도 자부심을 품는 것은 드문 일이 아니다. "와우, 나는 칼륨을 1.8로 낮추었고 내가 그것을 해낸 거야." (응급실에서 그렇게 수치가 낮게 나온 것을 자랑스럽게 여기지만 사실 가장 위태로운 그 상황에서 살아남을 수 있는 사람은 거의 없다.)

이 병이 그토록 엄청나게 위험한 이유는 거식증의 십 대들에게 그러한 사실을 다음과 같이 아무리 설명해도("너는 죽을 수도 있었어…. 병원에서 치료진들이 너를 살리기 위해 노력했다는 것이 얼마나 우리에게 행운인지 몰라…. 우리는 너무너무 무서웠다…. 너는 이것이 얼마나 심각한지 알고 있니?") 이러한 사실에 보통 자녀들은 거의 영향을 받지 않는다. 마음속으로 당신의 십 대는 이 '위기'를 자신이 이상화시킨 체중의 열망에 대한 또 다른 업적으로 인식할 것이다.

이에 비해 신경성 폭식증과 폭식장애는 훨씬 자아 이질적이다. 이것이 의미하는 것은 신경성 폭식증 또는 폭식장애가 있는 청소년들은 거식증 환자에게서 공통적으로 나타나는 것처럼 질병을 부인하는 여러 측면도 많이 보이지만, 증상에 대한 자부심은 적다는 것이다. 오히려 그들의 극도의 불편함과 수치심은 폭식과 퍼징에 관련이 있다. 그렇다고 해서 그들이 우울하거나 불안한 청소년으로서 먼저 다가와 도움을 요청한다는 의미는 아니다. 사실은 정반대이다. 그들은 가늘다는 것에 가치를 높게 두고 질병의 심각성을 인식하지 못한 채 폭식과 관련된 죄책감과 수치심으로 인하여 대부분 부모가 모르게 폭식하는 쪽으로 과도한 에너지를 쓰게 될 것이다. 그리고 신경성 폭식증 환자들은 그들이 먹은 음식으로 밤새 체중이 5파운드(약 2kg)가 불어날 것이라는 불안감에 매우 압도되어 무조건 그것을 제거해야만 하고 폭식의 에피소드 후에 퍼징할 수 있는 방법을 찾기 위해 모든 노력을 기울일 것이다. 신경성 폭식증을 앓고 있는 십 대 자녀는 친구들로부터 영화와 식사에 초대받았을 때 어떤 영화를 볼지 어떤 음식(아시아, 이탈리아 음식 등)을 먹을지 생각해 보며 가는 것을 고려하기보다 오히려 '식당에서 퍼징할 수 있을까?' 또는 '토하기 위해 화장실을 사용하도록 빠져나올 수 있을까?'와 같은 자신만의 의문으로 고민에 빠지게 된다.

지금까지 분명히 설명했듯이, 자녀들이 체중, 체형 및 섭식 문제와 관련하여 어떻게 그렇게 고정된 방식으로 생각하고 행동하게 하는가에 대해 더 잘 이해하는 것은 청소년들이 이러한 어려움을 극복하도록 돕기 위해 올바른 방법을 찾을 수 있도록 도울 것이다. 그렇다고 이러한 이해가 즉각적으로 효과적인 전략을 자동적으로 제안한다는 의미는 아니다. 단지 이러한 이해가 없다면 당신의 노력이 왜 실패했는지조차 알지 못할 가능성이 크다는 것이다. 7장과 8장은 이러한 인지 왜곡에 대한 이해를 바탕으로 자녀를 돕기 위한 다양한 아이디어를 제공할 것이다.

자녀의 생명을 구하려 한다고 하더라도, 부모는 그들에게 적이다. 왜냐하면 그들이 피하려고 하는 그 유일한 한 가지를 하라고 강요하고 있으므로 – 그 한 가지가 바로 먹는 것이다.

섭식장애가 낳은 인지 왜곡은 그 본성에 의해서 부모와 자녀 사이의 적대적 관계를 조성한다. 부모는 자녀가 건강을 회복하기 위해 식사를 정상적으로 먹기를 원한다. 그러나 자녀는 체중 감량을 계속하거나 폭식이나 퍼징 한다는 사실을 숨기기 위해 필사적으로 노력할지도 모른다. 당신이 자녀에게 '이치에 맞는 말'을 하려고 한다 하더라도 먹히지 않을 것이며 그들의 잘못된 신념과 이에 따르는 부인들을 직면하려는 모든 시도가 오히려 당신을 더 큰 적처럼 느끼도록 만들 뿐이다.

부모의 관점에서 볼 때도 또한 음식과 체중을 둘러싼 비합리적 신념에 대해 십 대 자녀를 직면하려고 할 때 부모가 느끼게 되는 균열감은 점점 더 크게 느껴질 것이다. 부모들은 자녀의 유익한 삶의 발달과업 중 하나인 의사 결정을 공유하고 그것에 대한 합리적 토론을 해온 것에 대한 믿음이 있을지도 모른다. 실제로 부모들은 자녀들이 집에 있을 때도 대부분 그들이 아주 합리적인 아이들이라고 생각할지도 모른다. 예를 들면 "저희는 아직도 자녀들과 숙제에 대해서, 방학계획에 대해서, 우리 애가 좋아하는 음악에 관해서 얘기할 수 있어요." 하지만 음식과 체중에 대한 이슈가 나타날 때는 "스위치가 꺼진 거 같아요. 그 아이는 말이 안 되는 말을 하고, 가장 최악은 다른 점을 보지 못해요." 십 대 자녀들이 합리성에 대한 부모의 기대치를 더는 충족시키지 못한다는 사실은 적대적 관계를 만드는 자가 바로 자녀인 것처럼 느끼게 만든다. 그렇다면 이러한 교착상태에서 누가 이기겠는가?

바로 섭식장애가 이기게 되는 것이다.

그 이유는 사실(그리고 오로지) '적'은 거식증, 신경성 폭식증 또는 폭식장애이기 때문이다. 이것을 알아차리는 것이 특정한 인지 왜곡에 건설적으로 반응하는 열쇠이다.

섭식장애와 관련된 사고의 왜곡은 너무 심해서 자녀의 건강에 대한 합리적인 토론과 결정을 공유하는 것이 더 이상 불가능하다. 부모는 음식, 식사 및 체중의 영역에서는 더 이상 합리적인 아이와 만날 수 없다는 생각을 받아들일 준비가 되어 있어야 한다.

우리는 많은 부모가 질병에 개입하기 위해 어떤 시도든지 해보려 할 때 보통 효자 효녀였던 그들이 감정이 격해져 화내는 것을 보고 곤경에 빠지는 것을 보아왔다. "나는 먹고 싶지 않아! 엄마 아빠는 날 미치게 만들고 있어. 엄마 아빠가 나를 얼마나 힘들게 하는지 모르겠어?" 또는 "난 엄마 아빠가 너무 싫어. 제발 나 상관 말고 말 걸지 말라고!" 또는 "나를 그대로 내버려 둬! 나를 왜 이렇게 불행하게 만들어?”와 같은 자녀들의 공격적인 발언들은 어떠한 부모라도 고통스럽지 않을 수 없다. 섭식장애가 있는 청소년들이 원하는 것은 부모들이 도움을 주는 노력에서 물러나는 것이다. 이것이 많은 부모를 유혹할 수 있으므로, 자녀들의 말을 듣는 것은 병이 승리하는 것을 의미한다.

부모들이 과연 무엇을 할 수 있겠는가? 이러한 상황에서 청소년들과 협상하는 것은 큰 도전이며 부모는 질 가능성이 크다. 자신의 질병에 방어하기 위해, 자녀는 부모가 더 많이 먹이려고 하든지 또는 먹은 음식을 퍼징하지 않도록 막으려고 하든지 간에, 그 부모의 노력이 확실히 실패하도록 노력할 것이다. 합리적으로 자녀와 이야기하고 논쟁을 벌이는 것과 자녀의 질병의 위험성에 대해 설득하는 것이 거의 불가능하며 그들이 나타내고 있는 ‘당신의 실제 아이’의 행동과 정반대인 행동들이 질병과 관련되어 있다는 것을 아는 것(자녀로부터 질병을 분리해서 보는 것)은 자녀를 돕는데 있어서 중요하다. ‘섭식장애에 대한 논쟁’으로 자녀를 개입시키는 것은 아무 소용이 없으며 부모들은 그 논쟁에 지게 될 것이다. 또한 굶주린 십 대들은 부모의 더 나은 판단에 대항하여 크림소스를 곁들인 파스타 요리보다 사과가 낫다고 주장할 것이며 부모들은 그것에 굴복할 가능성이 크다. 그러므로 음식에 대해 논쟁을 하지 않는 것이 가장 좋다. 대신, 자녀의 딜레마를 이해하고 있다는 것을 그들에게 잘 알려주는 것이 필요하다. 즉 부모는 질병이 바로 자녀들로 하여금 체중에 대해 합리적이지 않게 만들고 있다는 것을 그리고 당분간은 자녀들이 부모를 적으로 볼 것이라는 것을 이해하고 있으며, 그러나 이 중 어느 것도 자녀의 생명을 구하기 위해 부모가 하는 것을 막지는 못할 것이라는 것을 알려야 한다(자녀가 퍼징 하거나 폭식하는 것을 막거나 또는 자녀를 먹게하는 것과 같이).

앞에서 우리는 청소년 자녀로부터 질병을 분리하는 개념에 대해 언급하였다. 이것은 섭식장애가 있는 십 대들을 대할 때 중요한 원칙이며 나이와 상관없이 어떤 정신 장애에서도 도움이 된다. 어떻게 그 질병이 당신 자녀로부터 분리된 개체인지 이해하는 것은 자녀의 문제 행동을 이해하며 그 질병을 효과적으로 다룰 수 있도록 돕는 데 중요한 역할을 할 것이다. 우리는 7장에서 이러한 원칙에 대해서 좀 더 구체적으로 논의할 것이다.

'먹지 않는 것'은 거식증이 있는 자녀의 삶에서 그냥 가장 중요한 것이 아니다 – 그것은 '유일한 한 가지'인 것이다.

부모에게 있어서 먹는 것과 먹지 않는 것, 체중 감량, 또는 '자기에게 꼭 맞는' 사이즈를 느끼는 것이 딸에게 얼마나 중요한지 이해하기란 어려울 수 있다. 실제로, 식욕부진이 있는 사람에게는 다음의 체중 감량을 위해 빼야 할 킬로그램 수에 집중하거나 다음 주 매일 오후 5시까지 전혀 먹지 않기로 다짐하는 것보다 더 중요한 일은 없다. 또한 신경성 폭식증이 있는 사람에게는 방금 먹은 음식이 자신을 살찌게 할 것이라 믿음으로써 그것을 어떻게 제거할까 생각하는 것보다 더 중요한 일은 없을 것이다. 실제로, 음식을 먹거나 먹지 않는 것에 관한 이러한 모든 '규칙'과 '규정'을 지키기 위한 노력은 결국 학교나 가족 그리고 친구의 중요성을 퇴색하게 만든다. 특히 섭식장애의 행동을 체크 하지 않고 그대로 계속 놔두게 되면 적어도 그러한 현상이 나타나게 된다. 부모로서 가족 안에서 일어나는 다른 위기들을 착한 자녀가 전혀 알아채지 못한다는 것을 견디기란 어려운 일이다. 예를 들면 거식증이 있는 청소년들은 마른 몸매를 추구하는 것에 너무 사로잡혀 있기 때문에 부모가 심각한 질병에 걸렸더라도 거의 관심을 보이지 않는 것을 흔히 볼 수 있다. 이 청소년들은 물론 무정한 아이들이 아니다. 단지 거식증이나 신경성 폭식증이 마른 몸매 이외의 것에 대한 공간을 거의 남겨두지 않은 채 그 아이들을 점령해 버리는 그들만의 책략을 사용하는 것이다.

역설적으로, 식욕부진이 있는 사람이 계속해서 굶주리게 되면 실제로 먹지 않기가 점점 더 쉬워진다. 병이 시작될 때, 청소년들은 먹고 싶은 그 '끔찍한 충동'에 굴복하지 않으면서 식욕을 '통제'하기 위해 매우 열심히 노력해야 하며 항상 한시도 방심해서는 안 된다고 여긴다. 하지만 체중 감량이 증가함에 따라 점점 먹고 싶은 충동을 억제하는 것에 대한 숙달감을 느끼게 되고 시간이 지남에 따라 자녀들은 더 이상 배고픔을 느끼지 않게 된다. 반면, 굶주림이 증가함에 따라 청소년들은 음식과 체중에 관한 생각에 더 몰두하게 된다. 실제로 일부 젊은 여성과 남성은 '오늘 먹은 반쪽의 빵이 내 체중을 얼마나 높일까?' 또는 '오늘 친구들과 점심 먹는 것을 피하기 위해 어떻게 해야 하지?' 또는 '저녁식사 때 확실히 소스 없이 샐러드만 먹으려면 어떻게 해야 하지?' 등등 이런 생각들 이외에는 아무것도 할 수 없는 압도된 상태에 놓여 있는 자신들을 발견하게 된다. 일상생활에서 그러한 생각에 얼마나 많은 시간을 할애하게 되는지는 상상하기가 어렵다. 거식증을 앓고 있는 일부 청소년들은 "몸무게 외에는 정말로 아무것도 생각할 수 없어요!"라는 말을 할 것이다.

다이어트를 하는 청소년들에게는 특히 굶주림이 시작되면서 많은 문제들이 발생하게 되는데 극심한 체중감소가 일어난 사람들에게는 더욱 그렇다. 그 이유는 다양한 의학적 질병을 가져오기 때문이다. 실제로, 굶주림이 인간의 마음과 행동에 미치는 영향에 대한 이론 중 상당 부분이 섭식장애가 없는 사람들로부터 배운 것에서 비롯된다. 엔셀 키즈(Ancel Keys)와 그의 동료들은 1950년대 초 미네소타의 랜드 마크 연구에서 제2차 세계 대전 양심적 병역 거부자들에 대한 반 기아 연구 결과를 발표하였다. 연구 결과 몇 달 동안 굶주렸던 건강한 남성의 신체적, 심리적 변화는 우리가 만나는 섭식장애 환자들에서 일반적으로 관찰한 것과 같았다. 즉, 상당량의 체중이 줄어들기 시작하자 남자들은 체중과 음식에 더욱더 집착하는 현상을 보였다. 굶주림과 포만감을 조절하는 뇌 일부가 굶주릴 때 가장 필요한 것(즉 음식)을 잊지 않게 하려는 것처럼 보인다! 좋은 소식은 일단 연구에서의 굶주린 참가자들이 다시 정상적으로 식사를 할 수 있게 되었을 때 체중이 회복되고 굶주림 증상도 사라졌다는 것이다. 그러한 관찰들은 정확히 우리가 식욕부진 환자들이 건강한 체중으로 돌아왔을 때 목격하게 되는 현상이다.

**거식증을 앓고 있는 자녀는 겨우 음식 몇 조각을 먹었을 뿐이지만
오늘은 정말로 거대한 양의 음식을 먹었다고 말하면서
진실을 말하고 있다고 생각한다.**

섭식장애의 청소년이 샌드위치의 몇 입만 먹고는 '거대한 양' 또는 '너무 많이' 먹었다고 얘기를 할 때 그들의 관점에서 그 주장이 옳다는 것은 바로 다음의 두 가지로 설명될 수 있다. 첫째, 그들은 뭘 먹든지 간에 그들 자신을 실패자라고 생각하거나 결점의 사인이라고 보게 된다. 따라서 심리적으로 소량이라도 그들에게는 많은 양이나 마찬가지이다. 빵 반쪽을 먹은 후 그녀가 겪는 불안과 죄책감은 마치 샌드위치 전체를 먹은 것과 같다. 둘째, 실제로 거식증이 있는 사람의 위는 일반적으로 수용력이 감소하여 결

과적으로 위가 비는 속도가 느려진다. 따라서 자녀가 비교적 적은 양의 음식을 먹은 후에라도 더 포만감을 느끼고 그 상태를 더 오래 유지할 가능성이 아주 높다. 또한 굶주림이 오래가면 자녀들의 배고픔을 느끼는 센서가 정지되어 배가 고프지 않다고 말할 때는 더 먹기가 어려울 것이다. 그러므로, 그들이 음식을 먹을 때는, 실제로 부스러기 몇 조각의 음식일지라도, 그 두 가지의 설명으로 볼 때 과식했다고 느끼게 되는 것이다. "나는 그 베이글(또는 사과 반개/당근 3개 등)을 먹으면 살이 찔 거야." 또는 "난 그냥 그렇게 많이 못 먹어. 이미 충분히 먹었어"라고 말하거나 작은 그릇에 담겨 있는 소스 없는 샐러드를 반만 먹은 채 남길 수도 있다. 이 사건들은 실제로 자녀들에게는 너무 많이 먹은 것으로 경험되거나 정말로 그 전체의 샐러드를 먹기가 어려운 것으로 느껴지는 것이다.

자녀가 식사 중 부모가 지켜보지 않았을 때 먹었다고 이야기하는 자녀들을 믿고자 한다면 상황은 더욱 복잡해진다. 또한 자녀들이 자신은 규칙적으로 그 '모든 음식'을 먹는다고 주장하지만, 체중이 증가하지 않는다면 부모들은 점점 낙담할 수 있다. 학교 점심 식사로 사과 반쪽을 먹을 경우, 당신의 사춘기 아들이 전혀 먹지 않겠다고 스스로 약속했다면 자신만의 규칙을 위반하는 재앙적 범죄로까지 여긴다는 것을 부모들은 기억하는 것이 매우 중요하다. 그러므로 그 반쪽의 사과는 거대한 양의 음식인 것이다. 왜냐하면, 먹어서는 안 되는 음식이었기 때문이다. 마찬가지로, 어린 딸에게 학교에서 점심으로 무엇을 먹었는지 말해달라고 요청하면 이런 식의 응답을 받을지도 모른다. "요구르트, 사과 그리고 밀크 셰이크 먹었어요". 그 음식들이 충분한 것처럼 보일 수 있지만, 다시 찬찬히 물어보면 실제로 그녀는 요거트 한 숟가락, 사과 한 입, 밀크 셰이크 한 모금을 먹었다는 것을 의미할 수 있다. 지금쯤 당신에게 분명해졌겠지만, 자녀가 '너무 많은 음식'에 대해 항의하거나 "나는 더 이상 먹을 수 없다"라고 말할 때도 거식증으로부터의 회복은 실제로 충분한 양의 음식이 섭취되었을 때만 일어날 수 있다. 그리고 충분한 음식의 섭취는 문제에 대한 자녀의 생각을 정상으로 돌리는 것은 물론 장 기능을 정상으로 회복시킨다.

신경성 폭식증이 있는 청소년의 경우에도 동일한 시나리오가 적용되지만 약간 다른 형태를 취한다. 신경성 폭식증을 앓고 있는 십 대 자녀들 또한 음식 섭취를 제한하려고 노력하며 단순히 음식 한 조각을 '많은'것으로 간주하지만 실제 신경성 폭식증을 앓고 있는 많은 십 대 청소년은 스스로 부과한 음식 규칙보다 '한 조각(케이크 한 조각) 더' 먹게 되면 '그냥 바로 케이크 전체'를 다 먹어버릴까 봐 매우 두려워한다. 슬프게도, 이것은 신경성 폭식증이 있는 많은 십 대들에게 일어나는 일이며, 그렇기에 자녀들은 그러한 자신의 믿음에 매달리려고 노력할 것이다.

거식증의 자녀들은 아무리 쇠약해져도 거울에서 보는 자신의 모습은 뚱뚱한 사람이다.

이는 체중과 체형에 과도하게 집중한 결과 나타나게 된 ***신체 이미지 왜곡***이라고 부르며 이것은 추후 현실을 왜곡하도록 이끈다. 거식증을 가진 많은 십 대들은 자신의 몸을 과대평가하고 매우 역설적으로, 몸이 가늘어질수록 자신의 모습을 더 뚱뚱하게 보기도 한다. 신체 이미지 왜곡은 신경성 폭식증, 폭식장애 또는 회피적/제한적 음식 섭취장애가 있는 사람들 사이에서는 훨씬 덜하다. 일부 청소년들은 자기 자신의 몸을 한치라도 볼 수 없도록 집에 있는 모든 거울을 가려놓기까지도 한다. 신체 이미지 왜곡을 평가할 수 있는 정교한 방법은 있다. 그러나 사실 부모는 자녀가 자신을 뚱뚱하다고 말하는 것을 들어주고 그들이 거울을 볼 때 자신이 어떻게 보이는지 표현하게 함으로써 실제보다 자신의 모습을 훨씬 더 큰 사람으로 보고 있다는 사실을 아는 것만으로도 그들의 신체 이미지 왜곡을 알 수 있을 것이다.

불행히도, 당신의 아들 또는 딸아이가 고통스러운 그 딜레마를 피하려고 생각할 수 있는 유일한 '해결책'은 또다시 몇 킬로의 체중을 빼는 것이다. 그것으로 인해 체중 감량이 다시 일어나고 더욱더 현실 왜곡이 일어나는 사이클을 형성하는 것이다. 통찰력이 있는 한 십 대 환자는 그녀의 경험을 다음과 같이 설명하였다. "저는 이 바지를 입을 때 뚱뚱하다고 생각했어요. 근데 지금 저는 체중이 늘어났는데도 아무 차이가 없어요(여전히 저는 뚱뚱해 보여요). 그런데 이상하게 바지는 똑같아요. 저는 있는 그대로 어떤 실체를 보지 못하나 봐요. 뚱뚱해지는 것에 대한 나의 두려움이 내 몸이 어떻든지 간에 나를 뚱뚱하게 보게 하는 거 같아요."

그러나 거식증을 앓고 있는 대부분의 십 대들은 실제 자신들이 말랐다는 것을 알고 뚱뚱한 것으로 보지는 않지만, 여전히 '뚱뚱한 거 같은 그 느낌'에서 벗어나지를 못한다. 어떤 이들은 다음과 같이 말할지도 모른다 "내가 뚱뚱하지 않다는 것은 알아요. 하지만 저는 매일 아침에 일어날 때마다 뚱뚱한 거처럼 느껴져요. 그래서 전 그 문제를 해결할 수 있는 유일한 방법을 알고 있는 거고 그게 바로 체중을 줄이는 거예요. 그렇게 되면 저는 뚱뚱한 거 같은 느낌이 들지 않을 테니까요." 섭식장애에 걸리기 쉬운 일부 십 대들에게서 나타날 수 있는 현상은 아침에 더 쉽게 일어나고 '학교에서 일어나는 이슈' 혹은 '남자친구와 헤어지는 것'과 같은 생각을 하기보다 체중에 대해 훨씬 더 많이 집착하게 된다. 섭식장애가 있는 많은 십 대들은 아마도 우울감을 느끼게 하는 문제들에 대해 어떻게 고민하고 해결해야 할지는 모를 수도 있지만 다이어트를 하고 체중을 줄이는 것은 그들에게 조금 더 수월하게 느껴지는 것이다. 따라서 "나는 우울하다"라고 말한 다음 그 감정을 다루는 방법을 찾는 대신, '우울감'을 '뚱뚱한 거 같은 느낌'으로 대체시키는 것이 다소 그들을 좀 더 견딜 수 있게 하는 거 같다. 왜냐하면, 그래도 "나에게는 음식 섭취량을 조금 더 줄여서 체중을 줄일 계획이 있어. 그렇게 하면 아마 기분이 괜찮아질 거야"라는 말을 자신에게 하기 때문이다. 물론, 추가적인 체중 감량이 뚱뚱하다는 느낌을 달래주지는 못한다. 그러나 그녀 앞에 그러한 증거가 있어도(추가로 체중의 몇 kg을 뺀다고 해서 뚱뚱한 느낌을 없앨 수 없다는 것) 딸이 뚱뚱하지 않다고 설득하는 것은 매우 어려운 일이라는 것을 알게 될 것이다. 그 '느낌'이 지속되는 한, 자녀들은 체중 감량을 시도하는 사이클에 머물러있을 것이며, 음식을 먹지 않는다면 그들의 신체상의 왜곡이 내는 목소리가 점점 커져 뚱뚱하다는 믿음이 더욱더 확고해질 것이다.

아이러니하게도, 외래 환자들의 경우 체중이 회복되는 몇 개월 동안은, 늘 그렇지는 않지만, 신체 이미지 왜곡은 보통 개선되거나 정상화된다(체중이 정상화된 후에도 식사와 체중에 관한 생각이 왜곡된 사람들은 대개 체중의 회복과 함께 사고 과정이 개선되는 사람들보다 예후가 더 나쁘다).

신경성 폭식증의 자녀는 확실히 체중이 증가하고 있음에도 구토를 계속한다.

신경성 폭식증의 아이러니 중 하나는 퍼징의 체중 조절 전략이 매우 비효과적이라는 것이다. 폭식하는 한 시간 동안 먹었던 음식의 양을 다 토해내는 것은 불가능한 일이다(이미 너무 많은 음식이 장 속으로 들어가 있기 때문이다). 따라서, 이러한 상당한 양의 고열량 음식이 몸 구조 안에 남게되면 체중은 증가한다. 그러므로 신경성 폭식증 환자는 시간이 지남에 따라, 체중 감량 대신에 체중이 증가하는 경향이 있다. 그러나 이것은 다시 필사적으로 체중 조절을 해야겠다는 절박함을 갖게 하여 굶주림을 선택하고, 그 다음 폭식하고 그리고 퍼징으로 이어지게 되는 것이다. 그리고 여전히 계속해서 반복하게 된다. 왜 그럴까?

그 이유는 시간이 지남에 따라 부분적으로는 폭식과 퍼징이 삶의 다른 문제에 대한 대처 전략으로 쓰여지기 때문이다. 날이 갈수록, 청소년들은 퍼징 후 엄청난 안도감을 느낀다고 보고하고 있다. 이것은 체중 감량으로 이어지든 아니든 퍼징 행동을 강화하게 되는 것이다. 한동안 아팠던 많은 청소년은 퍼징이 체중 조절을 도와주는 데 도움이 되지 않는다는 것을 쉽게 인정하기도 한다. “그냥 그걸 해야 하는 거예요. 왜냐하면, 퍼징 한 후에는 기분이 훨씬 좋아지니까요…. 하지만 그런 느낌이 오래가지 않는다는 것을 알아요.” 그렇기 때문에 만약 당신의 아들이 레슬링 대회에서 잘 해내지 못했다고 느꼈다면 폭식을 한 다음 퍼징을 하는 것이다. 딸이 남자친구와 헤어지거나 학업에 어려움을 겪을 때도 마찬가지이다. 다시 말해 폭식과 퍼징이 더 이상 체중 조절을 위한 노력이 아니라 청소년기의 다른 문제에 대처하기 위해 좀 더 일반적인 상황에서 사용된다는 것이다. 폭식과 퍼징 같은 행동들이 다른 유형의 수많은 문제를 다루기 위해 사용될 때 점점 그것에서 벗어나기는 어려워지고 그것이 체중을 조절해주지 않는다면 논리성은 사라지게 된다.

당신의 딸은 자신의 굶주림에 대해 자랑스러워하는 듯 보이지만 동시에 비참해 보이기도 한다.

심각한 다이어트에 대해 이해하기 가장 어려운 점 중 하나는 섭식장애의 자녀들은 점점 낮은 체중을 획득하는 것에 대해 광적으로 좋아하는 거처럼 보일지라도 동시에 또한 매우 비참하다는 것이다. 신경성 식욕 부진증은 정말로 엄격한 감독관이다. 자녀들은 아주 작은 소량의 음식을 먹는데도 불구하고 실패와 무가치를 느끼며 혹독한 고통과 비판적 사고를 경험하게 된다. 이러한 생각은 냉혹하고 무자비하다. 또한, 먹는 것에 대한 집착, 얼마나 먹었는지, 열량은 얼마인지, 얼마나 체중이 나가는지 등등에 대한 강박적, 반복적인 사고는 평상시의 사고를 방해하여 보통 학교나 사회적 집단에 집중하기 어렵게 만든다. 그러나 요점은 결단력이 있고 확고해 보이는 자녀들이 사실은 자신들을 처벌하고자 하는 사고를 경험함으로써 신체적으로나 심리적으로 고통받고 있다는 것이다.

신경성 폭식증이 있는 청소년은 보통 수치심과 실패감으로 가득 차 있는데 그 이유는 혐오스러움에도 불구하고 '먹고', '퍼징'하는 것에 굴복하기 때문이다. 이 청소년들은 체중 증가에 대한 죄책감, 수치심, 자기 비하 및 불안을 함께 경험하게 된다. 자녀가 고통을 겪을 때 비록 질병 행동 자체가 실망스럽고 분노를 불러일으킨다고 하더라도 진정 자녀의 고통을 덜어주고 싶은 것이 부모의 마음일 것이다. 그러므로 이러한 경험에 대해 동정 어린 마음을 갖는 것이 도움이 된다.

당신의 아들은 하루에 10번씩 몸무게를 재고 있으며 명백히 심각한 체중감소에도 불구하고 자신의 몸에 지방이 조금이라도 있는지 확인하기 위해 끊임없이 몸을 꼬집는다.

몸을 확인하고 반복적으로 체중을 재는 것은 우리에게는 비합리적으로 보인다. 왜냐하면, 우리는 하루 동안 체중이 크게 변하지 않음으로 거울 앞에서 우리의 몸을 꼬집거나 반복적으로 점검한다고 해서 달라질 것이 없다는 것을 알고 있기 때문이다. 그럼에도 체중 증가에 대한 불안감과 체지방에 대해서 상당히 집중하는 것은 식욕부진이나 신경성 폭식증이 있는 청소년들에게는 흔히 볼 수 있는 일이다. 인지된 체중 증가 또는 상상으로 인한 체중 증가와 맞서 싸우기 위해, 섭식장애가 있는 사람들은 하루에 수백 번 복부 또는 허벅지를 꼬집거나 한 번에 몇 시간 이상 거울 앞에서 있거나 체중이 조금이라도 늘었는지 보기 위해 점검하고 또다시 점검한다. 불행히도, 안도감을 느끼는 것은 순간적일 뿐이며(그럴 경우) 신속하게 다시 확인해야 한다. 이러한 행동이 체형과 체중 문제에 대해 초 집중하도록 강화시킨다는 것을 기억한다면, 자녀가 체중과 체형에 대한 불안을 줄이기 위해 그러한 전략에 의존하는 것에서 벗어 날 수 있도록 도움이 되는 방법을 찾는 것이 왜 그렇게 필요한지 이해가 될 것이다. 예를 들어, 욕실의 체중계를 없앤다면 당신은 자녀의 이러한 투쟁을 훨씬 경감시킬 수 있을지도 모른다. 또한 자녀에게는 이제부터 의사의 진료실에서 정기적으로 체중을 측정할 것이며 체중에 대한 염려는 거기에서 얘기 나눌 수 있다고 안심시킬 수도 있다.

딸은 폭식을 멈추겠다고 약속하지만 매일 음식 상자가 없어지고 그녀의 침대 밑에서는 감자칩 종이봉투가 보인다.

폭식을 멈추려고 하는 딸의 의도는 사실 진정 진심이다. 그녀는 자신의 의도대로 따를 수 있기를 바란다. 폭식은 의지력의 상실을 뜻하는 것도 성격 문제도 또한 아니며 또는 단순히 악의적으로 되고 싶은 것도 아니다. 오히려, 그녀는 감정, 갈등 및 자존감을 다루기 위해 음식을 사용하던 것이 학습되어온 것이다. 음식은 신체적, 신경 화학적 수준에서 즉각적으로 보상하기 때문에 대부분 사람을 매우 강화시킨다. 음식은 또한 역사와 현재에 걸쳐 사회적으로 용납된 방식으로 마음을 가라앉히고 위안을 주며 보상으로서 사용되었다. 자녀는 체중이나 건강에 미치는 폭식의 장기적인 영향에 대해서는 신경 쓰지 않을 수 있지만, 즉각적인 보상은 무시하기가 어렵다. 특히 그녀가 압도되고 대처할 수 있는 대안적 전략이 없는 경우에는 더 그러하다.

그렇다면 부모가 해야 할 일은 무엇일까?

이러한 문제와 관련하여 자녀의 생각을 이해하게 되면 자녀의 섭식장애와 싸우기 위해 실제로 개입할 수 있는 기반을 마련한 것이다. 발달하고 있는 청소년으로써 그들이 섭식장애와 싸우고 있다는 것을 주장하면서 부모는 섭식장애를 질병으로부터 분리(질병의 외재화라고도 부름) 하는 것으로 자녀에게 지지 기반이 되어 줄 수 있다.

우리가 보았듯이, 굶주림이 정신과 신체에 미치는 영향과 그에 따르게 되는 다른 정신 질환이 그 현상을 더 복잡하게 만든다는 측면에서 섭식장애는 분명히 매우 복잡한 질병이다. 또한 이 장에서 살펴본 바와 같이, 자녀들이 질병을 경험하는 방식이 그들의 사고와 행동을 비합리적이고 혼란스럽게 만들고 있지만, 질병을 조금만 더 이해한다면 자녀들의 입장에서는 어느 정도 일리가 있다.

섭식장애 치료는 이러한 복잡한 생각, 행동 및 때때로 의학적 문제에 대응해야 한다. 보통 이것이 의미하는 것은 좋은 치료란 이러한 질병의 모든 측면(심리적, 정신적, 의학적 및 영양)에 주의를 기울이는 것이다. 좋은 치료란 또한 부모가 자녀들이 치료를 받을 수 있도록 돕는 것에 적극적인 역할을 하며 이러한 돌봄에 적극적으로 참여한다는 것을 의미한다. 특별히 부모의 개입이 이 치료에서는 중요한데 그 이유는 자녀의 이러한 인지 왜곡이 너무 끈질기고 강력하여 누군가가 책임지고 그것들과 맞서 싸울 수 있도록 도와야 하며 이것을 일상생활에서 할 수 있는 위치의 사람은 바로 오직 부모(그리고 나머지 가족들)이기 때문이다.

다음 장에서 우리는 섭식장애에 대해 가장 효과성을 드러낸 최상의 연구들이 현재까지 우리에게 무엇을 알려줄 수 있었는지에 대해 대략 이야기하게 될 것이다. FBT와 같은 가족치료를 선택하게 된다면(7장 참조) 자녀의 문제가 되는 식습관을 책임지고 담당하는 것을 성공적으로 이끌 수 있기 위해 자녀가 생각하는 방식에 대해 지금 알고 있는 모든 것을 사용할 수 있도록 도울 것이다. 다른 유형의 치료를 선택한다면 8장에 설명된대로 치료 팀의 노력을 지지하기 위해서 자녀의 인지 왜곡들에 대해 알고 있는 것을 여전히 사용할 수 있다.

참고 문헌

Garner, D. M., Psychoeducational Principles in Treatment, in D. M. Garner and P. E. Garfinkel, Editors, *Handbook of Treatment for Eating Disorders, Second Edition*, 1997. New York: Guilford Press, pp. 145–177.

Le Grange, D., and J. Lock, Editors, *Eating Disorders: Children and Adolescents: A Clinical Handbook*, 2011. New York: Guilford Press.

Lock, J., *The Oxford Handbook of Child and Adolescent Eating Disorders: Developmental Perspectives*, 2012. New York: Oxford University Press.

Treasure, J., and B. Bauer, Assessment and Motivation, in J. Treasure, U. Schmidt, and E. van Furth, Editors, *Handbook of Eating Disorders*, 2003. Chichester, UK: Wiley, pp. 219–232.

CHAPTER 06

다른 옵션들을 이해하기

연구보고가 이야기하는 거식증, 신경성 폭식증, 폭식증 그리고 회피적/제한적 음식 섭취장애를 치료하는 최상의 방법들

자존감, 체중, 체형 및 식습관과 관련된 청소년의 어려움에 대해 잘 이해하면 다음 단계를 밟을 수 있게 된다. 즉 도움을 구하는 것이다. 그러나 연구자들과 임상가들의 공동체들조차 여전히 많은 미지의 문제로 어려움을 겪고 있어서 자녀들을 위한 가장 적절한 치료법을 찾는 것은 도전이 될 수 있겠다. 다행스럽게도, 우리는 굶주림 또는 폭식과 퍼징을 역전이 시키는 치료법에 대해 그 어느 때보다 더 잘 알고 있으며 이것은 부모와 청소년들이 그들의 어려움에 대한 심리적 구조를 이해하도록 안내할 것이다. 또한 자녀들을 정상적인 청소년 발달의 궤도로 되돌릴 수 있도록 도울 것이다.

이 장에서 우리는 섭식장애에 대한 다양한 치료법에 대해 우리가 알고 있는 것들을 알려줄 것이다. 그러나 세부 사항을 다루기 전에 이러한 치료법의 효과에 대한 증거를 제공하는 대부분의 치료 연구들은 오로지 거식증이나 신경성 폭식증에 대한 전체 기준을 충족하는 사람들에게만 집중되어있음을 이해하는 것이 중요하다. 그렇다고 해서 자녀가 섭식장애에 대한 전체 기준을 충족시키지 못하면 받을 수 있는 치료가 없다는 뜻은 결코 아니다. 임상적 경험에 따르면, 예를 들어 거식증이나 신경성 폭식증과 유사한 증상을 보이는 아동 대부분은 거식증과 신경성 폭식증의 장애에 대한 전체 기준을 충족하는 십 대를 치료하는 것과 같은 방식으로 치료해야 한다고 보고하고 있다. 그리고 어떤 면에서 볼 때, 몇 달 또는 1년 동안 정도 아파왔거나 거식증이나 신경성 폭식증의 전체 진단을 충족시키지 않을 경우는 좀 더 만족스러운 결과를 가져올 수 있다. *치료 가능한 옵션에 대해 읽으면서 기억해야 할 점은 좋은 치료와 조기 치료는 일반적으로 자녀의 섭식장애를 회복하는데 효과적이라는 것이다.* 우리는 통원 환자들의 치료 접근 방식을 평가하는 연구에 대해 논의한 다음, 입원 환자, 부분 입원 환자 또는 거주자 집단치료와 같은 보다 집중적인 치료법들을 다룰 것이다.

통원치료

이 섹션에서는 섭식장애(가족치료, 정신역동 개인치료, 인지행동치료, 대인관계 심리치료 및 영양 상담) 및 약물치료의 주요 심리치료 효과와 관련된 최신 연구 결과에 대해서 설명할 것이다.

심리치료

이제껏 거식증을 겪는 청소년에 대한 몇 가지 치료법 만이 유효한 과학적 방법으로 사용되면서 체계적으로 연구되었다. 연구된 거식증에 대한 심리치료에는 가족기반치료(FBT), 청소년 중심치료(AFT) 및 인지행동치료(CBT)가 포함된다. 총 323명의 청소년 참가자를 대상으로 한 6건의 무작위 임상 시험에서 FBT가 평가되었다. 이 연구에서 FBT는 비교 대상의 치료만큼 효과적이거나 그보다 더 우수했다. 이 연구는 또한 FBT가 체중 증가를 촉진하는데 더 빠르게 반응하며 입원의 심각성을 줄인다는 것을 발견하였다. AFT(청소년 자기 효능감과 자율성 문제를 해결하기 위한 개인 치료법)는 이러한 연구에서 가족 치료법만큼 효과적이지 않았지만, 이 접근 방법은 많은 환자, 특히 증상이 덜한 환자에게 도움이 되었다. CBT는 한 연구에서 사용되었으며 평상시 또는 입원치료와 비교할 때 비용적으로 가장 효율적인 접근 방식으로 밝혀졌다. 좀 더 진보된 CBT(CBT-E) 버전을 사용한 최근 연구에 따르면 이 새로운 접근법은 거식증이 있는 청소년에게도 유용할 수 있다고 하였다.

신경성 폭식증의 성인치료를 위해서는 다수의 치료 연구가 있었음에도 불구하고,총 165명의 환자를 대상으로 2개의 무작위 임상 실험 만이 청소년 치료에 적용하였다. 한 연구는 FBT 버전을 CBT 버전의 자가 도움을 지지하는 치료사와 비교하였다. 청소년은 두 치료에서 거의 동일하다는 것을 발견하였다. 다른 연구는 FBT(가족기반치료)를 개인 지지치료와 비교했을 때 가족치료에서 사람들이 더 빠르게 호전되고 전반적으로 더 효과가 있는 것으로 나타났다. 신경성 폭식증이 있는 청소년에 대한 다른 연구는 없지만, 성인의 연구에서는 섭식장애 증상과 관련된 어려움의 역할에 초점을 둔 대인관계 심리치료(IPT)와 감정을 관리하는 방법을 배우는 것에 중점을 두는 변증법적 치료(DBT)법에 관해서 논의돼 왔다. IPT와 CBT를 비교한 연구에 따르면 CBT가 더 빨리 작동하지만, 시간이 지남에 따라 두 치료

간의 결과에는 차이가 없었다. DBT는 신경성 폭식증을 앓고 있는 성인과 자살 사고와 자기를 해치는 문제가 있는 청소년에게 효과적이다.

일부 치료사들은 신경성 폭식증이나 자살 사고 및 자해를 가진 청소년 환자들과 함께 DBT를 사용하고 있지만 이 치료법이 얼마나 효과적인지는 아직 알려지지 않았다.

성인의 폭식장애 치료에 대한 연구는 많이 이루어져 왔다. 이러한 연구들은 폭식장애가 CBT, IPT 및 DBT를 포함한 많은 치료에 반응한다고 보고되고 있다. 폭식장애가 있는 청소년의 경우 IPT가 많은 환자에게 사용되었지만, 무작위 임상 실험은 보고된 바가 없다.

회피적/제한적 음식 섭취장애(ARFID)를 가진 어린이와 청소년을 위한 치료법에 대한 과학적 연구는 아직 보고된 바가 없다. 임상 실습에서는 치료사들이 행동 변화에 대한 보상을 제공하는 행동 계획을 추진하고 있으며 보통 음식의 종류와 음식의 양 두 측면에서 섭취량을 점차 증가시킨다. 부모들은 종종 이러한 행동 계획에 포함되기도 한다.

가족기반치료에 대한 세부 사항

섭식장애는 종종 청소년들에게서 발생하기 때문에 가족과 함께 작업하는 것이 치료에서 가능하다는 것이 확인되었다. 가족치료법은 일반적으로 십 대들에게 나타나는 섭식장애의 딜레마에 대한 잠재적 해결책으로서 가족 시스템을 강조한다. 그러나 섭식장애의 청소년 치료에 부모를 참여시키려는 초기시도와 좀 더 최근의 작업 사이에는 몇 가지 중요한 차이점을 보였는데 그 기초 작업은 부모들을 치료 과정 안으로 직접 투입시키는 것을 기반으로 하는 것이며 그 이유는 부모가 자녀들의 섭식장애를 해결하는데 가장 도움이 되는 것으로 나타나고 있기 때문이다. 그러므로 섭식장애에 대한 가족치료는 1970년대 중반 이후가 돼서야 가치 있는 치료법으로 등장하게 되었다.

일반적인 가족치료에서는, 치료사가 어떻게 가족이 의사소통하는지, 어떻게 서로 관계를 맺고 있는지 어떻게 그들이 문제를 해결하는지에 중점을 두게 된다. 즉, 가족치료의 관점은 가족 중 섭식장애가 있는 구성원이 있을 시 자녀들이 가족의 권위자 역할을 하도록 부모들이 허용하는지, 평화 유지를 위해 문제를 해결하고자 하는 것을 피하지는 않는지, 자녀들이 독립적으로 되도록 허용하는 것에 대한 불안감이 있는지와 같은 특정 예측 가능한 문제영역이 분명해진다. 이러한 형태의 가족치료의 초점은 FBT와 같이 증상이나 증상관리에 대한 것이라기보다 좀 더 일반적인 가족 과정 문제에 초점을 두고 있다.

가족치료에 대한 통제되지 않은 여러 실험(일련의 환자들이 비교 치료 없이 동일한 치료를 받음)에서 보면 치료에 가족을 참여시키는 것이 적어도 신경성 식욕 부진이 있는 좀 더 어린 환자에게 효과적이라고 제안하고 있다. 필라델피아의 아동 가이던스 클리닉(Child Guidance Clinic)에서 전문적인 삶의 대부분을 보냈던 아동 정신과 의사 살바도르 미누친(Salvador Minuchin)은 이 연구들 중 가장 중요한 것을 수행하였다. 그와 그의 팀은 식욕 부진이 있는 53명의 청소년의 케이스 진행을 통해 85% 이상이 좋은 결과(회복)가 있었다고 보고하였다. 이 모든 환자는 가족치료를 받은 청소년들이었다. 그러나 지금까지 섭식장애에 대한 심리치료에 대한 가장 영향력 있는 체계적인 연구는 거식증에 집중하였던 런던 모즐리(Maudsley)

병원에서 실시된 FBT 연구였다. 우리는 2장에서 FBT를 소개하였다. 그리고 그와 비슷한 작업이 미국, 유럽, 아시아 및 호주의 다양한 센터에서 수행되어오고 있고 수행 중이다. 영국과 미국에서 실시된 이러한 연구의 대부분은 FBT가 식욕 부진이 있는 청소년, 특히 2년 미만 동안 아파왔던 사람들에게 매우 효과적일 수 있음을 보여왔다. 여기서 기억해야 할 가장 큰 차이점은 FBT는 섭식장애에 대한 다른 가족치료와는 달리 가족이 뭔가 '잘못되었다'든지 '뭔가 잘못됐다'라는 것이 부모에게 있다고 가정하거나 부모가 이 치료에 개입해야만 하는 이유가 가족 때문이라고 가정하지 않는다는 것이다. 반대로 FBT는 가족을 치료의 가장 좋은 자원으로 간주한다. 십대 자녀들의 회복은 치료작업에 가족을 성공적으로 데려옴으로써 가속화시킬 수 있는데 그럼으로써 치료사가 섭식장애 증상(굶주림)을 해결할 수 있도록 돕고 청소년 발달의 정상 궤도에 그들을 돌아올 수 있도록 돕는다.

FBT는 7개의 무작위 임상 실험을 통하여 관찰되었다. 이 연구들은 몇가지 중요한 결과를 제공하였는데, 첫째, 환자와 그 가족은 FBT 치료를 받을 시 치료를 중단하지 않았다. 이 연구에 임한 청소년들은 거식증 치료를 위해 오는 십 대 전형들이었다. 가장 중요한 것은 FBT가 지금까지 비교해 왔던 어떤 치료법만큼이나 우수하거나 더 우수하다는 것이다. 1987년에 발표된 첫 번째 연구에서 식욕 부진이 있었던 청소년은 개인치료보다 더 높은 비율로 회복되었다. FBT와 AFT를 비교한 연구에서 가족 치료(FBT)에서의 청소년은 체중과 월경의 재시작에 있어서 더 빠르고 잘 회복되었으며 다른 심리적 기능 척도에는 차이가 없었다. FBT의 두 가지 형태(하나는 식욕 부진을 앓고 있는 자녀와 그 부모를 따로 보았고 또 다른 하나는 가족 전체를 보았음)는 부모가 자녀에게 좀 더 비판적인 가족들을 제외하고는 그 두 접근 방식이 똑같이 도움이 된다는 것을 발견하였다. 가족들이 비판적인 경우 가족을 분리한 치료가 좀 더 효과적이었다. 또 다른 연구는 짧은 6개월의 FBT 코스를 1년 동안 지속하는 긴 코스와 비교하였는데 전체적으로 차이점을 보이지 않았다. 즉, FBT가 단기간에 효과적일 수 있음을 제안하는 것이라 볼 수 있겠다. 그러나 한 부모 또는 이혼한 부모가 있는 가정의 경우 장기간의 치료가 더 효과적이었다. 매우 높은 수준의 강박성을 보이는 청소년도 치료 기간이 길어질수록 더 효과적이었다. 현재까지 발표된 청소년 거식증에 대한 가장 방대한 외래 환자의 연구에서는 FBT가 AFT보다 더 효과적이었는데 즉 FBT는 좀 더 빠른 체중 증가를 보였고 입원율이 감소하였으며 회복률은 2대 1로 증가하였다. 또한 FBT로 치료받은 청소년들을 대상으로 여러 연구가 진행되었는데, 대부분 꾸준히 좋은 성과를 보였다. 스튜와트 아그라스(Stewart Agras)와 동료들이 실시한 거식증을 앓고 있는 청소년에 대한 가장 최근의 연구는 FBT를 체중 회복보다 가족의 갈등 완화에 집중하는 일반적인 가족치료와 비교하였다. 이 연구에서는 두 치료 사이의 임상 결과에 있어서 차이가 없었지만, FBT가 체중 회복을 촉진하는데 더 효과적이었으며 치료 중 입원을 덜 하였으며 일반적인 가족치료보다 부모에게 더 수용 가능하였다. 따라서, FBT는 단기 또는 장기적으로 청소년 식욕 부진에 대한 가장 효과적인 치료인 것으로 보인다.

식욕 부진, 신경성 폭식증 및 폭식장애는 뚜렷이 구별되는 질병들임에도 불구하고, 이러한 유형의 섭식장애가 있는 많은 청소년들은 비슷한 증상을 보고한다. 따라서, 신경성 폭식증 또는 폭식장애가 있는 청소년에 대한 많은 치료 연구가 없으므로 거식증이 있는 십 대에게 효과적인 것으로 입증된 FBT가 신경성 폭식증 또는 폭식장애가 있는 청소년에게도 도움이 될 수 있다는 것은 일리가 있다. 이러한 결과를 주의해서 살펴봐야 하지만, 청소년 신경 폭식증 및 폭식장애에 대한 FBT는 상당히 가능성을 보여주고 있으며 치료 옵션으로 고려될 만하다.

개인 정신역동 심리치료

2장에서 언급했듯이 자녀가 받을 수 있는 개인 심리 치료법은 다양하다. 그러나 현재 아마도 가장 쉽게 찾을 수 있는 치료법은 정신 역동 치료일 것이다. 이것은 체중 및 체형 문제에 관해서라기보다 그리고 어떻게 건강하게 체중을 회복해야 하는지에 관한 것보다는 '밑에 내재되어 있는 문제'에 더 중점을 두는 치료라 말할 수 있겠다. 즉, 이 형태의 치료는 지각된 심리적 문제에 집중하는데 그것이 바로 섭식장애를 일으키는 요인으로 보는 것이다. 특히, 섭식장애가 있는 청소년은 미성숙하며 청소년들이 가질 수 있는 다양한 이슈에 대하여 상당히 불안감을 갖는 것으로 보이는데, 예를 들면 책임을 지는 방식의 어른으로서의 독립적인 역할들을 해야 한다는 가정들을 포함한다. 이 모델을 사용하는 치료는 그들의 실제 걱정이나 문제들을 해결하지 못하도록 방해하는 비효과적이고 위험한 전략들과 같은 무질서한 섭식 증상에 대해서만 집중한다. 섭식장애에 대한 정신 역동 치료는 종종 상대적으로 비구조적이며, 시간제한은 없으며 목표 또한 매우 구체적일 필요는 없다. 그런데도 불구하고 이 치료를 뒷받침할만한 증거가 있다. 두 번의 실험을 시도했던 런던의 세인트 조지 병원(St. George's Hospital)의 아서 크리스프(Arthur Crisp)와 그의 동료들은 그들의 환자들 그룹들을 대상으로 개인치료법을 사용하여 의료 및 영양 회복 그리고 심리적 개선 측면에서(청소년과 성인 모두 포함함) 상당한 호전을 보였다고 보고했다. 그러나 이 접근법을 수행하는 많은 심리치료자들은 아주 굶주린 환자들의 경우 치료의 초기 단계에서 심리치료를 집중적으로 하기가 어려울 수 있다는 사실을 염두해 두어야 한다. 결과적으로 그들은 이러한 현실을 자각하고 그 치료에 적응해야 할 것이다.

개인 역동 치료의 비특이성에 대한 이러한 일반적인 견해들과는 달리 디트로이트에 있는 웨인 주립 대학교(Wayne State University)의 아서 로빈(Arthur Robin)과 동료들은 예외적 접근법을 발전시켰는데, 원래는 자아 지향적 개인치료라고 하며 현재 식욕 부진을 위한 AFT(Adolescent-Focused Therapy)라고 불리고 있다. 정신 역동 전통에서 파생된 AFT는 사춘기와 청소년기와 관련된 발달 문제를 목표로 한다. 청소년을 위해서 고안된 AFT는 식욕 부진을 가진 사람들은 미성숙하고 자신의 감정, 특히 분노와 우울감과 같은 강한 감정을 자각하지 못하는 것으로 보고 있다. 이 청소년들은 그러한 문제에 직면하기를 원하지 않기 때문에 감정과 갈등이 표면화되는 것을 막기 위해 음식과 체중을 조절하는 것으로 눈을 돌리게 된다. 따라서, 이들 이론에 따르면, 섭식장애는 청소년기 동안의 정상적인 심리적 및 신체적 성숙을 방해한다고 보고 있다. 청소년기의 난관을 견딜 수 있는 능력을 좀 더 발달시키기 위해서는 먼저 자신의 감정을 탐색하고 선명화시켜 그것을 허용하는 법을 배워야 한다. 또한 AFT의 주요 목표는 청소년이 가족과 분리되고 개별화되도록 양육하는 것이다.

로빈과 동료들은 AFT를 가족치료와 비교하면서 무작위 임상 시험에서 AFT를 사용하였다. 비교한 결과 치료의 종결 시 가족치료가 더 큰 효과를 가져온 것으로 드러났지만 1년 후 관찰에서 두 가지 접근법 사이에는 환자의 상태에 큰 차이가 없었음을 보여주었다. 청소년의 약 3분의 2가 전반적으로 호전을 보였다. 이 연구를 보아서 AFT가 효과적임을 나타내고 있지만, 가족치료보다는 성과에 있어서 좀 느린 것으로 나타났다. AFT가 다른 정신 역동 치료들과 차이점을 보이는 것은 부모들이 그 치료에 개입된 정도인데 그들은 식사나 폭식이나 퍼징과 같은 다른 보상 행동에는 직접 관여하지 않았다. 다른 최근 연구에 따르면 AFT는 심하게 아프지 않은 식욕 부진 청소년들에게는 거의 FBT만큼 효과적이라고 제안하였는데 특히 섭식장애에 관한 생각이 적고 그 생각에 덜 집착하며 거식증이 있는 상황에서 폭식이나 퍼징을 하지 않는 청소년들에게서 그렇다.

우리가 기술한 바와 같이, 신경성 폭식증의 청소년을 대상으로 한 연구 중 오로지 2건의 무작위 임상 실험만이 발표되었다. 이 연구는 FBT 또는 CBT가 신경성 폭식증이 있는 청소년에게 도움이 될 수 있음을 나타내고 있다. 성인의 경우 CBT는 가장 도움이 된다는 증거들을 가지고 있다.

신경성 폭식증의 인지 행동 모델은 신경성 폭식증 유지에 관여하는 주요 요인이 바로 체형과 체중을 향한 태도라고 가정하고 있다. 이러한 태도는 가느다란 것에 대해 과잉된 평가, 신체에 대한 불만, 과도한 다이어트를 통해 체형과 체중을 조절하려고 시도하는 것을 말한다. 이러한 제한적인 식사 패턴은 심리적 및 생리적 박탈을 초래하게 되는데 이것은 종종 우울감을 일으키는 것과 관련이 있다. 식사 제한의 결과로, 굶주림은 증가하며 특히 우울한 기분이 있을 때 폭식의 가능성이 커지게 된다. 폭식은 체중 증가에 대한 걱정을 불러일으키고 결국 폭식으로 소비된 칼로리를 보상하기 위해 퍼징이 뒤 따르게 된다. 이 모델을 기반으로, CBT를 사용한 신경성 폭식증 치료는 식사 패턴을 보다 정상으로 만들기 위해 식습관 패턴을 바꾸는 데 중점을 주는 것인데(즉, 식사 사이의 시간을 길지 않게 하고 3번의 식사와 3번의 간식을 먹는 것) 그럼으로써 폭식을 하고자 하는 욕구가 감소(그러므로 자연히 퍼징도 줄어듦)하게 된다. 다음으로, 이 치료법은 자존감과 관련된 체형과 체중에 대한 과잉 평가가 어떻게 영향을 미치는지 그리고 이러한 문제에 대한 과도한 집착을 유지하고 무질서한 섭식 행동으로 이끄는 것과 관련된 사고에 집중하게 된다. 마지막으로, 이 치료는 장래에 섭식 문제가 다시 발생할 것으로 예상되는 것에 중점을 두고 재발을 방지하기 위해 무엇을 할 수 있을지를 결정하도록 돕는다.

몇몇 국가의 다른 그룹의 연구자들은 성인 신경폭식증에 대한 CBT치료의 몇가지 무작위 통제 실험을 끝냈다. 이 연구의 대부분이 CBT가 신경성 폭식증이 있는 성인을 위한 치료법임을 입증했다. 보다 구체적으로, 이들 연구는 CBT가 폭식 및 퍼징의 약 70%를 감소시키고 이러한 증상들로 인한 평균 굶주림은 50% 정도 가까이 감소하는 것으로 나타났다. 식사 제한도 크게 줄어들고 체중과 체형에 대한 문제가 되는 태도도 크게 줄어들었다. 또한 여러 연구에 의하면 추후 상담을 통해 그들이 6개월에서 6년 동안의 범위 안에서 변화된 상태를 잘 유지하는 것으로 나타났다.

신경성 폭식증이 있는 성인을 위한 또 다른 효과적인 치료법은 대인관계치료 IPT(Interpersonal Therapy)이다. IPT는 처음에 성인의 우울증과 불안 문제를 다루기 위한 간단한 치료법으로 개발되었다. 그 치료는 정서적 문제들이란 대인관계 문제나 특히 현재 문제의 결과로서 가장 잘 이해할 수 있다는 생각을 기초로 한다. 또한 IPT를 사용한 신경성 폭식증의 치료는 환자가 대인 문제영역에서 특정한 변화를 줄 수 있도록 돕기 위한 목적으로 섭식장애로 발전되고 그것을 유지하게 되는 대인관계 상황에 초점을 둔다. 따라서 CBT와의 차이점은 신경성 폭식증과 직접 관련된 행동이나 인식의 변화에 초점을 두지 않는다는 것이다. 실제로, 체중과 체형에 대한 식습관이나 태도에는 거의 주의를 기울이지 않는다. 현재 몇몇 연구에서는 신경성 폭식증을 치료하기 위해서 IPT 사용에 대한 경험적 지지를 제공하지만, 그 어떤 것보다도 CBT보다 우수한 것으로 밝혀진 것은 없다.

CBT와 IPT는 모두 신경성 폭식증이 있는 청소년에게 도움이 될 수 있지만 우리는 이러한 치료에 부모를 포함하는 것이 중요하다는 것을 알게 되었다. 부모가 치료에 포함될 때, 그들은 자녀의 폭식 행동과 태도를 변화시키는 데 도움이 되는 직접적인 보조자 일뿐 아니라 지지와 격려를 통해 자녀를 돕게되는 중요한 자원이 되기도 한다.

영양 상담

섭식장애 치료에 일반적으로 사용되는 또 다른 접근법은 영양상담이다. 식단이나 건강에 관한 영양사들의 전문지식들이 환자들에게 좀 더 적합한 지침들과 함께 그들의 음식 선택을 재 평가할 수 있도록 도울 수 있다는 가정 아래 영양사들은 오랫동안 이 치료 접근의 한 역할을 담당해 왔다. 일반적인 영양 상담은 식사 계획, 칼로리 권장 사항, 영양학적인 요구사항을 충족하기 위한 대체 음식 선택에 대한 논의를 포함하고 보다 건강한 음식 선택을 위한 지속적인 과정을 지지하게 된다. 그러나 현재까지 이 치료법을 조사한 소수의 연구는 성인 환자를 대상으로 실행되었으며 다른 심리치료(가족치료 및 개인치료)가 영양 상담보다는 우수하다는 것을 발견하였다. 그러나 특정 영양학적인 필요 사항이나 그 어려움에 대한 안내를 받기 위해서는 영양사와 상담하는 것이 도움이 될 수 있다.

요약하면, 연구 문헌은 외래 환자 심리치료의 두 가지 형태가 거식증에 효과적일 수 있다고 제안하고 있다. 즉 FBT와 로빈과 그 동료들이 개발한 AFT이다. 이제까지 가족치료는 더 많은 관심을 받았으며 이것을 지지할 만한 증거는 더 많이 있다. 그러나 정신 역동 심리치료의 전통은 AFT에 대해서 추가적인 신뢰성을 제공한다. 신경성 폭식증의 경우, 청소년 치료에 관한 연구는 아직 완성된 것이 없지만 CBT가 가장 탁월한 치료로 보이고 있으며 FBT 역시 효과적이라고 보고되고 있다. 언급한 바와 같이, CBT는 더 나이 어린 그룹의 발달적 변수를 고려하여 청소년들을 위한 치료로 변형해야 할 필요가 있을 수도 있다. 특히 가족 구성원들을 포함시킬 경우에 더 그렇다. IPT는 또한 신경성 폭식증을 위한 효과적인 치료법일 수 있으며 우울증이 있는 십 대에게 도움이 되는 것으로 보고되고 있어 적절한 옵션이라 할 수 있겠다. 다시 강조하지만, 보통 IPT에서 가족의 개입은 청소년과 함께 작업하기 위해서 매우 중요한 부분이다. 영양 상담의 역할은 연구 관점에서 아직 불확실하지만, 이 치료만으로는 환자 대부분에게 부적절한 것으로 보인다.

그러나 다른 심리학적 개입과 병행하는 통합된 접근에서의 영양 상담은 여전히 좋은 역할이 될 수 있다.

정신치료의 약물들

외래 환자의 심리치료 이외에도 약물이 섭식장애에 유익한지 보기 위해서 다양한 약물들이 연구되었다. 항정신병 치료제(정신병 치료를 위해 독점적으로 개발된 약물)가 어느 정도 도움이 될 수도 있지만, 섭식장애 치료에 있어서 약물의 효능에 대해 우리가 아는 것이 거의 없다는 것을 이해하는 것이 중요하다.

항우울제 및 항불안제는 거식증이 있는 성인에게 처방되어왔고 거의 도움이 되지 않는 것으로 나타났다. 특히 이러한 환자가 의학적으로 심각하게 손상된 경우에는 더더욱 그렇다. 훨씬 초기에도 역시 약물학적 개입의 결과로 환자의 유의미한 개선이 있었다는 연구보고는 거의 없다. 또한 거식증이 있는 청소년의 약물의 역할은 거의 관심조차 받지 못했다. 성인 환자 중에서 가장 자주 처방되는 약물에는 기분의 문제가 있는 환자를 돕기 위해 고안된 항우울제와 심한 강박 관념, 정신병적 사고 및 심한 불안을 해결하는 데 사용되는 저용량 신경 이완제가 포함된다. 그러나 그러한 약물이 거식증 환자에게 이롭다는 연구 증거는 거의 없다. 또한, 일부 섭식장애 환자들은 이 약물을 복용하면서 폭식이 일어났다는 보고도 있었다. 지난 수십 년 동안 거식증 치료의 연구들은 선택적 세로토닌 재흡수 억제제(Prozac과 같은 SSRI)의 역할에 관해 탐색해 왔다. 프로작(Prozac)은 입원 환자와 외래 환자의 세팅에서 치료를 진행한 환자의 재발을 예방하려는 방법으로 시도되었다. 지금까지의 결과물은 대부분 결론이 난 것은 아니며 큰 체계적인 연구들은 아직 이루어지지 않은 상태이다. 전체적으로, 이 한정된 연구들에서 내려야만 하는 결론이란 거식증 치료에서의 약물의 이점은 여전히 불확실하다는 것이다. 실제로, 대부분 임상가는 *거식증을 위한 최고의 약은 하루에 3번의 식사와 3번의 간식 섭취를 꾸준히 유지하는 것임에 동의할 것이다.*

그러나 4장에서 논의한 바와 같이 우울증과 불안과 같은 몇가지의 다른 정신과 질환 몇 가지가 거식증과 동시에 발생할 수 있다는 점을 명심하길 바란다. 자녀에게 그러한 병이 함께 발생하였을 때 항우울제 또는 항불안제를 복용하는 것은 매우 유익할 수 있으며 이 약물들은 우울과 불안을 위해 처방된 것이라야 한다. 또한 이전에 자세히 설명했듯이 거식증에 대해서는 여러 의학적 합병증이 있으며 많은 환자에게 여러 가지 비정신증 치료제를 사용하는 것이 오히려 유익할 수도 있다. 즉, 소아 · 청소년과 의사는 복부 불편이나 자녀의 질병과 관련된 다른 의학적 합병증을 치료하기 위한 약을 처방할 수 있다.

신경성 식욕부진증에 도움이 될 수 있는 약물에 대한 이러한 실망스러운 결과와는 달리, 대부분의 연구는 신경성 폭식증 및 폭식장애가 있는 성인에 대해서는 항우울제 사용을 지지하는 증거를 설득력 있게 보여주고 있다. 신경성 폭식증을 앓고 있는 많은 환자가 의사와 상담할 때 우울증으로부터 괴로워한다는 것이 입증되었기에 연구자들은 이러한 약물의 사용을 신속히 정확하게 사용하는 것을 추구하고 있다. 항우울제가 우울증에 도움이 되는 것처럼, 신경성 폭식증과 폭식장애에도 도움이 될 수 있다. 이러한 관찰은 신경성 폭식증 및 폭식장애를 가진 성인 환자들 사이에서 항우울제에 대한 일련의 양측 눈가림, 위약 통제 실험(Placebo-controlled trials)으로 이어졌다. 이러한 시험에서, 연구자들이나 연구 참여자들은 그들이 연구 중인 약을 먹는지 또는 위약(설탕으로 제조된 가짜 약)을 복용하는지 알지 못한다. 삼환계, 모노 아민 옥시 다제 억제제(MAOIs), 선택적 세라토닌 재흡수 억제제(SSRIs), 부프로피온(bupropion) 및 트라조돈(trazodone)과 같은 비전형 항우울제를 포함하여 대부분의 부류의 항우울제 약물이 이러한 연구에서 테스트 되었다.

대부분 이러한 연구에서 삼환계와 플루옥세틴(상표명 Prozac으로 가장 보편적으로 알려진 SSRI)은 폭식 빈도의 감소 측면에서 위약(Placebo)보다 효과적인 것으로 입증되었다. 일반적으로, 체형 체중에 의한 우울증 및 집착 또한 위약 보다는 약물에 더 큰 호전을 보였다. 신경성 폭식증의 경우 약물치료만을 단독으로 받은 후의 전반적인 효과적 반응은 심리치료 단독으로 받은 것보다는 낮았다.

아마도 가장 중요한 발견은 약리학적 치료의 장기 효과에 대한 증거가 거의 없다는 것이다. 한 그룹의 연구자들만이 항우울제인 데시 프라민(desipramine)으로 6개월 동안 치료한 후 지속적인 호전을 보였다고 보고하였으며 약물복용을 중단 한 후에도 효과가 지속되는 것으로 나타났다.

몇몇 통제 된 연구는 성인의 신경성 폭식증에 대한 약물치료 및 심리치료법을 조사하였다. 이 연구는 CBT와 항우울제의 약물치료 병행(약물과 심리치료)의 효과와 항우울제 약물치료에 대한 평가뿐 아니라 그 상관성(약물대 정신요법)을 평가하였다. 이들 연구는 (1) CBT가 약물 단독보다 우수하고 (2) CBT와 약물을 병행하면 약물 단독보다 훨씬 효과적이며 (3) CBT와 약물을 병행하면 CBT 단독과 비교해 약간의 효과만이 있는 것으로 나타났다. 결과에 의하면 CBT를 받는 환자들은 약물치료를 받는 환자에 비해 치료에서 탈락할 가능성이 훨씬 줄어든다고 보고 하고 있다. 성인 신경성 폭식증에 대한 심리 사회적 및 약리학적 치료 연구의 최근 메타 분석(통계적 유의성을 증가시키기 위해 여러 연구에서 데이터를 결합한 것)은 CBT가 선도적인 치료임을 확인하였다. 종합하면, 이러한 결과는 신경성 폭식증 치료를 위해서 항우울제를 복용하는 것만으로는 충분하지 않다는 것을 의미한다. 따라서 약물을 사용할 때는 다른 심리치료(예: CBT)가 거의 항상 포함돼야만 한다. CBT에 유리한 또 다른 발견은 약물치료와 비교할 때 정신 치료법이 환자들에게는 일반적으로 수용 가능성이 더 높다는 것이다. 폭식장애에 대한 약물치료의 이점은 명확하지 않다. 그러나 약물만으로도 많은 사람에게 도움이 되는 것으로 보이는 것 같기도 하다. ARFID에 대한 약물치료에 관한 연구는 아직 존재하지 않는다. 그러나, 항우울제는 식욕을 자극할 뿐만 아니라 먹고 삼키는 것에 대한 불안을 감소시키기 위해 가끔 사용되기도 한다.

요약하자면, 신경성 폭식증 및 폭식장애가 있는 성인을 대상으로 한 최근의 치료 연구에 따르면 CBT 및 항우울제(특히 Prozac과 같은 SSRI)가 잠재적으로 효과적인 치료법인 것으로 나타났다. 그러나 신경성 폭식증 또는 폭식장애가 있는 청소년을 대상으로 한 치료 연구는 아직 발표되지 않았다. 청소년들에 대한 연구가 이루어지기 전까지, 성인에게 도움이 되는 것으로 보이는 치료법이 청소년에게 적용될 수 있는지 여부는 여전히 모호하다. 그러나 많은 청소년들이 성인 집단에서 테스트한 것과 동일한 약물로부터의 혜택을 받고 있다. 당신은 부모로서 의사가 약물을 처방할 때 이 사실을 인식하고 필요한 주의를 기울이는지를 확인하고 싶을 수도 있겠다. 이러한 치료가 청소년에게 적용될 수 있더라도, 청소년에게 성인만큼 효과적인지 아닌지는 알 수 없다. 따라서 신경성 폭식증을 앓고 있는 성인의 연구에서 수집한 결과를 청소년에게 어떻게 적용할 수 있는지에 대해 의사에게 조심스럽게 물어볼 필요가 있다.

집중 치료

불행히도, 거식증 환자의 특정 소수 그룹과 많은 신경성 폭식증 환자 중 심각한 증상을 보일 시 입원치료가 요구되기도 한다. 입원 환자, 통원치료 환자 그리고 거주자 집단치료는 모두 한가지 공통점이 있다. 자녀는 풀타임 또는 매일 많은 시간 동안 건강 케어 시설에서 치료를 받게 된다. 이는 일반적으로 부모들이 자녀의 식사 문제에 대한 일상적인 관리에 참여하지는 않는 것임을 의미하지만 치료 팀이 시설의 치료적 접근 방식에 따라 다양한 수준으로 부모와 협력할 수 있다. 이 장에서는 입원 환자 병원 프로그램과 같은 집중 치료가 섭식장애에 도움이 된다는 것을 제안하는 과학적 지지에 대해 논의할 것이다.

우리가 상담한 많은 부모들은 입원, 통원 및 거주자 치료의 차이점에 대해 혼란감을 표현하였다. 입원치료는 보통 누군가 체중 회복이 시급하거나 섭식장애와 관련된 다른 급성 의학적 문제가 있을 때 실시하게 된다. 이러한 문제가 해결되면 많은 환자가 통원 환자 프로그램으로 옮기게 된다. 여기에서 환자는 좀 더 체중을 늘리고 다른 무질서한 식습관 행동을 제거하도록 도움을 받지만, 매일 저녁과 주말에 집으로 돌아간다. 마지막으로, 거주자 집단치료는 입원 환자 프로그램과 비슷해 보이지만 일반적으로 다른 치료에 '실패'했던 환자들을 돌보는 것을 목적으로 하며 그들이 원상복구할 수 있도록 도우려고 꽤 오랜 기간(최대 몇 개월 동안) 머무르는 것을 요구한다. 그러나 본질에서 이 세 가지 집중 치료 접근법들은 그들 사이 차이점보다는 유사점이 더 많이 있을 수도 있다.

집중 치료의 세 가지 형태는 모두 먼저 체중을 회복하고 폭식 및 퍼징을 중지시키기 위해 또는 그 행위들을 감소시키기 위해 매우 애쓴다. 둘째, 이 프로그램은 환자가 스스로 건강을 유지하는 법을 배우고 다양한 형태의 심리 치료법을 통해 그들이 왜 섭식장애를 겪게 되었는지 그것을 유지하게 되는 원인은 무엇인지에 대해 좀 더 잘 이해할 수 있도록 도움을 주는 것을 목표로 한다. 그리고 그곳에 머무르는 동안 환자들은 종종 집단심리치료나 가족치료의 세팅을 통해서 격려를 받으며 힘을 얻게 된다.

그러나 심리 통찰 중심의 치료법을 제공하는 것 외에도 이러한 많은 프로그램이 행동적 접근 방식을 따르고 있다고 말할 수 있다. 이것이 의미하는 바는(다시 말해 이것이 입원 환자이던지, 통원 환자 또는 거주자 집단 세팅이든지에 상관없이) 그들의 일상 활동에 있어서 주로 초점을 두는 것은 섭식 및 무질서한 식습관 행동이다. 실제로 이것은 저체중 환자의 경우 에너지를 비축하기 위해 초기에는 독립성이 제한됨을 의미한다. 즉, 체중이 조금씩 증가함에 따라 침대에서만 눕게 하는 규제에서 풀어주거나 감독하에 제한적인 운동 프로그램에 참여하는 것을 시작하게 할 수 있다. 끊임없는 폭식이나 퍼징 또는 과도한 운동을 하는 사람들을 위해, 전문 직원의 면밀한 관찰은 이러한 행동을 예방하기 위해 고안되며, 이러한 행동의 만성적 습관을 방해하는 것은 재발을 줄이는 데 도움이 된다는 견해에 근거한다. 전체적으로, 전문 직원에 의한 이러한 단속 및 관찰을 통해 환자가 호전을 보이면서 재발을 조금씩 줄이게 된다. 즉 이것은 정상적인 체중과 식습관으로 돌아가면서 독립적으로 되고 음식의 결정권을 갖는 면에서 좀 더 자유로워진다는 것을 의미한다. 이러한 활동은 세 가지 치료 환경 모두에서 이루어지며, 그 차이는 종종 머물게 되는 기간과 하루동안 치료세팅에서의 시간들이 얼마나 많은지, 어느 정도 그리고 어느 속도로 독립성이 격려되고 허락되는지 따라 차이가 있을 수 있다.

일부 연구자들은 거식증 치료의 입원효과에 관한 보고서를 발표했지만, 신경성 폭식증에 관한 비교 연구는 없다. 대부분의 전문 치료진들은 환자를 다시 먹이고 건강한 체중을 회복시키는 데 매우 성공적이다. 예를 들어, 한 연구에서 체중이 증가함에 따라 환자들에게 더 많은 자유와 보상을 얻도록 하는 행동 접근법을 사용하여 입원 환자들 중 16명의 참여 환자들이 평균 3개월 후 전반적인 임상적 개선을 나타내었다. 또한 다른 연구에 의하면 행동 접근 방식을 사용하여 환자 중 70%의 입원 환자들을 6개월 동안 치료했을 때 3년간 추적 관찰을 통해 지속적인 개선을 보였다고 보고하였다, 그러나 영국에서 실시된 16주간 동안 무작위로 작업했던 167명의 입원 청소년 환자들에 관한 대규모 연구 또는 두 가지 형태의 외래 환자의 치료를 비교해 보았을 때 병원 입원치료를 받은 사람들의 치료비용이 훨씬 더 크다는 것을 제외하고는 그 두 그룹 간의 결과에 차이가 없음을 발견하였다. 이것은 거식증이 있는 대부분 청소년에게 입원 환자 치료 프로그램이 외래 환자의 치료보다 더 도움이 되는 것은 아님을 의미한다. 그렇다고 거식증이 있는 일부 청소년들에게 병원 입원치료가 필요하지 않다는 뜻은 아니다. 즉 통원치료를 받는 사람 중 의학적으로 불안정한 사람과 체중을 늘리는 데 어려움을 겪는 사람은 병원에 있어야 한다. 그러나 이 연구에서 강력히 제안하는 것은 입원치료가 자녀를 치료할 때 반드시 고려해야 하는 첫 번째 단계는 아니라는 것이다. 또 다른 최근 연구에서 호주 시드니의 슬론 매든(Sloane Madden)과 동료들은 신경성 식욕 부진의 청소년들을 무작위 배정하여 낮은 심박 수와 저혈압의 안정화를 위한 짧은 입원 또는 체중 회복을 목표로 할 경우 더 긴 입원을 하게 하였다. 퇴원 시 모든 참가자는 FBT를 받았다. 1년동안의 치료 후반부 과정에서 그리고 그 후 1년후의 추적관찰에서, 임상적인 성과 면에서는 차이를 보이지 않았는데, 즉, 병원 재입원률, 또는 다른 치료법 사용의 여부를 본 결과 차이가 없었다. 그러므로 연구자들은 후에 FBT를 부합시키는 단기간의 병원 입원은 FBT를 시작하기 전에 청소년을 거의 정상 체중으로 회복시키는 장기간의 입원만큼 임상적으로 효과적이라고 결론지었다. 또한 전체적으로 봤을 때, 더 짧은 병원 치료를 받은 그룹의 경우 치료비용은 훨씬 저렴했다.

이들 연구는 입원치료만을 할 경우 단기적인 임상효과를 나타낼 가능성이 있지만, 장기적인 이점은 불확실하다는 것을 나타내었다. 하지만 연구환경에서 일어나는 일이 실제 상황과는 매우 다른 경우가 많다는 점을 명심해야 한다. 예를 들어, 어떤 연구 프로토콜은 치료 기간을 상대적으로 길게 할 수 있도록 허용하지만 실제로 보험 회사에서는 단지 몇 주 동안만의 치료 비용을 지원해 줄 수 있어 연구가 진행되지 않는 예도 있다.

입원치료의 실망스러운 측면 중 하나는 몇 달간의 집중 치료를 받았음에도 불구하고 많은 환자가 퇴원 후 몇 주 안에 힘들게 올려놓은 체중을 즉시 줄인다는 것이다. 예를 들면, 입원한 환자들의 치료를 검토한 한 연구원은 입원 환자의 40% 이상이 적어도 한 번은 재입원했다고 보고하였다. 또한, 이 연구보고에 의하면 섭식장애가 있는 환자는 재입원을 할 경우는 다른 장애가 있는 환자 그룹보다 더 오랫동안 입원한 것으로 나타났다. 다시 말해, 많은 환자, 특히 거식증 환자들은 상당한 시간 동안 병원에서 그들의 젊은 인생을 보내고 있는 것으로 나타났다. 우리는 안타깝게도 많은 환자들에게 입원 기간이 필요하다는 것을 이야기하게 된다. 최근 몇몇 연구들은 또한 FBT로 치료받은 청소년들은 일반적으로 다른 치료를 받은 사람들보다 입원이 덜 필요하고 체류 기간도 짧았다는 것을 발견하였다. 우리에게 이 발견은 청소년들에게는 특히 그들을 지지 할 수 있는 가족과 친구들이 집에서 도와주는 것이 가장 최선임을 제안하고 있다.

섭식장애를 위한 여러 치료법에 대해서 어떤 결론을 내릴 수 있는가?

이 장에서 검토된 모든 치료법에 대해 지금까지 볼 수 있었던 경험적 데이터의 결과는 중간 정도의 범위에 속하며 현재까지의 치료에 관한 연구는 적다. 그럼에도 불구하고, 이 연구들을 통해서 또, 환자들에 대한 우리의 경험에서 보면 몇 가지 분명한 지침들이 드러났다.

첫째, 자녀가 섭식장애의 징후를 보일 때 일찍 행동을 취하는 것이 가장 중요하다. 부모로서 과잉행동을 하거나 간섭하는 것으로 보일 거 같아 주저하거나 걱정하지 않기를 바란다. 어떤 질병이든지, 초기 단계에 포착하고 치료하는 것이 증상이 나타난 후 다루기 어려워지기를 기다리는 것보다 훨씬 유리하다.

둘째, 특히 통원 환자 치료에 대한 부모의 참여는 예외가 아닌 원칙이 되어야만 하다. 그러나 어떤 부모는 섭식장애처럼 이렇게 심각한 질병 치료에 자신이 개입하기에는 준비가 되어있지 않다고 느낄 수도 있다. 하지만 그러한 걱정은 대개 근거가 없다. 섭식장애는 복잡한 질병이며 성공적인 치료를 위해서는 종종 전문가팀(심리전문가, 정신과 의사, 소아 · 청소년과 의사나 영양사)의 헌신적인 노력이 있어야 한다. 이 전문가들은 각각 모두 청소년 치료 프로그램을 돕고 문제의 중요한 부분을 다룰 것이다. 부모는 이러한 전문가들의 전문 지식을 믿을 수 있어야 하며 부모로서 할 수 있는 중요한 기여도 역시 인정할 수 있어야 한다. 자녀가 어떻게 섭식장애를 겪게 되었는지와는 상관없이 부모는 자식에 대해서 가장 많이 알고 있으며 치료팀들의 그 어느 사람보다도 함께 더 많은 시간을 보낸 사람들이다. 부모들은 제공할 것이 많을 뿐만 아니라 자녀를 감독해야 하는 사람으로서 그들의 참여는 중요하다.

셋째, 섭식장애와 관련된 의학적 문제에 대해 초기에 주의를 기울이는 것이 무엇보다 중요하다. 그리고 너무도 흔히, 우리는 생명을 위협하는 그 섭식 증상을 치료하기 전에 질병의 원인을 찾는 것에 에너지를 쏟는 부모들을 보게 된다. 만약 당신 마음 안의 본능이 자녀가 어려움에 부닥쳐 있다고 이야기하고 있지만 상담하는 전문가가 당신의 딸이 왜 먹지 않는지 혹은 당신의 아들이 왜 매일 밤 저녁을 먹고 토하는지를 탐색하기를 원한다면 긴급한 문제에 즉각적인 주의를 기울여야 함을 피력해야 한다(즉 자녀의 건강 회복). 만약 당신과 전문가가 그러한 수행 과정에 동의할 수 없으면 다른 전문가를 찾아야 한다(10장 참조). 물론 대부분 전문가는 최선을 다하는 마음으로 그들에게 관심을 기울이고 자녀의 건강을 되돌릴 수 있도록 부모와 기꺼이 협조할 것이다. 다음 두 장에서는 어떤 특정 치료를 받는지와는 상관없이 자녀의 치료에 대해 부모가 어떻게 확실히 생산성 있게 참여할 수가 있는지 그 방법에 대해 논의하게 될 것이다.

참고 문헌

Agras, W. S., J. Lock, H. Brandt, et al., Comparison of 2 Family Therapies for Adolescent Anorexia Nervosa: A Randomized Trial, *JAMA Psychiatry*, 71(11), 1279 - 1286.

Andersen, A., W. Bowers, and K. Evans, Inpatient Treatment of Anorexia Nervosa, in D. M. Garner and P. E. Garfinkel, Editors, *Handbook of Treatment for Eating Disorders, Second Edition*, 1997. New York: Guilford Press, pp. 327 - 353.

Attia, E., C. Haiman, B. T. Walsh, et al., Does Fluoxetine Augment the Inpatient Treatment of Anorexia Nervosa?, *American Journal of Psychiatry*, 1998, 152, 1070 - 1072.

Beumont, P., C. Beumont, S. Touyz, et al., Nutritional Counseling and Supervised Exercise, in D. M. Garner and P. E. Garfinkel, Editors, *Handbook of Treatment for Eating Disorders, Second Edition*, 1997. New York: Guilford Press, pp. 178 - 187.

Garfinkel, P., and B. T. Walsh, Drug Therapies, in D. M. Garner and P. E. Garfinkel, Editors, Handbook of Treatment for Eating Disorders, Second Edition, 1997. New York: Guilford Press, pp. 372 - 382.

Gowers, S. G., A. Clark, C. Roberts, et al., Clinical Effectiveness of Treatments for Anorexia Nervosa in Adolescents: Randomised Controlled Trial, *British Journal of Psychiatry*, 2007, 191, 427 - 435.

Hagman, J., J. Gralla, E. Sigel, et al., A Double-Blind, Placebo-Controlled Study of Risperidone for the Treatment of Adolescents and Young Adults with Anorexia Nervosa: A Pilot Study, *American Journal of Child and Adolescent Psychiatry*, 2011, 50, 915 - 924.

Kaplan, A., and M. Olmsted, Partial Hospitalization, in D. M. Garner and P. E. Garfinkel, Editors, *Handbook of Treatment for Eating Disorders, Second Edition*, 1997. New York: Guilford Press, pp. 354 - 360.

Madden, S., J. Miskovic-Wheatley, A. Wallis, et al., A Randomized Controlled Trial of Inpatient Hospitalization for Anorexia Nervosa in Medically

Unstable Adolescents, *Psychological Medicine,* 2014, 44, 1053 – 1064.

Robinson, P., Day Treatments, in J. Treasure, U. Schmidt, and E. van Furth, Editors, *Handbook of Eating Disorders,* 2003. Chichester, UK: Wiley, pp. 333 – 348.

Touyz, S., and P. Beumont, Behavioral Treatment to Promote Weight Gain in Anorexia Nervosa, in D. M. Garner and P. E. Garfinkel, Editors, *Handbook of Treatment for Eating Disorders, Second Edition,* 1997. New York: Guilford Press, pp. 361 – 371.

PART 3

치료의 효과를 위해서

자녀가 회복할 수 있도록 돕기 위해
매일 일어나는 문제들을 어떻게 해결할 것인가?

CHAPTER 07

변화를 위해 책임지기

섭식장애의 회복을 위해 가족기반치료(Family-Based Treatment)를 어떻게 적용하면 될까?

“우리는 모든 것을 시도해 봤어요. 아이가 먹는 대로 놔두기도 하고 먹으라고 강요도 해봤어요. 협박도 해보고 벌도 주기도 했어요. 그러나 나아지는 것은 하나도 없어요.”

치료사들은 이제부터 아이들의 정상적인 음식 섭취 패턴을 회복하도록 돕기위해 부모들이 직접적으로 그 임무를 담당하게 될 것이라는 말을 하게 되는데, 위의 이야기들은 섭식장애 부모한테서 듣게 되는 전형적인 대사이다. 만약 당신이 십 대 자녀의 섭식 행동을 기능적으로 변화시키는 것을 담당할 것이라고 얘기하는(FBT와 같은) 치료의 방식과 마주하고 있다면 순간 난감하고 의아해할 수 있으며 해야 할 임무에 대해 막막함을 느낄지도 모른다. 부모들은 그들의 아들이나 딸들을 어떻게 충분히 또는 규칙적으로 먹게 할 수 있을지 모르겠다고 치료사들에게 하소연한다. 그들에게 몰려오는 이러한 절망감과 격렬한 호소는 지극히 자연스러운 감정이다. 이런것들이 어쩌면 먹고 싶어 하지 않거나 토하고 싶어 하는 아이들과 부모 사이에서의 커다란 균열을 예고하는 상황으로써 느껴질 수도 있다. 많은 부모는 또한 마치 지금도 이 질병과 싸우고 있다는 느낌을 받을 뿐 아니라 실제로 필사적으로 아이를 돕기 위해 노력하고 있는 것이다.

이 장과 다음 장에서는 섭식장애와 관련된, 다양한 문제들을 가지고 있는 당신의 자녀들을 실질적으로 돕는 것에 참여할 수 있도록 여러 가지 방법들을 논의할 것이다. 이 장에서는 FBT 접근 방법에 대해 집중적으로 다룰 것이다. FBT 접근법은 가정에서의 섭식과 관련된 행동변화를 위해 부모들이 직접적으로 관여하는 것으로서 이 책의 기본 전제에 대해 많이 알려 줄 것이다. 만약 당신의 딸이나 아들이 이러한 임무를 지도록 격려하지 않는, 또는 그것에 반대하는 다른 종류의 치료를 받고 있다 하더라도 여전히 부모는 자녀의 건강을 회복하는 일에 관여할 수 있고 또 그래야만 한다. 당신은 8장안에 있는(6장에서도 기술됨) 다른 섭식장애 치료 형태 안에서 어떻게 그렇게 할 수 있을지 그 제안을 듣게 될 것이다.

비정상적인 식사 패턴이 거식증이나 신경성 폭식증과 관련이 있는지 여부와 관계없이 자녀들을 위협하거나, 처벌하거나 또는 호되게 야단을 치지 않고도 어떻게 그들을 성공적으로 도울 수 있는지에 대해 당신은 놀라게 될 것이다. 부모로서 가지게 되는 이점은 그 누구에게도 없는 자녀에 대한 부모 고유의 사랑과 헌신이다. 이것이야말로 강력한 자원이다.

부모는 본능적으로 자녀의 건강과 미래를 걱정하게 되는데 이것이 바로 부모가 어떻게 해야 할지 모르는 불확실한 상태로 만들지도 모른다. 어느 정도의 불안은 좋은 것이다. 이것은 당신의 행동을 추진하도록 돕는다. 그러나 너무 많은 불안은 당신을 압도시키고 정지하게 만든다. 섭식장애의 자녀가 정상적으로 먹는 것을 돕는 방법을 찾는다는 것이 어렵다는 것은 부인하지 않겠다. 당신은 잘 먹히지도 않을 어떤 것을 시도할지도 모른다. 예를 들면, 어떤 부모들은 음식에 버터나 다른 기름을 아이가 보지 않게 살짝 발라 놓기도 한다. 이것은 아이의 영양학적인 관점에서 좋은 방법처럼 들릴 수 있으나 이것은 보통 아이들이 부모를 신뢰하지 못하는 쪽으로 이끌게 된다. 우리는 아이에게 무엇을 바라는지에 대해 매우 직접적이고 명확하고 구체적으로 언급하는 것이 더 효과적이라는 것을 알게 되었다. 이것이 바로 여기서 제공할 수 있는 원칙 중 하나로서 십 대 자녀가 건강하게 다시 먹기 시작하는 데 도움이 되는 부모만의 방법을 생각해 내도록 안내 할 것이다. 부모들이 자녀양육에 대한 다른 많은 딜레마들을 다루어 왔듯이 이 장에서 다루게 될 우리의 목표는 그들이 이 문제를 다루는 능력에 대해서 자신감을 갖도록 돕는 것이며 이것은 불안을 경감시킬 것이다.

지나친 걱정은 오로지 부모들을 주저하게 만들뿐이다. 자신감의 결여와 불확실성은 종종 결단력이 없는 것으로 보일 수 있다. 이것은 또한 자녀에게 있는 그 섭식장애의 속성과 함께 자녀가 더욱더 부모에게 저항할 수 있도록 부축 이는 역할을 하게 된다. 1장에서도 얘기했듯이 주저하지 말고 지금 행동하길 바란다.

몇 가지 기본 원칙들

아이들의 여러 문제행동들에 마찬가지로 몇 가지 기본적 지침이 여기에서 적용될 것이다. 우선, 자녀가 정상적으로 먹도록 도와주기 위해 당신이 실행할 수 있는 접근을 떠올려보자. 당신이 만약 종일 일하고 아들과 함께 있는 것이 불가능하다면 모든 식사를 함께할 것이라고 말하는 것은 별로 도움이 되지 않을 것이다. 두 번째로 행동 변화를 위해 자녀와 당신 스스로에 대해서 합리적인 기대를 하는 것이 좋다. 행동을 변화시키는 것은 시간이 걸린다. 인내해야 하는 마음의 준비를 하길 바란다. 세 번째로 아이를 존중하는 방식의 전략을 사용하는 것이 좋다. 하지만 당신의 기대를 꺾으려고 하는 압력에 굴복하지 않도록 주의하기 바란다. 이 뜻은 아이가 질병을 가지고 있기 때문에 그들이 스스로 생각이나 행동을 충분히 통제하지 못하고 있다는 점을 기억하는 것을 의미한다. 또한 비난하거나 체벌을 하기보다 동정 어린 그리고 돌봄의 태도를 보이는 것을 의미한다. 네 번째로 이것은 어려운 과정이므로 다른 가족들, 친구들 또는 전문인들처럼 당신을 지지해 줄 수 있는 사람을 만나는 것이다. 만약 이러한 도전이 그다지 어렵게 느껴지지 않는다면, 당신이 취할 수 있는 종류의 행동은 예후가 좋지 않을 가능성이 크다. 마지막으로 너무 빨리 포기하지 않기를 바란다. 때로는 일찍 성공하면 당신의 경비태세가 바로 곧 느슨해져 섭식 문제가 표면 위로 다시 떠 오르게 될 수도 있다.

당신이 가족기반치료(FBT)에 개입된다면 아래와 같은 특정한 원칙들을 따라야 할 것이다.

1. 당신을 어떻게 도울지 아는 전문가들과 함께 작업하기.
2. 가족이 하나가 되어 함께 헤쳐나가기.
3. 당신이 당면한 문제에 대해서 자신 또는 자녀를 책망하지 않기.
4. 당신 앞에 놓여있는 그 문제에 집중하기.
5. 먹는 것 또는 체중과 관련해서 염려되는 부분에 대해서 자녀와 논

쟁 벌이지 않기.

6. 후퇴해야 할 지점을 알기.

7. 자신을 돌보기. 부모는 자녀의 최고의 희망이다.

이 장의 나머지 부분은 이러한 원칙들을 차례로 검토하는 데 주력하였다. 예를 들어, 이 장을 통해서 우리는 치료의 도움을 받았던 많은 가족의 경험에 관해 이야기할 것이며 그중 다음 15세의 신디(Cindy)는 그녀와 그녀의 가족이 신경성 식욕부진증과 함께 싸워야 하는 그 어려운 상황과 마주하고 있음을 보여주고 있다.

> 신디는 아주 집중을 잘하는 십 대 소녀 중 하나였다. 그녀의 아빠 조지(Jorge)는 회계사였고 엄마 수잔(Susan)은 부동산 중개인이었다. 그녀는 또한 같은 학교에 다니고 있는 17세의 오빠 토드(Todd)도 있었다. 신디는 언제나 우수한 학생이었고 사회적으로는 다소 부끄럼을 타는 소녀였다. 그녀는 고1이 되었을 때 다이어트를 시작하였는데 그 이유는 만약 자신이 조금 더 날씬해지고 건강하다면 자신이 훨씬 수려하게 보일 것이라는 마음이 있었다. 그녀가 체중이 내려갔을 때 어떤 여자친구들은 그녀가 정말로 멋져 보인다는 코멘트를 하였고 그것을 통해서 신디는 좀 더 수용되고 남들로부터 관심을 받게 된다고 느꼈다. 하지만 몇 달 후 부모는 그녀의 체중감소에 놀라게 되었다. 그녀는 이제 152cm의 키에 36kg밖에 되지 않았다. 부모는 신디를 소아 · 청소년과로 데려갔고 그 의사는 신디와 신디 부모를 가족 치료사에게 리퍼 하였다. 그 치료사는 신디를 다시 먹이게 하기 위해서 조지와 수잔이 전적으로 책임을 지도록 이끄는 가족기반치료(FBT)를 하는 치료사였다.

당신을 어떻게 도울지 아는 전문인들과 함께 작업하기

우리는 1장에서 전문가의 평가와 치료의 중요성에 대해서 논의했다. 특히 만약 부모가 가정에서 섭식장애의 행동들을 변화시키기 위해 직접적으로 임무를 맡게 되었다면 더욱더 그렇다. 지금쯤 당신은 섭식장애를 이해한다는 것이 간단한 문제가 아니라는 것을 알게 되었을 것이다. 그러므로 전문가가 이러한 문제에 당면한 가족들을 도왔던 경험이 많을수록 이 장애에 대한 복잡성을 더 깊이 이해하고 있을 것이다. 그러므로 전문가가 더 깊이 이해하고 있을수록 부모는 자녀의 음식 섭취에 대한 행동을 변화시키는 것이 왜 그렇게 어려운 것인지에 대해 좀 더 자신 스스로의 이해로 선명화시킬 수 있도록 도움을 받게 될 것이다.

우리는 부모가 섭식장애를 앓고있는 자녀들을 도울 수 있는 기술이 분명히 있다는 것을 강하게 믿고 있지만 그러한 기술을 효과적으로 적용하기 위해서는 도움이 필요하다. 전문가들은 당신이 현재 무엇을 하고 있는지를 물을 것이고 무엇이 도움이 되었고 무엇이 도움이 되지 않았는지에 대해 살펴볼 것이다. 경험이 많은 전문가들은 부모의 현재 노력을 어떻게 더 향상시킬 수 있을지 부모가 난관에 부닥쳤을 때에는 무엇을 생각할 수 있는지에 대하여 조언을 줄 것이다.

동시에 전문가는 자녀의 사고를 좀 더 잘 이해할 수 있도록 부모를 돕는 것이 중요한데 치료 초기에는 치료사가 자녀와 맞서 '부모의 입장'에서 있는 것처럼 자녀에게 비추어지기 때문이다. 자녀의 질병을 좀 더 이해하도록 부모를 도움으로써 치료사는 자녀에게 그들의 고통을 이해하고 있다는 것을 보여주고 치료 과정에서의 신뢰 형성과 협동적 관계를 촉진하게 된다.

전문 치료사들은 또한 모든 가족이 각각 다르고 스스로 관리하고 문제를 해결하는 그들만의 스타일이 있다는 것을 이해하게 될 것이다. 숙련된 치료사들은 모든 사람에게 적용하는 하나만의 방법을 제시하는 대신 섭식장애로 어려움을 겪고 있는 각자의 가족들에게 나타나고 있는 엉킨 실타래들을 식별하는 것이다. 우리가 이 장에서 공유하고 있는 치료사들의 환자들이나 예시들에 관한 세부사항들은 당신의 가족에게 완전히 들어맞지 않을 수도 있다. 그 부분은 당신 치료사들이 다루게 될 것이다. 치료사는 여기에 제시된 원리들을 특별히 가족들 각자에 맞게 적용할 수 있도록 도울 것이다.

가족이 하나가 되어 함께 움직여라

우리의 경험으로 봐서는 부모들은 자녀들의 거식증이나 신경성 폭식증의 자기 파괴적인 식습관을 변화시키기 위해 실제로 그들 나름의 많은 것들을 시도해 왔다는 것을 알고 있다. 하지만 부모 양쪽이 분명하게 한목소리를 내면서 일관적으로 자신감 있게 어떠한 전략을 시도해 보지는 않았을 것이다(9장을 볼 것).

> 신디(Cindy)의 부모 조지(Jorge)와 수잔(Susan)은 첫 번째 가족치료 세션을 마친 후 당혹감을 느꼈다. 치료사는 그들에게 신디가 먹을 수 있는 방법을 찾으라고 말했던 것이다. 집에 가서 조지는 신디 옆에 앉아서 그

녀에게 무엇을 먹을 수 있겠냐고 물었다. 신디는 밥과 찐 채소를 먹을 수 있을 거 같다고 얘기하였다. 그러나 수잔은 딸이 치킨 한 조각을 먹었으면 좋겠다고 했다. 신디는 거부하였다. 수잔은 다시 딸에게 먹어야 한다고 이야기했다. 이것은 신디가 아무것도 먹지 않고 테이블을 떠나게 했으며 고함을 지르는 것으로 끝이 났다.

다음 만남에서 신디의 치료사는 가족들로부터 무슨 일이 일어났었는지를 주의하여 들었다. 그리고 첫 번째로 치료사는 부모 둘 다 신디가 밥과 채소뿐 아니라 치킨을 먹을 필요가 있다는 것에 동의하는지 물었다. 그들은 그것에 동의하였다. 하지만 조지는 이제 그렇게 소리를 지르는 것으로 끝나는 것에 더는 참을 수가 없으며 신디가 어떤 것을 먹든지 자신은 기쁠 것이라고 이야기하였다. 신디가 어떻게 해야 하는지 조지와 수잔은 서로 동의하지만, 그것이 의미하는 바가 서로 같지 않다는 것이 치료사에게는 명백해졌다. 치료사는 계획에 있어서 이런 식의 틈이 섭식장애가 비집고 들어가도록 허락하는 것이며 그들의 효력을 경감시키는 것이라고 설명했다. 치료사는 또한 충분히 먹는다는 의미가 무엇이며 그들이 그것을 강화하기 위해 무엇을 할 수 있는지 그들의 계획을 다시 선명화 시킬 수 있도록 수잔과 조지가 함께 작업할 것을 제안하였다.

그다음 날 조지와 수잔은 커피를 마시러 나갔다. 그들은 신디가 치킨 이외에 추가로 밥과 채소를 먹어야 한다는 것에 동의하였다. 그들은 또한 그녀가 닭가슴살 하나를 먹어야 한다는 것에 동의하였다. 그러나 그것을 어떻게 요리하면 좋을지는 수잔이 선택하도록 허락하기로 하였다. 단 요리는 수잔이 하는 것이 아니라 부모가 하는 것으로 합의점을 찾았다.

이것은 부모가 신디에게 있는 거식증의 경직성을 깨뜨리기 위한 해결책을 찾는 쪽으로 첫걸음을 내디딘 것이었다. 그들의 어려움에는 더 많은 단계가 있을 것이다. 부모들이 함께 작업하는 방법들은 여럿 있지만 어려움이 몰려올 때는 그렇게 되기가 어렵다. 종종 그들은 서로 역행 선을 타기도 한다. 이러한 시나리오는 흔히 볼 수가 있는 현상이며 9장 전체에서 우리가 나누게 될 것이다. 그러나 여기서는 현재 가정에서 양육하는 부모 혹은 다른 성인들이 정상적인 식습관을 회복시키기 위해 하나가 되어 앞장서는 것이 얼마나 중요한지를 인지하는 것이 필요하다.

> 디나(Dinah)의 엄마는 딸이 스스로 음식을 먹도록 열심히 권유했다. 그러나 디나에게 운동하는 것을 허락하는 것이 그녀가 더 먹도록 도울 것이라고 믿었던 아빠는 거의 매일 밤 그녀가 달릴 수가 있게 체육관을 데려갔다. 이것은 그녀가 먹는 것보다 운동으로 인해 칼로리를 더 사용해 버려 체중의 증가를 저지시키는 역할을 하였다.

디나의 부모 둘 다 틀린 것은 아니다. 하지만 그 두 사람의 계획은 통일성이 없었기 때문에 함께 작업하는 것에 성공하지 못했다.

> 하디야(Haddiyah)의 엄마는 직접 음식을 먹이는 것에 대해 원망을 하였고 분노하였다. 하지만 그녀는 남편에게 자신이 그만큼 노력하지 않았다는 것을 고백하였다. 하디야 엄마는 아이의 식사 중에 그 주위에 있었지만 하디야가 실제로 먹고 있는지 보기 위해서 정말로 관찰하지는 않았던 것이다. 하디야는 이것을 알았고 그녀는 엄마가 안 보는 사이에 음식을 쉽게 쓰레기통에 버릴 수 있었다. 그러므로 하디야의 증상이 호전되지 않은 것을 모든 사람이 이해하기가 어려웠던 것이다.

다시 말하자면 하디야의 부모들은 둘 다 틀리지 않았다. 그 둘은 그저 치료 방법에 대해서 서로 동의하지 않았을 뿐이다. 하디야의 엄마는 자신이 남편이 이러한 치료 방법을 진행하는 자신을 비난하는 것으로 느끼게 되었고 그와 직접적으로 대면하지 않기를 바랬다.

> 타미(Tammy)의 아빠는 타미가 아기였을 때 가정을 버렸다. 타미 주위에는 어떤 친척들도 없었기에 타미와 그녀의 엄마는 매우 가깝게 지냈다. 타미의 엄마가 겪고 있는 갈등은 자신과의 싸움이었다. 즉, 매일 그녀가 토하지 않도록 막았지만 다른 한편 십 대가 된 자녀를 관찰하고 통제하는 것에 대해 무척 괴로움을 느꼈다. 그래서 때론 모른척하거나 무시하게 되는 자신을 발견하곤 했는데 그것은 타미가 토하도록 하게 하는 명백한 요인이었다.

타미 엄마의 복합적인 감정들은 매우 이해할 만하다. 우리가 논의 해왔듯이 섭식장애가 있는 내담자들은 음식과 체중에 걱정하는 것을 제외하고는 거의 모든 상황에서 완벽하게 정상적인 생각을 하는 거처럼 보인다. 부모들은 식사 시간이 되면 마치 그들의 자녀의 성격이나 사고가 안개로 뒤덮여 있는 듯하다고 묘사하곤 한다. 섭식장애를 앓는 청소년들은 완벽히 정상적으로 보이지만 음식을 섭취해야 하는 상황이 예상될 때 특이하고 기이한 행동을 나타내며 부모들은 그러한 자녀를 보면서 분노하고 원망하게 된다. 자녀가 합리적으로 생각하고 행동하다가 식사 시간이 되기만 하면 퇴행하거나 상당히 감정이 격해지고 비합리적으로 되는 것을 보는 것은 매우 혼란스러운 일이다. 이러한 혼란감으로 인해 자녀를 먹게 하고 폭식이나 토하지 못하게 막도록 하는 노력에 대해서 불확실해지거나 양가감정을 갖는 것일 수도 있다. 당신은 타미의 엄마처럼 해야 할 필요가 있는 것에 대해 주저하게 될 수도 있다. 불행하게도 그러한 머뭇거림은 섭식장애의 사고가 비집고 들어가도록 틈을 내주는 것이며 앞서 얘기했듯이 섭식장애를 더욱더 굳히게 만드는 발판을 마련해주는 꼴이 된다. 타미의 엄마가 경험했던 것들을 지금 느끼고 있다면 자녀를 통제하거나 치료에 개입하는 것에 대해서 성공을 기대하기는 어려울 것이며 섭식장애 아동을 모니터 하는 것에 대해 지속적으로 강한 반감을 가지는 다른 치료(다음 장을 볼 것) 접근을 식별하는 것은 어려워질 것이다.

형제 · 자매들을 제외시키지 말 것

형제 · 자매들은 섭식장애와 싸워 이길 수 있도록 도와줄 수 있는 또 하나의 자원이다. 형제 · 자매들은 삶 속에서 가장 오랫동안 관계를 맺어온 사람들이며 그것은 당신 자녀에게도 명백한 사실이다. 그것이 사실이든 아니든 간에 그들 중 한 명이 섭식장애를 앓는다면 그 형제 · 자매들은 영향을 받게 된다. 그들은 때때로 부모보다 먼저 그 문제를 보기도 한다. 그러나 보통 섭식장애를 겪는 그 형제 · 자매를 보면서 막아야겠다는 마음과 도와야겠다는 양가적인 의무감으로 혼란스러움과 심리적 부담을 느끼기도 한다. 그들은 또한 가족들에게 이런 문제를 가져오는 섭식장애 형제 · 자매에 대해 분노를 느끼기도 한다.

치료에서 형제 · 자매들은 섭식장애를 앓는 자신의 형제 · 자매들을 서포트하는 것으로 도울 수 있다. 첫 번째로, 그들이 치료에 함께 옴으로써 자신들이 염려하는 점이나 관심을 표현할 수 있다. 처음에는 사실 강요로 어쩔 수 없이 오는 것일 수도 있다. 하지만, 시간이 지남에 따라 그들은 가족이 함께 그 문제를 극복하는 데 있어서 어떻게 자원이 될 수 있는지 보게 되는 유익함을 얻게 된다. 5~6세의 어린 형제 · 자매들은 무슨 일이 벌어지고 있는지 이해하지 못할지라도 치료사들은 그들에게 고통받는 그들의 형제 · 자매에게 친절함을 보일 수 있는 무언가를 하도록 부탁할 것이다. 예를 들면 치료사들은 섭식장애가 있는 형제 · 자매를 위해 카드를 쓰게 하거나 허드렛일을 대신하도록 부탁할 수 있다. 나이가 더 많은 형제 · 자매일 경우 그들의 동생이 의도적으로 배를 비우지 않도록 돕기 위해 혹은 체중 증가나 먹는 것에 대해 끔찍한 공포를 느끼는 것으로부터 주의를 분산시킬 수 있도록 밖으로 데리고 나갈 수도 있다. 이런 방법으로 형제 · 자매들은 가정에서 문제를 일으키게 되는 섭식 행동을 변화시키는 과정이 조금 더 용이하도록 도울 수 있게 된다.

물론, 때에 따라서 다른 형제 · 자매들이 도움이 안 될 수도 있다. 모니카(Monica)와 델핀(Delphine)은 항상 서로 경쟁해 왔던 쌍둥이였다. 모니카가 다이어트를 시작하고 체중을 줄이기 시작했을 때 델핀은 더 심하게 모니까를 따라 하려 하였다. 델핀이 거식증 증상을 보이자 모니카는 전혀 도움이 되지 않았다. 그녀는 델핀보다 자신이 더 거식증으로 보여야 할 것처럼 느꼈다. 이때는 체중과 외모에 대한 그칠 줄 모르는 경쟁심이 가족이 하나가 되는 것을 불가능케 했다. 그 대신 치료사는 단지 부모와 작업을 할 수 있었으며 부모 둘을 돕기 위한 작업을 하는 동안 딸 둘을 각각 따로 지지하도록 하였다. 때때로 남자 형제들은 그들의 누나와 여동생을 조롱하거나 체중에 대해서 계속해서 모욕감을 주기도 하는데 보통 그런 행위들을 그만두는 것을 배우게 된다. 중요한 것은 이러한 행동들 속에 무엇이 담겨 있는지 이해하는 것이다. 질투심일 수도 있고 두려움일 수도 있으며 걱정일 수도 있다. 또는 돌이킬 수 없는 관계에 대한 분노의 사인일 수도 있겠다. 치료사들은 이 행동 속에 무엇이 숨겨져 있는 것인지 살펴보고 어떻게 그것을 위해 작업을 해야 하는지 도와야 할 것이다. 어떤 경우라도 부모는 성공을 방해하는 이런 방식의 행동을 멈추도록 도와야 할 필요가 있다.

자녀나 당신 자신을 탓하지 마라

자녀가 당신 앞에서 안 먹겠다고 고집을 피우는 것을 볼 때 그것에 관여하지 않는다는 것은 매우 어렵다. 하지만 알다시피 섭식장애가 생기게 된 원인으로 당신 자신을 탓하거나(3장을 볼 것) 자녀를 탓하는 것은 전혀 도움이 되지 않는다. 자녀가 현재 생명을 위협하고 있는 질병을 앓고 있고 그것이 자녀의 체중 또는 체형에 대한 사고나 경험을 왜곡시키고 있다고 기억하는 것은 이 상황에 대해 부모가 자신만의 확고한 생각을 유지하도록 도와줄 것이다. 여전히 이것은 애매한 일이다. 왜냐하면, 물론 자녀가 부모 바로 코앞에 있지만 문제를 야기하는 그들 나름대로 타당한 섭식 행동을 고수하기 위해 저항하며 "싫어"라고 소리치고 있기 때문이다. 그러나 확실히 자녀는 비참하며 이 딜레마에서 부모나 자신 스스로를 기쁘게 할 수 없다. 이것에 대해 더 설명하기 위해 신디의 가족 이야기로 되돌아가 보자.

> 다음 만남에서 신디의 부모는 신디가 먹는 것에 얼마나 저항을 했는지 얼마나 자신들이 그녀에게 화가 났었는지 불평을 했다. 치료사는 그들이 겪

었던 어려움에 동정심을 표현했지만 2장에서 얘기했던 것처럼 칠판에 교차원의 벤 다이어그램을 그리면서 신디가 신경성 식욕부진증의 렌즈를 통해 얼마나 세상을 다르게 보고 있는지를 상기시켜주었다. 그런 다음 치료사는 신디가 체중감소에 집착하고 있는 것을 탓하는 것은 아무 도움이 되지 않는다는 것을 설명하였다. 그녀는 보통 다른 사람들이 하게 되는 방식대로 보지 못하는 질병에 걸린 것이다. 치료사는 거식증 증상이 얼마나 신디의 진정한 모습을 가려왔는지 가족들이 볼 수 있도록 도왔다. 신디는 학교나 사회적 모임에 참여할 수 없었고 온종일 체중이나 음식에 대해 걱정을 하였으며 유머 감각도 완전히 잃어버렸다. 그러나 치료사는 그녀의 어려운 상태를 이해하는 것과 그녀가 굶주림을 지속해서 하게 되도록 허용하는 것은 또 다른 문제라는 것을 지적하였다. 그리고 신디가 거식증이라는 질병을 극복하고 먹을 수 있도록 돕기 위한 방법을 찾기 위해 부모에게 다시 사정하였다. 신디로부터 질병을 분리하는 것은 생각했던 거보다 더 어려웠다. 신디의 섭식장애를 그저 고집불통으로 보는 것을 멈추는 것이 수잔에게는 어려운 일이었으나 그녀는 노력해 보기로 하였다. 조지 역시 신디의 울부짖음을 듣는 것이 아무리 어렵다고 하더라도 그 방을 떠나지 않기로 동의하였다.

저녁 시간이 다가왔을 때 수잔과 조지는 신디가 먹었으면 하는 고기를 접시 위에 올려놓았다. 신디는 즉시 일어나서 테이블을 떠났다. 조용히 그들은 그녀의 방으로 따라갔고 신디의 저녁을 들고 가서 침대에 누워있는 그녀 옆에 앉았다. 그들은 이것이 그녀에게 얼마나 어려운 일인지 알고 있다고 부드럽게 설명하였다. 그리고 사랑한다고 이야기하며 그녀를 돕기 위해 함께 있겠다고 말하였다. 그들은 한 시간 동안 거기에 앉아있었고 신디는 여전히 먹는 것을 거부하였다. 수잔은 화가 나기 시작했고 조지는 아내에게 잠시 밖에서 심호흡하고 1분 안으로 다시 돌아올 것을 요청하였다. 수잔은 그 말에 동의하였고 그렇게 하였다. 신디는 갑자기 자신의 저녁이 다 식어버렸다며 소리를 치며 울기 시작했다. 조지는 그녀가 먹을 수 있도록 음식을 데워 주겠다고 했고 음식을 데운 후 신디는 한입을 먹고 침대로 올라갔다. 신디의 부모는 "우리는 너를 포기하지 않을 거야"라고 말하며 "네가 우리와 함께 음식을 먹어주어서 참 기쁘고 고맙구나!"라고 하였다. 그리고 신디의 엄마는 "엄마는 네가 이것을 먹는 것이 얼마나 어려운지 알아. 왜냐하면, 거식증은 힘이 엄청나게 세거든. 그렇지만 우리는 너를 위해 계속 노력할 거야."

신디와 그녀의 가족이 이제 거식증에 대해 함께 작업을 시작했다는 것을 이해하는 것은 중요하다. 이번 식사 때에는 그녀가 비록 소량만을 섭취했지만, 조지와 수잔은 그들이 했던 지지와 격려가 올바른 반응이었다는 것을 확신하게 되었다. 그렇다고 해서 이것이 뜻하는 바가 체중을 회복시키고 그녀를 살리기 위해 계속해서 그렇게 소량을 먹도록 허락한다는 뜻은 아니다. 섭식장애와의 싸움에 있어서 중요한 점은 먹지 않음으로써 따르게 되는 불이익의 이해를 높이는 것이며 이것은 이 장의 후반부에 논의할 것이다. 구조화된 벌은 자녀들이 먹도록 하게 하는 자극제가 될 뿐 아니라, 그들이 먹지 않을 때 질병을 두고 자녀에게 화를 내거나 자녀를 탓하게 되는 본능에 사로잡히는 대신 다르게 반응하도록 방법을 제시할 것이다.

건강한 십 대들이 자신의 행동에 대해서 책임을 진다는 말에는 분명 일리가 있다. 그러므로 섭식장애의 청소년들에게도 체중과 음식과는 아무 상관 없이 그저 그들의 행동에 책임을 지게 하는 것 또한 훈습 되어야 할 것이다. 그러나 음식을 먹을 때 섭식장애의 아동 안에 있는 그 패턴을 변화시키고자 한다면 그 질병을 아동으로부터 분리해야 함을 기억하는 것은 너무도 중요하다. 당신의 자녀가 섭식장애를 겪고 있다면 그녀가 얘기하는 것이 얼마나 합리적인지 그녀의 음식 섭취와 체중에 대한 믿음이 얼마나 철두철미한지에 상관없이 음식에 관한 한 섭식장애 자녀들은 자신이 한 말이나 행동에 진정으로 책임을 지지 못한다. 당신이 섭식장애의 자녀에게 이러한 주제에 관해 얘기한다면 이것은 섭식장애와 이야기하는 것이며 자녀들이 아니라 섭식장애가 대답하는 것이다. 그리고 당신의 적은 섭식장애이지 결코 당신의 자녀가 아니라는 것을 염두에 두어야 한다. 하지만 많은 부모는 본능적으로 "싫어, 나 안 먹을 거야"가 "난 통금시간이 있어야 한다고 생각하지 않아"라고 청소년들이 흔히 말하는 맥락과 같지 않다는 것을 기억하는 것이 어렵다. 하지만 5장에서 기술된 인지적 왜곡을 충분히 이해하는 것은 마음 안에서 그것이 자녀와의 싸움이 아니라 질병과의 싸움이라는 것을 지속적으로 선명화 시킬 수 있도록 도울 것이다.

> 마이크(Mike)의 아빠는 그가 아직도 토한다는 증거를 찾을 때마다 비난이 섞인 연설로 이어졌다. 마이크의 아빠는 화가 날 때 부정적이며 적대적이었으며 마이크는 마치 공격당하는 것처럼 느꼈다. 이것은 마이크가 아직도 위를 비우는 것을 완전히 멈추지 못했다는 사실을 숨기기 위해 더욱더 노력하게 만들도록 이끌었다. 이것은 또한 가족들이 마이크가 나아지고 있다는 것을 보지 못하게 하고 그가 무슨 이유로 계속 어려움을 겪고 있는 것인지 보지 못하도록 만들었다. 이것은 또한 마이크를 효과적으로 돕지 못했다는 것을 의미한다.

분노는 당신을 만신창이로 만들며 자녀가 문제가 아니라 질병이 문제임을 인식하게 하는 것을 더 어렵게 만든다. 화는 확실히 자녀의 섭식을 도우려고 하는 것을 성공시키지 못하게 만든다.

질병을 자녀와 분리하도록 돕는 다른 방법은 설사 비록 그렇게 보일지라도 자녀들이 진정 그 질병을 선택한 것이 아니라는 것을 기억하는 것이다. 특히 거식증을 앓고 있는 아동들은 거의 회복할 동기가 없을 수도 있지만, 그것은 당신의 자녀가 하는 것이 아니라 그 질병 자체가 매우 지독한 것이라는 것을 기억할 필요가 있다. 위를 비우는 행위(purging)는 분명 불쾌하다. 왜냐하면, 그것은 다른 사람들에게는 더럽게 보이고 음식을 낭비하는 것으로 비추어지기 때문이다. 하지만 음식을 의도적으로 게우는 거의 모든 아동 청소년은 체중에 대한 걱정과 불안으로 압도되어있고 그것을 어떻게 멈추어야 하는지 모르는 만성적인 사이클 안에 갇혀있게 된다. 이러한 사실들을 염두해 둔다면 당신의 분노를 어느 정도 잠재울 수 있을지도 모르겠다. 또한 섭식장애의 자녀들이 당신의 분노가 그들의 질병으로부터 기인한 것이지 의도적이고 감사할 줄 모르며 힘들어 하고 고통스러워하는 자녀로 인한 것이 아님을 그들 스스로 인식하기란 어렵다는 것을 기억하는 것이다.

아직도 당신이 그 문제를 해결해야 한다는 것에 분노가 일어난다면 이해할 만하다. 분명한 것은 당신은 이런 일을 겪어야 할 이유가 없으며 당신의 자녀도 마찬가지이다. 당신의 화가 당신을 감당하지 못하게 하거나 화의 화살이 자녀에게로 향하지 않게 하기 위해서는 이런 감정이 일어나고 있다는 것을 알아차리는 것이 중요하다. 당신은 어쩌면 자신의 인내가 부족하고 때론 안절부절 못하며 목소리 톤이 비꼬는 듯이 들린다는 것을 알아차릴 수도 있으며 당신이 보통 지나가게 내버려 두는 것으로 인해 짜증이 날 수 있다. 만약 그러한 당신을 발견한다면 휴식을 취하거거나 얘기 나눌 사람을 찾도록 해라. 거기서 벗어나는 것이 필요하다. 그렇게 하지 않으면 분노는 당신이 여태껏 해놓은 좋은 일들을 모두 허사로 만들 수 있다.

우리가 강조했듯이 자녀들의 섭식장애가 당신 탓이라는 증거는 많지 않다. 당신이 죄책감을 느끼지 않고 나약해지지만 않는다면 설사 섭식장애의 원인을 제공했다 치더라도 부모가 해결을 위한 자원이 될 수 있다는 증거는 점점 늘어나고 있다. 죄책감은 특히 당신이 뭔가 시도하고자 할 때 문제가 될 수 있다. 당신을 책망하게 된다면 내면 안에서 많은 갈등과 의문들을 불러일으키게 되고 그것은 자녀의 섭식장애를 활성화시키는 구실을 만들게 되어 그 틈 사이로 섭식장애가 비집고 나오게 될 것이다.

> 케쉬아(Keshia)는 자신이 체중 때문에 괴로움을 느껴 다이어트를 했던 것이 15살의 딸이 겪고 있는 신경성 폭식증의 요인이라고 단정 지었다. 그녀는 자신의 체중이 오락가락하며 오랫동안 다이어트를 했을 때 딸에게 규칙적으로 식사하도록 요구하는 것이 바람직하지 않다고 생각했다.

물론 그녀의 딸이 어려움을 겪고 있을 때 자신의 체중에 대해서 걱정하거나 다이어트하는 것은 자녀에게 도움이 되지 않았을 것이라는 점은 일리가 있다. 하지만 구별해야 될 것은 그녀의 자녀는 섭식장애에 걸렸지만, 엄마 케쉬아는 전혀 섭식장애를 앓은 적이 없었다는 것이다. 자신을 책망하면서 딸을 도울 수 있는 일들을 뒷전에 두게 된 것이 실제로 질병이 자녀를 더 단단히 붙잡을 수 있게 허락한 셈이 되었다. 치료사는 케쉬아가 죄책감 때문에 자녀를 모니터하는 것을 지속해서 하지 않고 주저하는 부분을 지적하였다. 이것은 결국 그녀가 전에 했던 일보다 더욱더 해로운 일이 되었다.

왜냐하면, 이제는 딸이 엄마의 도움이 절대적으로 필요하기 때문이다. 케쉬아는 설사 죄책감을 느낀다고 하더라도 그것이 딸을 돕는 것을 방해하지 못하게 하리라 마음먹었다. 특히 딸이 반응하기 시작하는 것을 보면서 딸을 돕는 것이 실제로 죄책감을 줄인다는 것을 발견하였다.

당신 앞에 놓여있는 문제에 집중하라

3장에 제시한 바와 같이 내 아이가 왜 섭식장애에 걸렸는지 찾기 위해 너무 많은 시간을 할애한다면 쉽게 산만해지고 잘못된 경로로 이끌려가게 된다. 물론 방향성을 잃게 되는 다른 요인들도 많다. 현재 문제가 무엇인지에 대해 지속적으로 집중하는 것(섭식 행동이나 신념들)은 어려운 일이다. 지속적으로 그것에 집중하기 위해서는 신경성 식욕부진증이든 신경성 폭식증이든 간에 무질서한 섭식 행동을 변화시키는 것을 가장 우선으로 두어야 한다. 또한 행동을 변화시키기 위한 개입을 위해 시간을 투자해야 하고 규칙적인 식사 습관을 갖도록 하며 음식 선택의 폭을 늘릴 수 있는 방법을 찾는 것이 중요하다. 동시에 언제 운동을 허락하는 것이 좋은지 결정하는 것, 폭식과 음식을 게우는 것을 막는 것 그리고 그들의 행동이 나아질 때 언제 한걸음 물러서고 언제 다시 그들의 식사를 통제해야 하는지 아는 것은 중요하다. 어떻게 지금에 집중하는가에 대해 각각 순서대로 살펴보도록 하자.

무질서한 섭식 행동의 변화를 제일 우선으로 둘 것

무질서한 섭식 행동을 변화시키는 것을 제일 우선으로 두는 것은 쉽게 들릴 지 모르지만 가족 안에서 그것을 연습한다는 것은 생각보다 훨씬 어렵다. 대부분 가족 안에서는 여러 가지 방해요인들이 있을 수 있다. 직장에서 요구하는 일들, 집안일들, 다른 가족 구성원들의 욕구 등등 반복적으로 다른 것에 주의를 돌리게 된다. 예를 들면 로라(Laura)의 가족은 로라를 돌봐야 하는 것과 그녀의 두 형제를 돌봐야 하는 것 사이에서 고민하게 되었다. 부모로서 그들은 로라와 그녀의 문제에 그렇게 불균형적으로 많은 관심을 쏟는 것이 공평하지 않다고 느꼈다. 공평하지 않는다는 것은 맞는 말이다. 그러나 로라는 심한 영양실조로 그녀의 삶과 미래에 대한 균형을 잃게 되었다. 그들의 치료사는 로라에게 추가적으로 집중하는 것이 필요하다는 사실을 부모들이 받아들일 수 있도록 도왔고 또한 시간이 촉박하다는 것을 볼 수 있도록 도왔다.

> 13살인 데니(Danny)의 아빠는 그의 아들을 돌보는 것과 그가 해야 할 직장에서의 일들을 두고 고민에 빠졌다. 데니의 아빠는 대기업의 CEO로서 거의 매주 출장을 가야 했다. 데니의 아빠는 데니의 엄마가 언제라도 집에서 있을 수 있었고 아들의 거식증 회복을 위해 돕고 있었기 때문에 계속해서 자기 일을 제일 우선으로 두었을 수도 있다. 가족 치료사는 재빨리 그 부분을 직면하고 가족 전체가 데니의 무질서한 식습관을 변화시키는 것에 제일 우선이 되어야 함을 설득하였다. 데니의 아빠는 앞으로 다가올 많은 출장의 계획을 다시 잡았고 직장에서의 자신의 역할을 다른 사람들에게 위임할 수 있도록 하였다.

대부분 우리는 직장에서의 일들로 압력을 받게 된다. 데니의 가족들과는 달리 다른 많은 가족들은 자녀들이 다시 정상적으로 먹도록 돕기위해 부모들이 연차를 내게 된다면 경제적으로 힘들어질 수도 있을 것이다. 그러나 자녀의 생존유지와 건강 회복을 위해 그들의 섭식 행동들을 책임져야 하는 부모들은 그러한 목표를 다른 어떤 것보다 우선으로 두어야 한다. 또한 이러한 집중된 노력이 초기에는 많은 대가를 치르는 것처럼 보이지만 멀리 본다면 추후 병원 입원이나 거주자 집단치료와 같은 비싼 서비스들을 받게되는 것을 막을 수 있다.

우선순위를 유지하는 데 도움을 주는 것은 치료 전문가의 임무이다. 섭식장애의 원인을 찾고 책임을 지기위해 부모들이 피할 수 없는 장애물들을 발견하게 되는 것처럼, 그들은 다른 문제에 관심이 가는 유혹을 받게 될지도 모른다. 그러나 이러한 문제에 주목하는 것은 이 시점에서 당신이 해야 할 일을 회피하게 만드는 것이다. 즉, 자녀가 정상적으로 식사하도록 하는 것은 이 시점에서 가장 중요한 일이다.

시간을 내라

지금쯤 당신은 의심의 여지 없이 그림이 그려질 것이다. 당신과 또는 당신의 남편은 적어도 몇 주간은 자녀의 모든 식사와 스낵을 모니터링하기 위해 시간을 내는 것이 필요하다. 이것은 직장이나 학교 스케줄로 인하여 아침이나 점심을 함께 먹지 못했거나 또는 심지어 어떤 경우에는 저녁마저도 오랫동안 함께 하지 못한 많은 부모들에게는 큰 도전이 될 것이다. 이러한 필요성을 인정한다는 의미는 당신의 개인적인 삶 그리고 직업에 있어서 스케줄의 조정이 필요하다는 것을 받아들인다는 의미이다. 만약 스케줄 조정에 대한 요구가 번거롭게 느껴진다면 이 책의 1장을 다시 보고 다음과 같이 마음속으로 되뇌이길 바란다. 섭식장애가 정신 질병이라는 이유로 그것이 심각하지 않다는 것을 의미하는 것은 아니다. 즉 지금까지 변함없이, 우리는 이 질병을 육체적 질병과 동등한 것으로 간주한다. 그러므로 섭식장애의 아동 청소년들은 수술이나 사고 후 또는 다른 심각한 의학 문제로 고통받는 아동 청소년들처럼 부모로부터 동등한 관심을 받을 가치가 있다.

> 그것이 어려운 결정이었음에도 조지와 수잔은 둘 다 신디를 도우려고 몇 주 동안 연차를 내었다. 그들은 결정을 위해 실과 득에 대해 의논을 하였고 현재 신디가 얼마나 심각한지에 대해 자각하자 결국 이렇게 연차를 내어 휴가를 받는 것이 필요하다는 결론을 내렸다. 조지는 초기에 훨씬 더 힘들었는데 그의 상사는 수잔의 상사보다 동정심을 덜 보여주었다. 조지는 그들이 작업하고 있는 치료법과 섭식장애에 대한 정보를 그의 상사에게 보여주었다. 이것은 조지가 일을 더 쉬어야 하는 것이 필요하고 신디의 병과 조지의 염려에 대한 무게가 얼마나 무거운 것인지 이해하는 데에 도움이 되었다.

당신이 상사와 공정한 협상을 할 수 없을 것이라고 가정하지 않기를 바란다. 짧은 병가를 내는 것도 하나의 방법이다. 왜냐하면, 모든 식사에서 통일감을 갖고 모니터링하는 것이 잠재적으로 가장 강력한 효력을 발휘하기 때문이다. 하지만 당신은 실용적인 것을 고려하여 타협해야 할 수도 있다. 우선 가능한 식사를 많이 모니터링할 수 있기 위해 어떻게 당신의 스케줄을 조정할 수 있을지 살펴보아라. 당신은 아마도 아침과 저녁을 함께 할 수는 있어도 점심이나 스낵은 교대로 시간을 내야 할지도 모른다. 부모들이 하게 되는 보편적인 해결책은 서로 나누어서 식사를 모니터링하는 것인데 이것은 각자가 혼자서 식사 시간을 담당해야 하는 고충이 따르게 된다. 우리가 9장에서 나누게 되겠지만 이것은 부모가 각각 다른 시간에 자녀의 식사를 모니터링함으로써 다르게 개입하게 되는 많은 문제점을 낳게 된다. 그 결과 섭식장애가 합일된 연결 사이의 틈 밖으로 빠져나오는 기회를 갖게 되는 것이다. 이것이 바로 초기에 우리가 어떻게 하면 두 부부가 적어도 첫 몇 주간은 모든 식사 시간에 함께 할 수 있을지 찾아보도록 강력하게 격려하는 것이다.

만약 당신이 배우자와 그 작업을 분담하고자 한다면 당신이 배우자보다 더 아침형인지 등과 같은 것들을 고려해보길 바란다. 아침형의 사람일 경우 아침을 자녀와 함께 먹는 것을 담당할 수 있다. 만약 부부 중 한 사람만 낮 동안 시간을 낼 수 있다면 그 사람이 학교에 가서 스낵과 점심시간을 담당할 수도 있다. 어떤 부모들은 학교 상담자나 보건교사에게 그들의 자녀와 식사를 함께 할 수 있는지 부탁하기도 하는데 이럴 경우는 보통 어느 정도 시간이 지난 후에야만 적절하다. 즉 당신이 생각 하기에 식사 계획이 대체로 잘 먹히고 이런 것을 시도하기에 아이가 충분히 협조를 할 수 있을지 판단한 후에 시작하는 것이 좋다(이 장 후반부에서 부모가 언제 후퇴해도 되는지에 대해 살펴볼 것이다).

만약 배우자가 없다면 도움을 받을 만한 다른 친척 어른들이 있는지 생각해 보는 것은 중요하다. 이것은 부부가 모두 시간을 낼 수 있다 하더라도 효과적일 수 있는데 예를 들면 사라의 경우가 그러하다. 그녀의 부모는 둘 다 일을 하였고 집안에서는 할머니가 중요한 집안 행사 때마다 요리하시는 주된 요리사였다. 할머니는 모든 식사 때 시간을 낼 수도 있었다.

당신은 자녀와 식사를 함께 한다고 해서 크게 달라질 것이 없다고 여겨질지도 모른다. 그러나 그렇지 않다. 자녀와 함께 한다는 것만으로도 먹도록 격려하게 될 것이며 정서적으로 또는 구조화된 지지를 제공할 것이다. 물론 자녀가 매 식사와 스낵시간에 있지 않는다면 이러한 지지와 격려는 도움이 되지 않을 것이다. 이것은 때론 아이가 몇 주 동안 병가를 내어 학교를 쉬고 집에서 공부할 수도 있다는 것을 의미한다. 신디의 케이스에서 볼 수 있듯이 이것은 대부분 부모가 섭식장애 자녀를 위해 시도하는 전략이다.

수잔은 신디의 소아 · 청소년과 의사에게 신디가 의학적으로나 정신적으로 매우 심약해져 있으므로 학교를 쉬어야 한다는 편지를 써 줄 것을 부탁하였다. 이것은 분명히 타당한 이유가 되므로 소아 · 청소년과 의사는 편지를 써주었고 신디의 과제는 일주일 단위로 담임에 의해서 전해졌다. 신디는 맨 처음 자신이 너무 많이 학교를 빠진다며 이러한 결정에 저항하였다. 그녀의 부모는 신디에게 이 시점에서 학교 수업보다는 건강이 우선이라는 점을 강조하였다. 그리고 부모는 신디에게 그녀의 학업성취를 위해서도 물론 조력할 것이지만 만약 그녀가 거식증에서 회복하지 못한다면 좋은 성적은 아무 의미가 없다고 이야기하였다. 이러한 계획은 신디와 그녀의 가족이 학교에서 그녀의 사회적 학업적 압박감보다는 섭식에 집중하도록 도왔다.

앞에서 언급했던 바와 같이 때때로 부모들은 점심시간을 자녀와 함께 하기 위해 학교를 방문할 수도 있고 몇 주간은 집에서 점심을 먹어도 되는지 허락을 구하기 위해 유연한 스케줄을 가질 수 있도록 학교와 상의할 수도 있을 것이다. 알다시피 대부분 청소년은 부모가 그들과 함께 점심을 먹기 위해 학교에 나타난다는 것을 좋아하지 않는다. 하지만 그렇게 함으로써 이 질병이 치러야 할 대가라는 것을 상기시키는 것은 때때로 자녀들이 정상적인 식습관으로 돌아오게 하는 이차적인 동기가 될 수 있다. 또한 집에서 식사를 전부 한다는 것은 지금 이 시점에서 무엇이 가장 중요한지 명확히 보여주는 것으로 자녀의 건강이 학업보다는 더 중요하다는 분명한 메시지를 자녀에게 전달하는 것이다. 당신은 어떤 것이 자녀에게 더 강력한 자극제가 될 것인지 결정하고 자녀의 필요한 변화를 위해 도와야 한다.

우리가 예로 든 것은 거식증 케이스의 식사를 모니터하기 위해 무엇이 필요한 것인지에 대해 초점을 두었지만, 앞서 강조했듯이 규칙적인 식사는 신경성 폭식증 또는 폭식증을 앓고 있는 자녀에게도 똑같이 중요하다. 그렇게 하지 않으면 폭식하거나 음식을 게워내는 행동을 할 가능성은 커진다.

부모 둘 다 그리고 섭식장애를 앓고 있는 자녀 이외에 집에 같이 사는 형제 · 자매나 다른 가족 일원도 음식을 먹을 때 함께 있어주는 것이 좋다. 가능한 한 많이 가족 전체가 모두 함께 식사하는 것은 확실히 다르다. 왜냐하면, 섭식장애 자녀들은 모두가 자신을 위해 노력하고 있다는 것을 알기 때문이다. 부모로서 당신은 균형된 음식을 준비하고 확실히 먹어야 할 양을 자녀가 먹도록 도와야 한다. 형제 · 자매들은 먹는 것에 대한 스트레스나 긴장을 완화할 수 있도록 돕고 식사 시간이 조금 더 정상적으로 흘러가도록 이바지할 수도 있다. 그들은 또한 섭식장애를 앓고 있는 자매나 형제들이 오로지 자신들이 먹어야 하는 음식에 꽂혀있는 것에서 벗어날 수 있도록 어느 정도 주의를 분산시킬 수도 있다. 그리고 부모들이 먹으라고 하는 요구에 화를 내거나 화가 나 있는 그들의 섭식장애의 자매나 형제들을 격려할 수도 있다.

17살의 토드(Todd)는 어렸을 때 누나인 신디와 아주 친한 사이였지만 지금은 자기 일로 너무 바쁘게 생활하고 있었다. 그는 초기에 저녁을 먹기 위해 집으로 일찍 들어와야 하는 것을 원망했다. 왜냐하면, 저녁 시간이 종종 길어지다 보니 종종 농구 연습을 빠지게 되었는데 그의 코치는 만약 그가 너무 많이 빠지게 되면 농구팀을 탈퇴해야 할지도 모른다고 얘기했던 것이다. 조지와 수잔은 토드의 스케줄을 잘 조정하기 위해 애를 썼다. 왜냐하면, 신디를 돕기 위해서 그가 함께 있는 것이 중요하다고 생각했기 때문이다. 초기에 신디는 토드를 무시하였다. 그러나 그녀는 그가 거기에 함께 있기 위해 그렇게 노력하고 있다는 것을 알게 되자 부모와 싸우고 감정이 올라왔을 때 지지받기 위해 조금 더 그에게로 다가가게 되었다.

주의를 분산시킬 수 있는 것들 중 발레 개인 지도들, 축구 그리고 친구들은 다른 형제 · 자매들을 밖으로 유인하고 식사 시간에 함께 있는 것으로부터 멀어지게 할 가능성이 높다. 그러므로 당신은 왜 식사 때마다 모든 식구가 함께 해야 하는지 분명히 일러두고 필요할 때 치료사의 도움을 요청할 것이라는 것임을 알려야 한다. 우리가 강조하는 것은 거의 모든 식사를 함께해야 하는 것이 영원히 지속되는 것은 아니지만 지금 시점에서는 무엇보다 중요하며 그 이유는 가족의 한 일원이 매우 아프고 그들은 가족 모두의 도움이 필요하기 때문이다. 형제 · 자매들이 그들의 아픈 동생이나 형 누나가 정상적으로 먹기 시작하고 음식을 게우는 것을 멈추는 것이 시급하다는 것을 깨닫는다면 대부분 함께해야 한다는 것을 받아들인다. 그러나 부모는 섭식장애를 겪지 않는 자녀들의 욕구 또한 어떻게 채워줄 수 있는지에 대한 그 적절한 범위를 미리 염두에 두어야 한다. 어떤 가족은 다른 형제 · 자매들이 일주일에 두 번의 저녁을 함께하지 않는 것을 허용함으로써 거식증에 걸린 자신의 자매를 돕는 것에 대해 덜 원망하며 더 지지 할 수 있도록 이끌었다. 무엇이 더 바람직 할지는 당신의 결정에 달려있다. 만약 형제 · 자매들 중 한 명이 자신의 시간을 포기하거나 어떤 활동을 못 하게 되는 것에 분노하여 식사 시간에 그들을 있게 하는 것이 완전히 비생산적이라면 당분간 그 계획에서 그 아동을 제외하는 옵션을 고려하는 것이 좋다. 그렇게 된다고 할지라도 다른 형제 · 자매들은 지속해서 식사에 함께 참여할 수 있도록 격려해야 한다. 대부분의 아동들은 결국, 수긍한다. 한 예로 10살의 데런(Darren)은 거식증을 앓고 있는 누나 테리(Terry)의 이름을 부르며 계속해서 놀려 댔다. 그러나 부모는 테리와 시간을 많이 보내고 있는 것에 데런이 질투심을 느끼고 있다는 것을 알아차리고 그의 욕구 또한 인정해 주려고 노력하자 그의 행동은 변하기 시작하였다.

이것은 섭식장애를 앓고 있는 형제 · 자매에 집중함으로써 초기에 불안감과 소외감을 느끼게 되는 특히 어린 동생들에게 나타날 수 있는 공통된 어려움이다. 부모들이 한꺼번에 그들의 모든 자녀의 욕구를 위해 보살피는 방법을 모색한다는 것은 어려울 수 있다. 그러나 종종 질병에 영향을 받지 않은 다른 자녀들과 적은 시간이라도 집중적으로 함께 시간을 보낸다면 그 긴장과 질투심을 경감시킬 수 있을 것이다.

한편 형제 · 자매들은 초기에 섭식장애를 앓고 있는 그들의 형제 · 자매를 어떻게 도와야 할지 모르기 때문에 관여하고 싶어 하지 않는다는 사실을 알고 있기를 바란다. 하지만 지속해서 격려한다면 시간이 지남에 따라 그들은 거식증을 앓고 있는 형제 · 자매와의 관계에서 적절히 도울 수 있는 방법을 찾는다.

초기에 토드(Todd)는 누나를 돕기 위해 무엇을 해야 할지 당황스러워 했다. 하지만 그는 곧 뭔가 대단한 것을 해야 할 필요는 전혀 없다는 것을 더욱더 실감하게 되었다. 그래서 한주마다 신디(Cindy)를 위해 뭔가 좋은 것을 찾아야겠다고 생각했다. 예를 들면 저녁 식사 후에 누나와 함께 그녀가 선택하는 비디오 한 편을 본다거나 비디오 게임을 하기로 마음먹었다. 신디가 진전을 보이기 시작하면서 그는 자진해서 그녀가 가는 곳에 함께 따라나섰고 자신의 경기에 올 수 있는지 물어보기도 하였다. 신디와 토드에게는 이것으로 충분하였다. 식사 시간에 함께 함으로써 토드는 누나를 위해 편안한 분위기를 조성하였고 그것은 그녀가 섭식장애와 관계를 맺는 것이 아니라 인간과의 관계를 맺는 것임을 상기시키는 일이 되었다.

규칙적인 식사 습관을 형성하기

당신과 섭식장애를 앓는 아동 그리고 그 외의 가족 모두가 대부분의 식사 시간 동안 함께 할 수 있다면 다음 도전은 하루 동안의 식사 시간을 구조화시키는 것이다. 그것이 신경성 식욕부진증이든지 아니면 신경성 폭식증이든지 간에 규칙적인 식사 시간은 피할 수 없는 필수적 요소이다. 다시 말하자면 이러한 연습은 섭식장애가 발병하기 전에 당신이 해왔던 것과는 크게 다를지도 모른다. 우리의 바쁜 삶에서 식사는 점점 빨라지고 혼자서 먹게 되고 우연한 시간에 이루어지기도 한다. 우리가 가족들을 인터뷰했던 경험에 의하면 보통 그들이 먹기 위해서 설정해 놓은 식사 패턴은 없었으며 그것은 치료 초기에 흔히 볼 수 있는 현상이다. 자녀가 아주 어릴 때는 세 끼 식사와 두세 번의 간식을 먹게 되는데 이것은 이들 가족 대부분에게는 지극히 정상적인 일이었으나 이제는 그때와는 다른 것이다. 그러므로 다시 이런 식사 시간을 구조화시키는 것이 초기에는 어려울 수도 있으나 이는 중요하고 필수적 요소이다. 신경성 식욕 부진증의 경우에 몸 자체가 신체적으로 지탱하기 위해서는 규칙적인 식사가 필요하다. 그러나 그 질병을 앓고 있는 환자들이 만약 몇 시간 동안 식사를 거르게 되면 굶주리고 싶은 욕구가 계속해서 증가하게 될 것이다. 신경성 폭식증과 폭식증 환자들에게도 역시 식사를 거르게 되면 식욕이 증가하게 되어 폭식하게 되는 또 다른 위험이 따르게 된다. 그러므로 이 두 경우에도 구조화된 식사 시간을 갖는 것은 정상적인 식습관을 촉진하는 중요한 필수 요소이다. 신디의 경우, 그녀의 부모는 규칙적인 식사 시간을 고수하였다. 아침은 7시 정도, 아침 간식은 10시, 점심은 12시, 오후 간식은 3시, 저녁은 6시 그리고 저녁 간식은 9시 30분에 하였다.

부모는 그러한 구조화 된 식사를 하기 위해서 난관에 부딪힐 수 있다. 주요 장애물은 직장의 일, 학교 그리고 다른 형제 · 자매들이나 부모의 활동들과 스케줄이 맞지 않는 것이다. 한 엄마는 밤에 교대 근무를 하는 간호사였는데 몇 달 동안 스케줄 변동을 요청하였다. 어떤 아빠는 아침에 늦게 출근하곤 했는데 아내와 아들에게 아침을 차려주고 출근하였다. 그가 집에 함께 있지 못했지만 이런 방식으로 그는 아침을 거들어 준 것에 기여하였다. 규칙적인 식사 시간의 중요성을 이해하기 위해서 당신의 아이가 영아였을 때 자녀의 건강과 성장의 보장을 위해 규칙적인 간격을 두고 음식을 먹인것을 기억하는 것이 도움이 될지도 모른다. 대부분 부모에게는 지치고 힘든 시간이었지만 대부분 1년 정도만 견디면 된다. 지금 그것을 다시 한다고 생각하면 된다. 다른 점은 그때는 자녀가 울음으로 배고프다는 것을 알려주었지만 지금은 그녀의 질병이 울지 못하도록 막는 것이다.

스케줄을 짜는데 어려움과 관련해서 여행은 보편적으로 방해적인 요소가 된다. 가능한 치료 초기에는 여행을 하지 않는 것이 좋다. 여행은 스케줄 변경을 의미하는데 주로 음식점에서 먹게 되며 타마라(Tamara)의 경우와 마찬가지로 준비가 아직 되어있지는 않은 아동에게는 여행이 종종 스트레스를 줄 수 있는 상황이 될 수 있다.

> 타마라(Tamara)는 친척 집 방문을 위해 뉴욕으로 가고 싶어 했다. 이것이 어려울 거라는 것을 예상했지만 그녀는 가서 잘 먹겠다고 약속을 하였다. 그러나 뉴욕에 가서 보니 그렇게 할 수 없음을 알게 되었다. 그녀는 그곳의 식당을 신뢰하지 못했고 엄마와 아빠 이외에 사람들과 먹을 준비가 아직 되어있지 않았다. 그녀가 돌아왔을 때는 6파운드(약 2.7kg)가 빠져 있었고 거의 입원이 필요할 정도가 되어서 왔다. 왜냐하면, 그녀의 심장 박동수가 위험할 정도로 내려가 있었기 때문이다.

조금 진전이 보인다고 보상으로 설정해 놓은 디즈니랜드로의 여행과 같은 상은 오히려 역효과가 될 수 있다. 만약 너무 이른 시기에 그러한 보상을 주는 것이라면 더더욱 그렇다. 보상으로 여행을 갈 수 있게 되었지만, 여전히 초기 회복단계에 있는 환자들에게는 여전히 안전한 음식과 안전한 상황에 대해 제한을 두기 때문에 그 성취감은 재빨리 사라질 수 있다. 그럼에도 불구하고 어떤 여행은 필요할 수도 있다. 그때가 오면 부모들은 외부의 음식 메뉴들이 아이에게 적절치 않고 식당에서 아이에게 너무나 도전이 될만한 음식들을 제공하는 경우를 대비해 아이에게 먹일 다양한 음식들을 준비해서 가져가야 필요성을 느끼게 된다. 이것이 때로는 여행용 가방 하나를 더 추가해야 한다는 의미이기도 하지만 크게 보았을 때 그런 준비는 불편을 감수 할 만한 충분한 가치가 있다.

자녀가 회복을 보이기 시작할 때 짧은 여행들은 진행 상황들을 평가하고 새로운 식사 경험을 촉진하게 되는 하나의 방법이 될 수 있는데 이것은 신경성 식욕부진증이나 신경성 폭식증에 공통으로 나타나는 섭식과 체중에 대한 왜곡된 가정들에 도전이 될 수 있다. 대부분 처음 시작해 보는 좋은 방법 중 하나는 안전하고 편안한 주변 식당들을 방문하여 이러한 환경에서 먹는 것이 어떠한지 보는 것이다.

하지만 간혹 드물게 초기 치료단계에서 여행이 도움이 될 수도 있다. 직장과 학교생활로 함께 시간을 보내는 것이 너무 어려웠던 한 가족은 하와이에서 2주간 그들이 여행함으로써 처음으로 가족이 함께 할 수 있었으며 섭식장애의 자녀를 돌볼 수 있었다. 그들은 외식을 많이 하지는 못했다. 하지만 그들이 집으로 돌아왔을 때 여행에서 그들이 하려고 했던 것들이 여전히 효력을 보였고 집에 돌아왔어도 그것을 계속할 수 있도록 동기부여를 주게 되었다.

신경성 식욕 부진증이나 회피적/제한적 음식 섭취장애를 앓고 있는 자녀가 더 먹을 수 있도록 돕기

신경성 폭식증이나 폭식증과는 달리 신경성 식욕 부진증이나 회피적/제한적 음식 섭취장애 아동이 영양실조로부터 회복단계에 이르기까지 그들은 규칙적으로 먹어야 할 뿐만 아니라 많이 먹어야만 한다. 이것은 보통 자녀의 일정한 식사 패턴을 수립한 후 오게 되는 다음 단계의 도전이 될 것이다. 어떻게 당신 자녀가 먹는 양을 늘릴 수 있을까?

> 그들의 스케줄에 따라 조지와 수잔은 신디가 각각 식사와 간식시간에 무엇을 먹어야 할지 생각했던 것을 실행하고자 하였다. 처음에 그들은 신디가 무엇을 먹어야 할지 치료사에게 물어보았다. 치료사는 신디에게 어떻게 먹여야 할지는 부모 자신들이 찾아낼 수 있다고 확신하였다. 치료사는 신디의 오빠 토드가 건강한 고3의 학생임을 강조하였다. 치료사는 그들에게 무엇을 하라고 얘기할 수 없는 이유는 어떤 계획이든지 찾아내어서 그것을 실행할 사람들은 바로 수잔과 조지이기 때문이라고 설명하였다. 치료사는 그녀의 경험을 바탕으로 기꺼이 그들에게 조언할 것임을 말했다. 치료사는 부모들이 초기에는 거식증의 자녀가 얼마나 더 먹어야 하는지 이해하지 못하는 경우가 있다고 말했다. 단지 체중을 유지하는 것보다 먹는 것으로 체중이 증가하는 것이 더 어렵다는 것을 기억하는 것은 중요하였다.

신디의 부모처럼 당신은 거식증의 자녀에게 식사 때마다 얼마나 많이 음식을 주어야 하는지 결정하는 게 어렵다는 것을 발견할 것이다. 대게 부모들은 자녀가 얼마나 먹어야 하는지 스스로 답을 찾는다. 우리는 종종 부모로부터 "우리 아이는 저보다도 더 많이 먹고 있어요! 그런데 어떻게 아이가 체중이 증가하지 않지요?"라고 얘기하는 것을 듣게 된다. 하지만 부모들이 가끔 놓치는 부분이 거식증을 앓고 있는 사람은 음식을 먹고 매우 빨리 에너지를 태운다는 사실과 다소 많은 양을 먹는데도 불구하고 진전이 느리다는 것을 깨닫지 못하는 것이다.

거식증에 걸린 자녀가 먹고 싶지 않다고 생각할 때 더 먹게 하는 것이야말로 거식증으로부터의 회복을 위해 가장 도전이 되는 핵심 부분이라고 볼 수 있겠다. 부모들이 성공하는 방법에는 여러 가지가 있으나 첫째로 확실한 목표를 설정하는 것이다. 베로니카(Veronica)의 부모는 그녀의 빠진 체중을 회복하기 위해 얼마나 먹어야 할지 양을 설정하였고 그 양에 근거하여 간식을 포함한 모든 식단을 짰다. 그들은 그녀가 먹어야 할 음식을 접시에 담기로 하였다. 베로니카는 자신이 먹어야 할 양 또는 그 음식에 대해서 전혀 선택의 여지가 없었다. 베로니카의 부모는 그녀에게 음식을 선택할 수 있도록 여지를 준 것이 그녀를 혼란 속으로 빠뜨리게 한다는 것을 경험을 통해 알게 되었다(거식증을 포기할지 아니면 그것을 계속 가지고 있어야 할지에 대한 혼란). 물론 베로니카는 부모가 이렇게 선택의 여지를 주지 않는 것을 좋아하지 않았다. 그러나 마음 한구석으로는 자신이 굳이 결정하지 않아도 된다는 사실에 다소 안도하였다. 그녀는 부모가 만약 먹도록 만든다면 그것은 자신이 책임질 일이 아니라고 생각하였다. 이것은 먹는 것과 체중 증가에 대해서 느끼게 되는 그녀의 불안과 스트레스를 일시적으로 덜게 해주었다. 한편, 사라의 부모는 다른 방식으로 시도하였다. 그들은 사라가 무엇을 먹을지 선택하고 접시에 음식을 직접 담을 수 있을거라고 생각하였다. 그러나 그녀가 선택한 양이 충분치 않다는 생각이 들면 조금 더 추가 하리라는 것을 분명히 해 두었다.

음식의 양이 적당한지를 결정할 수 있는 단계가 되면 음식의 선택권을 제한적으로 몇 개 주는 것이 도움이 된다. 물론 적절한 기대치를 세우고 접시를 채우는 것으로도 충분하다면 우리는 아마도 이 책을 쓸 필요가 없었을 것이다. 충분히 음식을 제공하는 것 이외에도 부모는 자녀들이 먹지 않았을 때는 분명한 대가를 치르게 해야 한다.

> 베로니카는 만약 먹지 않으면 자신의 방안의 침대에 그대로 있어야 하고 어떤 다른 일도 허용되지 않은 상태로 침대에서 책을 읽거나 숙제를 해야 한다는 것을 알았다. 그녀는 또한 자신이 지속해서 먹지 않으면 부모님이 소아청소년과 의사에게 데려갈 것이고 심장박동수나 체온이 너무 내려가 있다면 결국 병원에 입원하게 될 것이며 나아질 때까지 그곳에 머물게 되리라는 것을 알았다. 그리고 만약 그런 일이 벌어진다면 병원에서는 결국 먹어야 한다는 것을 알았다.

초기에 우리가 책망에 대해 언급했듯이 그들이 받아야 할 대가를 미리 설정해 놓는 것은 자녀가 음식을 거절할 때 분노로 반응하게 되는 덫에 걸리지 않도록 도울 수 있다. 이것이 바로 음식이 식탁에 놓이기 전에 미리 추후에 받게 되는 결과(consequences)가 무엇인지를 잘 수립해야 하는 이유이다. 다시 말하자면 가족들은 어떤 벌을 내리는 것이 가장 좋은 방법일지 결정해야만 한다.

> 사라의 부모는 먹어야 할 양을 다 먹지 못할 때마다 벌을 주지 않기로 결정하였다. 그 대신 그들은 사라가 먹은 것에 대해 칭찬을 하고 그녀가 먹지 않은 것에 대해서는 무시하기로 하였다. 그리고 그녀가 다음에는 더 먹을 수 있기를 바란다는 말을 분명히 하였다. 또한 하루를 마감하기 전에 만약 그녀가 체중이 늘지 않았다면 더 엄격히 할 필요가 있음을 확실히 이야기하였다. 이것은 부모가 음식에 있어서 선택권을 덜 주고 자유를 덜 줄 것임을 의미하는 것이었다.

치뤄야 할 댓가에 관해서 우리가 기억해야 할 것은 이것이 대부분의 가족에게 있어서 자녀들을 진심으로 보호하는 중요한 요인이라는 것이다. 이러한 관점은 부모가 그것들을 실행하는 것을 좀 더 용이하게 만들고 자녀들 또한 잘 받아드릴 수 있도록 도울 것이다. 자녀가 영양실조 상태에 빠졌을 때, 침대에 머물러 있어야 하고 휴식을 취하도록 하는 것이 자녀에게 처벌받는 것처럼 느껴질 수 있다. 하지만 영양실조 상태에 있을 때 그녀가 운동으로 체중을 더 많이 잃지 않도록 확인하는 것 또한 필요하다. 이와 유사하게 자녀를 학교에서 빼내는 것은 불공평하고 비생산적인 것으로 보일 수 있으나 많은 사람에게 성취감을 심어주는 학교는 실제로 종종 스트레스를 줄 수 있고 섭식장애와 연관된 왜곡된 사고들과 싸우고자 하는 심적 부담감은 스트레스를 증가시킬 수 있다.

또한, 합리적이고 생산적인 벌들은 거의 도움이 되지 않을 가혹한 처벌을 피하도록 도와줄 수 있다. 섭식장애는 정말로 힘겨운 질병이기 때문에 어떤 부모들은 먹지 않는다는 이유로 심한 처벌을 주어야겠다는 생각들을 품을 수도 있다. 대부분 부모들은 적어도 식사를 제외하고는 그러한 조치에 의존하지는 않는다. 왜냐하면, 부모들은 이미 상식적으로 부드럽게 바로 잡아주려고 하는 태도에 자녀들이 반응하게 되고 그것에 민감하다는 것을 알고 있기 때문이다. 더 가혹한 처벌을 주려고 하는 부모들은 대부분 그것들이 얼마나 비생산적인가를 재빨리 깨닫게 된다. 그리고 그것은 자녀들의 협력을 구하려는 부모의 노력에 더 저항하게 하며 그들의 결의를 더욱더 굳건하게 만든다.

당신이 기대하는 바가 무엇인지 그리고 당신의 기대가 충족되지 않으면 무슨 일이 일어날지에 대해 명확히 밝힌 후에 도전이 되는 다음 단계는 그것을 끈기 있게 유지하도록 노력하는 것이다. 이 과정은 자녀의 내면 안에 움켜쥐고 있는 그 섭식장애의 의지력보다 더 오래 버텨야 하는 과정이기도 하다. 그러나 몇 가지 이점들을 가지고 있다는 것을 기억하길 바란다. 첫째, 부모가 둘 다 있는 상황에서, 적어도 둘이 함께 노력하면 결합 된 에너지가 섭식장애를 보다 효과적으로 막을 수 있다. 이 경우에 2대 1은(1이 거식증이거나 신경성 폭식증일 때) 페어플레이(Fairplay)이다. 두 번째로 당신은 나이가 많고 지혜로우며 경험이 더 많다. 즉, 당신은 자녀에 대해 알고 있을 뿐 아니라 또 무엇이 그들에게 먹힐지 알고 있다. 그러므로 자녀가 내면 안에서 거식증과 싸울 수 있는 동기부여가 서서히 생길 수 있도록 자녀에 대해 알고 있는 정보를 사용할 수 있다. 더군다나 부모는 자녀가 아무리 청소년 일지라도 법적 및 부모의 권한을 계속해서 행사할 권리가 있다. 십 대들이 그들의 질병으로 병원에 입원해야 하거나 치료를 받아야 하는 개입들을 위해 협조적이지 않을지라도 부모는 자녀들을 대표해서 의사결정을 내릴 수 있을 만큼 그 이점들이 결코 작지 않다. 당신의 아이에 대한 사랑과 자녀의 복지에 대한 헌신은 당신이 힘들어질 때 필요로 하는 강력한 에너지 저장고이다.

이러한 장점에도 불구하고 부모는 여전히 난관에 빠지기도 하지만, 여전히 끝까지 버텨야 하며 또한 이 섭식장애를 극복해야 한다. 어떤 계획이든지 그것이 *실행*될 때까지 그리고 그것이 *실행*되어야지만 계획인 것이다. 이러한 점이 보통 부모들을 가장 어렵게 만드는 부분이다. 부모들은 더 쉽게 할 수 있게 되길 바라고 빠른 시일 내에 끝나기를 원하며 종종 다른 사람들이 하기를 원한다. 계획을 실행에 옮기고 벌을 주는 것은 꼭 행해져야 하는 *작업*이며 그외에는 다른 방도가 없다. 그와 더불어 부모의 인내,

에너지 그리고 결단은 모두 병행되어야 한다. 우리는 섭식장애란 하루아침에 발생하는 것이 아니라는 것을 부모들이 기억했으면 한다. 대신, 1장에서 기술한 바와 같이 그 질병은 보다 교묘하고 은밀하게 시작된다. 우리는 또한 섭식장애란 한 번에 하나씩 단계적으로 무너뜨리는 것이라는 걸 부모들이 꼭 기억하기를 바란다.

만약 당신이 정원에 무성히 자란 잡초들을 뽑기로 한 계획을 실행하는 것을 상상한다면 도움이 될지도 모르겠다. 하루가 시작되어 당신이 만약 정원에 얼마나 많은 잡초가 있는지, 그것을 뽑는데 얼마나 오래 걸릴지 그리고 그 일이 얼마나 피곤할지에 집중한다면 처음 몇 걸음을 가는 것조차 힘이 들 것이다. 대신 깊게 뿌리내린 하나의 잡초에 집중하면서 다음으로 천천히 그러나 지각력을 가지고 움직인다면 진전을 보일 것이다. 줄리아(Julia)의 부모는 어제보다 생선 두세 입만을 그녀에게 더 먹일 수 있었던 것에 당황스럽고 좌절감을 느꼈다. 그들은 포기하고 싶어졌다. 자신들이 무능하게 느껴졌고 분노가 일어났다. 그들과 함께 일하는 치료사는 다른 방식으로 그것을 보도록 부모를 격려했다. 치료사는 "당신은 줄리아가 세입을 더 먹을 수 있도록 돕는 것에 성공했습니다. 그리고 그것은 훌륭한 출발점입니다. 만약 당신의 자녀가 내일 여섯 입을 먹는다면 여전히 더욱더 좋겠지요. 힘내시길 바라요." 섭식장애에 굴하지 않으면서 기대에 대한 명확성을 갖는 것과 대안을 찾기 위해 충분히 유연성을 갖는 것 사이에서의 균형감을 유지하며 향해간다는 것은 참으로 어려운 일이다. 당신의 자녀가 심리적으로 완전히 소모되지 않으면서 섭식장애가 비집고 들어오는 것을 불가능하게 만들어야만 한다.

다음 며칠 동안, 신디가 먹는 모든 식사는 고난이었다. 수잔과 조지는 무엇을 시도하던지 실행 후 함께 이야기하였고 딸을 격려하기 위한 새로운 방법을 찾아내기 위해 노력했다. 처음에 그들은 뇌물로 그녀의 환심을 사려고 하였다. "네가 이것을 먹으면 우리는 너에게 새로운 노트북을 사줄게." 그 얘기를 듣고 신디는 먹었다. 그러나 다음 식사에서는 다시 먹지 않았다. 그러자 수잔은 "그렇게 한 것은 아무 소용이 없구나"라고 푸념하였다. 그러자 조지는 뒤이어 "모두 다 얼마나 화가 났는지 봐라. 네 엄마는 밤잠을 자지 못하고 있어. 우리는 모두 맛이 갔어!"라며 신디가 죄책감을 느끼게끔 하였다. 신디는 먹으려고 하였지만 울음을 터뜨렸고 이것은 그녀의 감정을 더 상하게 했다. 조금 작동하는 거처럼 보였던 것은 음식이나 먹는 것에 대해서는 거의 말하지 않을 때였다. 그저 계속해서 노력하자고 격려하고 휴식을 취하게 하고, 다른 스트레스나 자극되는 방해요인을 만들지 않는 것이 도움이 되는 거처럼 보였다. 조금씩 조금씩 부모의 인내와 일관성은 결실이 보이기 시작했다. 먹지 말아야 한다는 신디의 결심은 부모의 헌신적인 사랑의 의지 앞에 무너지기 시작하였다. 처음에는 한 입 정도의 치킨 조각 그리고 우유 반 컵 정도로 시작했지만, 꾸준히 진전을 보였다. 치료사와의 만남에서 신디의 몸무게가 조금씩 늘고 있다는 것을 보았을 때 신디의 부모는 처음으로 몇 달 동안만에 희망감을 느끼게 되었다.

당신은 종종 자녀로부터 "너무 배불러요", "배가 아파요" 또는 "배고프지 않아요", "방금 먹었어요"라는 소리를 듣게 될 것이다. 어찌 됐든, 각각 이러한 진술들은 명백한 사실일 수도 있지만, 그들은 중요한 요점을 놓치고 있다. 이것은 바로 신경성 식욕부진증 일 경우에는 평소보다 더 많이 먹어야 할 필요가 있다는 것이다. 즉, 거식증의 경우에는 음식은 말 그대로

'약'이다. 그러나 부모는 자녀의 이러한 불만 사항에 대해서 몇 가지 대안을 주는 것이 도움이 될 수 있다. 어떤 그룹의 부모들은 자녀에게 식사대용으로 한끼는 영양이 풍부한 액체형 보충제(단백질과 필수지방산이 포함된)를 규칙적으로 마시게 하는 것이 도움이 된다는 사실을 발견했는데 그것은 덜 배부르게 느끼도록 도와주고 식사 후의 불편감을 줄이도록 도와주었다. 그것은 또한 칼로리가 풍부히 들어 있는 응축제였다. 어떤 부모들은 오전에 충분히 먹도록 하게 하여 오후에는 좀 더 유연해질 수 있는 것이 도움이 된다는 것을 발견하였다. 그들의 불편감의 요인은 사실 신체적인 문제로 온 것이 아니라 체중이 증가할 것에 대한 불안감과 먹는 것으로 느끼게 되는 정서적 불편감이며 이것은 그들의 불평 사항에 대한 근원적 요인이다. 그러므로 때로는 난방 패드나 뜨거운 물병 같은 간단한 물건들, 목을 부드럽게 마사지해 줄 수 있는 기구, 또는 통증을 진정시켜 줄 수 있는 어떤 특정 활동 등은 도움이 될 수 있다.

자녀에게 다시 먹이는 노력을 어떻게 진행해야 하는지 설명하기 위해서 우리는 종종 '모래 언덕을 등반하는 것'이라고 은유적 표현을 사용한다. 모래 언덕을 등반할 때 당신은 계속해서 올라가야만 한다. 그렇지 않으면 무너진 모래로 인해 당신은 후퇴하게 될 것이다. 당신이 만약 충분히 빠른 속도로 언덕을 계속 올라가면 당신의 노력과 함께 목적지를 향해 진전할 수 있다는 것을 알 수 있을 것이다. 그러나 당신이 휴식하기 위해 잠시 멈춘다면 다시 미끄러질 수 있겠지만 어디에서 시작했었는지를 다시 찾게 될 것이다. 당신은 언덕 꼭대기에 다다랐을 때라야 비로소 진정한 휴식을 취할 수 있을 것이다.

거식증 또는 회피적/제한적 음식 섭취장애의 자녀들이 음식 선택의 폭을 넓힐 수 있도록 돕기

식사 시간을 구조화하고 자녀가 더 많이 먹을 수 있도록 돕는 것 외에도 자녀가 먹을 음식의 종류를 확장하는 것은 중요하다. 섭식장애가 있는 아이들은 먹을 때 보통 자신들이 편안함을 느끼는 특정한 음식들의 목록을 설정해 놓는다. 종종 이러한 음식은 최대한 저 칼로리, 무지방 또는 저지방이며 저밀도 음식이다. 또는 신경성 폭식증과 폭식장애의 경우라면 매우 당기는 음식(종종 캔디, 전분, 빵)이 있는데 그들은 폭식의 에피소드가 오기 전까지는 오로지 적은 양의 음식만을 허용한다. 그 둘 다 모두 음식에 대한 집착이며 음식을 선택할 시 칼로리 계산, 지방의 그램 계산, 음식의 무게 측정 등으로 그 범위는 점점 좁아진다. 또한 음식을 스스로(혹은 때로는 다른 사람에 의해서) 준비하겠다고 요구하거나 때로는 특정 냄비, 접시, 그릇 또는 다른 식기들을 사용하겠다고 고집하기도 한다.

부모는 이러한 행동 범위를 하나의 큰 문제영역으로 접근해야 할지 결정해야 한다. 그럴 경우 부모는 자녀가 훨씬 어렸을 때처럼 그들이 무엇을 먹고 어떻게 먹어야 하는지 결정할 수 있다. 이것은 자녀들이 칼로리를 세는 것을 허용하지 않는다는 것(또는 적어도 특정 칼로리양의 음식을 먹는 것에 준하지 않는 것)을 의미한다. 당신은 자녀에게 지방 섭취를 해야 한다고 주장하고 다양한 음식을 먹어야 한다고 요구해야 할지도 모른다. 또한 자녀의 그러한 행동들을 막지 않는다면, 섭식장애의 사고를 지속하도록 부추긴다는 것을 알게 될 것이다. 칼로리를 계산한다는 것은 지속적으로 측정하는 기준('다이어트'를 하는 십 대들은 늘 그 칼로리 척도가 낮기를 바란다)을 설정해 놓았다는 것을 의미한다. 지방 그램뿐만 아니라 양의 무게를 달고 측정하는 부분도 마찬가지이다. 즉, 음식을 측정하게 되는 이러한 강박관념은 음식에 대한 무질서한 사고를 강화시킨다. 이것은 일반적으로 음식에 관한 모든 규칙에도 적용된다. 섭식장애가 있는 사람들이 세운 자신만의 규칙들은 처음에는 과식하거나 체중이 늘어나는 것을 막는 것으로 보이지만 결국 이런 규칙들은 역효과를 나타내어 정상적인 식사를 하지 못하게 하는 혹독한 규정의 틀이 되어버린다. 그러므로 당신이 이러한 규칙들을 직면하려고 한다면 장애의 요인이 되는 음식에 관한 무질서한 사고들을 직면한다는 것을 의미한다.

지아(Gia)의 부모는 일주일에 한 번씩 새로운 음식을 권유해 보기로 결심하였다. 그녀는 일정량을 먹으면서부터 꾸준히 체중 증가를 보였는데 그 양은 호전을 위해 정말 필요했던 양이었다. 하지만 이제부터 식단에서 새로운 음식 하나를 추가로 선택하도록 하였는데 보통 과거에 즐겨 먹었었지만, 현재는 먹기가 힘들어진 음식 중의 하나를 고르게 하였다. 지아의 경우, 처음으로 새로 추가했던 음식은 치즈였다. 그녀는 예전에 늘 치즈를 좋아했었는데 그것에 함유되어있는 지방을 두려워한 나머지 지난 6개월간 그것을 완전히 기피해 왔다. 지아의 부모님은 무슨 치즈로 시작할 것인지에 대해 선택권을 주었고 지아는 ***적어도 하나를 선택해야만 했다.*** 지아는 파마산 치즈를 선택하였다. 지아는 그것이 가늘게 채로 썰어져 있어 조금 더 편안하게 느껴졌고 결과적으로 덜 위협감(또는 덜 뚱뚱해지는 것처럼)을 느꼈다. 결국, 그녀는 샐러드 위에 조금만 뿌려서 먹는 것을 시도하였다. 다시 말하자면 초기에 그 과정은 더디게 갔지만 점차 그녀는 파마산 치즈를 먹는 것에 익숙해지게 되었고 다른 치즈도 좀 더 먹어보는 것을 시도할 수 있게 되었다.

또 하나 넘어야 할 장벽은 유제품을 먹이는 것인데 종종 자주 나타나는 현상으로는 전유(whole milk)를 마시는 것에 대한 두려움이다. 영양실조를 보이는 대부분 청소년은 전유를 마시는 것을 거부한다. 그들은 "거기에는 지방이 너무 많이 있어요"라고 말한다. 그러나 지방은 그들 대부분에게 필요한 성분이어서 저지방 우유 대신 전유로 바꿔 먹이는 것은(한 번만이라도) 그들에게 중요한 영양분을 제공하는 것이다. 우리는 음식 선택에 대해서 보통 부모들에게 "공략할 만한 것을 선택하세요"라고 조언한다. 그리고 양상추 한 조각 정도로 언쟁을 벌이지 말라고 얘기한다. 즉, 당신은 크림소스가 있는 페투치네(fettuccine) 또는 스테이크나 으깬 감자와 같은 공략할 가치가 있는 것과 언쟁을 벌이는 것이 좋다. 만약 자녀의 식단에 이미 충분한 칼슘과 지방이 있다면 전유는 싸울 만한 가치가 있을 수도 있고 없을 수도 있다. 도라(Dora)의 부모의 경우에는 그것이 싸울만한 가치가 있다고 생각했기에 아예 무지방이나 저지방 우유는 사지 않았다. 이것은 가족 모두에게 전환이었다(그리고 이것은 도라의 영양 상태가 더 좋아질 때까지만 일시적으로 실행하기로 한 것이었다). 처음에 도라는 말을 듣지 않았으나 그녀의 부모는 부드러우면서도 끈질기게 그녀를 다독였고 그녀는 마침내 승복하였다. 초기에 그녀는 시리얼에 우유를 조금 타서 먹기 시작했고 그다음에 스낵을 먹을 때는 반 컵의 우유를 먹을 수 있었으며 나중에 그녀가 호전을 위해서 우유를 마시는 것이 필요하다는 것을 깨닫게 되었을 때는 받아드리기 시작하였다. 그녀는 실제로 적어도 체중을 회복할 때까지는 그것이 좋은 방법이었다고 서서히 인정하였다.

적절히 운동을 할 수 있도록 돕기

운동이란 훌륭한 일이다. 그러나 운동은 섭식장애를 가지고 있는 사람들의 마음 안에서는 상당히 병리적으로 표출될 수 있는 기회를 제공할 수 있다. 신경성 식욕부진증이 있는 사람들에게 있어서 운동은 체중 증가를 막고 체중을 줄이기 위한 효과적인 전략으로 사용된다. 신경성 폭식증 환자들은 퍼징을 하는 대신에 러닝머신이나 자전거에서 에너지를 태움으로써 섭취한 칼로리를 없애려 한다.

운동과 관련해서 언제 어떻게 개입해야 하는지 아는 것은 종종 도전이다. 분명히 말하자면, 일반적으로 당신의 자녀가 신경성 식욕부진을 보이거나 저체중일 경우 운동은 금지되어야 한다. 이 말은 자녀가 체육 시간을 면제받을 수 있도록 학교에 편지를 써야 한다는 것을 의미한다(학교에 따라 의사의 증명서를 요구할 수도 있다). 또한 때때로 방안에서의 운동을 모니터해야 한다는 것을 의미하기도 한다(윗몸 일으키기, 점핑 잭 등). 다시 말하자면 당신의 개입은 계속해서 악화되는 것을 막기 위하여 자녀의 신체 건강을 촉진하도록 목표를 잡아야 한다는 것이다. 정상적으로 먹기 시작하고 의학적인 위험에서 벗어나게 된다면 보통 격렬하지 않은 적당한 정도의 운동을 다시 허락할 수도 있다. 그러나 먹는 것과 마찬가지로 처음에는 운동을 다시 시도함에 있어 신중해야 하는데, 이것은 자녀가 그것에 쉽게 사로잡힐 수 있기 때문이다. 그러므로 계획을 신중히 세우는 것이 필요하다. 예를 들면 하루에 15분 동안 운동을 허락하는 것으로 시작해서 만약 계속해서 체중이 올라가면 30분으로 늘릴 수 있는데 이 질병의 사인이 완전히 없어질 때까지는 그 범위를 유지해야만 하는 것이 필요할 수 있다. 어떤 경우에는 운동을 조금 일찍 시작하는 것이 도움이 될 수도 있다. 어떤 부모들은 이것이 자녀에게 회복을 위한 동기를 부여하고 협조하도록 도왔으며 식욕이 오르도록 도움을 준다는 것을 발견하였다. 우리는 이러한 접근이 실제로 도움이 될 수 있다고는 생각한다. 그러나 이런 시도는 당신과 그리고 도움을 받는 의학 전문인들의 판단 아래 함께 충분히 고려해 보고 행해져야 할 것이다. 실제로 이렇게 하는 것은 보통 자녀가 섭식과 체중에 관해서 지속적으로 호전을 보인다는 의미이기도 하다.

신경성 폭식증과 폭식증을 가지고 있는 사람들은 과식하거나 폭식하는 것과 관계없이 적절한 운동이 심리적 불편감을 줄이고 퍼징하지 않도록 견딜 수 있게 도와준다. 종종 자녀들은 운동하면 일이 많아지고 시간이 오래 걸리는 것으로 인식되기 때문에 운동 대신 퍼징에 의존하기도 한다. 신경성 폭식증을 가진 자녀가 적절하고 구조화된 접근으로 운동을 시작할 수 있도록 돕는 것은 식사를 구조화시키는 것과 매우 흡사한데 이러한 접근은 자녀가 운동에 대해 생각하는 불편한 인식을 상쇄시켜 줄 수 있다. 때때로 마른 몸을 그리 중요시하지 않는 헬스클럽이나 구조화된 운동 프로그램(킥복싱, 가라데 등등)을 신청하는 것은 도움이 될 수 있다(어떤 무용 수업은 호리호리한 외모가 중요한 것으로 비추어져 역효과를 줄 수 있다). 자녀가 꾸준히 할 수 있도록 함께 운동할 수 있는 친구를 찾아주는 것으로 도움을 줄 수도 있을 것이다. 또는 자녀와의 친밀한 관계에 따라 부모는 자녀의 운동 파트너로서 필요한 역할이 되어 줄 수도 있을 것이다. 그중 어떤 방식이든 건강한 체중과 몸을 회복하고 유지하는 방법에 있어 부모의 격려는 신경성 폭식증을 가진 사람들에게 아주 유익하게 작용할 것이다.

폭식과 퍼징을 막도록 돕기

섭식을 정상화시키기 위해 앞서 말해왔던 것에 더하여 자녀가 다음과 같은 행동을 보일 때 폭식과 퍼징을 막는 것이 필요할 것이다. 예를 들면 폭식의 경우 부모는 기본적으로 집에 무슨 음식이 있으며 언제 그것들을 먹어야 하는지에 대해 알아야 할 책임이 있다. 그러므로 어떤 음식이 자녀가 폭식하도록 이끄는지를 이해하는 편이 훨씬 도움이 될 것이다. 그런 음식들은 사람마다 다 다른데 자녀가 어떤 음식을 폭식하는지는 보통 당신의 캐비닛에서 어떤 음식이 없어졌는지를 살펴보면 아주 명백하다. 공통적인 예를 들자면 시리얼(통째로), 아이스크림(1/2갤런, 약 1.89L), 박스 안에 있는 쿠키, 포테이토 칩스, 치즈, 땅콩버터 잼 같은 것들이다. 일반적으로 폭식 음식은 전형적으로 고칼로리, 고지방, 종종 당분이 많은 음식이다. 다이어트 하는 사람들이 그런 음식들을 극심하게 제한하며 필사적으로 노력해온 것이라면 폭식증의 자녀에게는 마음대로 먹는 것으로 표현되는 것이다.

한 십 대 소녀의 말에 의하면 그녀의 엄마는 일요일마다 디저트로 케이크를 구웠다고 하였다. 가족 4명 모두는 각각 한 조각씩 먹었으며 케이크의 반 정도를 남겼다고 한다. 그 케이크는 일요일 저녁만 되면 늘 놓여 있었고 이것이 폭식으로 이끄는 음식이었던 것이다. 어떤 아동은 홀 세일 푸드마켓(wholesale food market)에서 구매한 큰 봉지의 감자 칩들과 큰 통의 아이스크림이 지속적인 폭식으로 이끌었다고 말하였으며 그런 것들이 집안의 스낵 칸과 냉장고에 늘 비치되어 있었다고 하였다. 당신이 때로는 케이크를 굽거나 알뜰하게 음식을 사기 위해 많은 양이 들어 있는 음식을 사는 경향이 있을 수 있다는 것은 진심으로 이해할 만하다. 하지만 당신의 자녀가 폭식을 좀 더 조절할 수 있을 때까지는 요리하거나 쇼핑을 할 때 이런 습관이나 유사한 방식을 보이지 않도록 변화하는 것이 필요하다. 당분간 당신은 자녀들이 폭식을 줄일 수 있도록 유인하고 다른 방식으로 음식을 제공할 필요가 있다.

유혹적인 음식을 비치해 놓는 것 이외에도, 당신은 의도하지 않게 아동이 음식을 먹을 때 함께 있지 않음으로써 폭식을 부추길 수 있다. 대부분 폭식증이 있는 사람들은 그들의 행동에 대해 수치심을 느끼기 때문에 혼자 있을 때만 폭식을 한다. 그래서 폭식을 하는 많은 십 대들은 집에 아무도 없는 시간이 언제일지 언제 그들의 폭식 행동들이 들키지 않을지를 알아낸다. 보통, 날마다 그런 시간이 있으며 방과 후 3시에서 6시 사이이거나 저녁 늦게 혹은 이른 아침에 일어난다. 이런 시간은 혼란스러운 식사 습관을 형성하게 만드는 딱 좋은 시간인데 보통 그들은 밤새 또는 온종일 음식을 제한하며 그 시간 때까지 긴 시간의 공복 상태를 유지하는 것이다. 예를 들면, 공복 시간이 길어지면 배고픔과 박탈감이 고조되면서 그것을 해소하고자 폭식을 하게 되는 것이다. 그러므로 자녀가 가장 폭식을 하게 되는 시간대를 잘 인지하고 그 행동을 하지 못하도록 돕기 위해서는 적어도 그 시간대에는 함께 있어 주려고 노력하는 것이 매우 중요하다.

신경성 폭식증의 경우, 환자들은 음식을 많이 섭취한 후 퍼징을 하게 되는데 대부분의 퍼징은 폭식에 대한 죄책감, 수치심, 불안 그리고 체중이 늘 거 같다는 공포심으로 빠져들게 하고 곧바로 퍼징으로 이끌게 되는 것이다. 대게 퍼징도 폭식처럼 비밀스러운 행위이다. 퍼징은 먹은 후에(보통 30분 안으로) 소화되지 않은 음식만을 바로 비우는 것(한정된 양임)이므로 상당히 예측할 수 있는 행동이다. 그러므로 만약 자녀가 언제 먹었는지 또는 특별히 언제 폭식을 했는지 안다면 그들이 언제 퍼징을 시도할지 가늠할 수 있을 것이다. 그러므로 폭식을 하는 경우 보통 언제 퍼징이 일어나는지 그 시간대를 알고 있는 것은 언제 그들을 관찰하여야 하는지 그것을 막기 위한 전략들을 언제 실행할 수 있는지 알도록 도와줄 것이다.

또한 어디서 자녀가 퍼징을 하는지 아는 것은 도움이 된다. 그러나 이것은 결코 간단한 문제가 아니다. 대부분, 변기안에 퍼징을 하지만 많은 경우 샤워를 하면서 퍼징을 하는 일도 있으며 휴지통 속이나 숲속에다 하는 경우도 있다. 퍼징은 또한 자신만의 특정한 규칙에 따라서 행해지는데 그런 조건에 맞아야만 행하게 된다. 예를 들면 어떤 이들은 집에서만 퍼징을 하고 어떤 이들은 아무도 주위에 없을 때만 퍼징을 하며 어떤 이들은 학교나 교회에서는 절대로 퍼징을 해서는 안 된다고 그들 나름대로 정해놓은 규칙이 있다. 이러한 조건들이 이해가 되면 그런 환경에 놓이지 않도록 막는 것이 훨씬 쉬어질 것이며 퍼징하는 기회를 허용하지 않도록 도울 것이다. 자녀가 집에서만 퍼징을 한다면(질병의 초기에 흔히 볼 수 있는) 특별히 그 제한된 환경 안에서 모니터를 할 수 있음으로 좀 더 쉬울 것이다. 그럼에도 불구하고 그러한 조건들은 변할 수 있고, 퍼징의 위치가 변할 수 있다는 가능성에 대해 늘 염두에 두는 것이 중요하다. 그 이유는 퍼징의 조건이 어떻게 변화하더라도 그 속성상 그러한 행동을 지속하게 만들도록 틈을 열어 주기 때문이다.

또한 어떻게 당신의 자녀가 퍼징을 하는지 아는 것은 중요하다. 대부분 이러한 행위는 쉽게 한 손가락을 목에 넣고 질식을 일으켜서 하게 된다. 하지만 때로는 이것이 효과적이지 못해 숟가락이나 칫솔, 손톱 다듬는 도구와 같은 다른 도구 등이 사용되기도 한다. 일부 청소년은 독극물 복용후 구토 하도록 도와주는 구토유발제(이페카: ipecac)시럽에 대해 알아보기도 한다. 불행히도 퍼징을 하기 위해 관습적으로 그런 것들이 사용되면 심장에 문제가 생기고 심지어는 사망에 이르게 된다. 시간이 지남에 따라 어떤 사람들은 직접적인 자극 없이 퍼징 하는 것을 배우게 된다. 이런 행동은 비밀스럽게 언제든지 제거할 수 있어서 그 행동을 감시하고 중단시키는 것을 매우 어렵게 만든다. 하지만, 자녀의 퍼징에 관해 그들이 사용하는 방법에 대한 정보를 알게 되면 지속해서 해온 퍼징 활동의 흔적을 찾을 수 있으므로 개입하는 데 도움이 된다(예: 부서진 손톱들, 이에 긁혀 손등에 난 상처들). 만약 자녀가 이페카(ipecac)시럽을 사용한다면 위험하므로 집에 있는 이런 약들을 모두 없애거나 열지 못하도록 잘 막아놓는 것이 절대적으로 필요하다. 자녀들은 많이 먹었다는 생각이 들면 바로 퍼징을 해야 할 거처럼 느낄 것이다(그리고 이런 것을 느낄 때 그 욕구에 대해서는 선택의 여지가 없는 것이다). 게다가 퍼징후에는 굉장한 안도감이 든다. 그러므로 퍼징하는 것 자체가 수치스럽고 때론 고통스러울지라도 상당히 강화를 주는 행동이 되는 것이다. 부모가 할 수 있는 일은 퍼징을 하지 않을 때의 불편감을 견딜 수 있도록 도와주는 것이며 퍼징 대신 관심을 주거나 주의를 전환하도록 도와주거나 또는 다른 긍정적인 일을 할 수 있는 기회를 제공하는 것이다. 이런 대안들을 제공하기 위해 그들이 생각 하기에 도움이 될 만한 것에 대해서 함께 얘기하는 것이 필요하다. 어떤 부모들은 비디오 게임을 한다거나 영화를 본다거나 산책하러 간다거나 쇼핑하는 것이 폭식이 일어날 때 퍼징을 막도록 도와준다는 것을 발견하였다.

설사제 남용은 일부 섭식장애 청소년들이 자신이 섭취한 음식을 퍼징하려고 사용하는 또 하나의 공통된 방식이다. 우리가 4장에서 기술했듯이 설사제를 사용하는 것은 매우 위험한 방법일 뿐 아니라 상당히 비효율적이다. 설사제를 오랫동안 사용하게 되면 복부 통증이 심하게 올 수 있고 배가 더부룩하게 부풀어오거나 장내의 가소성(intestinal plasticity)을 포함한 다양한 의학적인 문제를 갖게 된다. 좀 더 효과를 보기 위해서 용량은 더 늘어나게 되고 결과적으로 독성을 일으키게 된다. 설사제를 사용하는 사람들의 대부분은 단지 섭취한 음식을 제거한다기보다는 배가 "평평해지고 속이 비워진"거처럼 느끼고 싶다고 보고하였다. 심리적으로 배 속을 비운다는 것이 그들에게는 안도감을 주는 것이다. 자녀가 설사제 복용을 멈추도록 도와주기 위해서 몇 가지 알아 둘 사항이 있다. 어떤 설사제들은 혈액이나 변을 통해 검출이 되므로 만약 자녀가 당신이 모르게 설사제를 사용하는지 알아보려면 자녀의 담당 의사가 테스트를 해 볼 수도 있다. 또한 설사제를 자주 사용하게 되면 비용이 점점 들어가게 되므로 자녀가 현금이 생길 때 그것으로 설사제를 구입하는 것은 아닌지 지출금액을 모니터해야 한다. 하지만 많은 청소년들이 비용 때문에 설사제를 훔치기도 하며 특히 신경성 폭식증 환자들의 경우 설사제를 훔치다가 걸리는 경우가 흔히 일어나기도 한다.

퍼징은 또한 과도한 운동의 형태로 나타날 수 있다. 자녀는 폭식 후에 자신이 먹었던 음식의 칼로리양을 계산하고 러닝머신이나 다른 격렬한 활동을 통해 그것을 제거하려고 시도할 수도 있다. 운동으로 퍼징하는 습관은 설사제를 먹거나 토하는 것처럼 해롭게 보이지 않을 수도 있다. 그러나 섭취한 칼로리양을 모두 빼내지 못할 거 같고 시간이 걸릴 수 있다는 불안감과 몸에 대한 스트레스로 인하여 폭식을 운동으로 보상하려고 하는 것은 확실히 그 대가를 치르게 된다. 운동은 비정상적인 폭식을 보상하기 위해서 또는 체중 조절 그 자체를 위한 것이 아니어야 하는데 그 이유는 그런 행동들이 과도하게 음식을 제한하는 다이어트로 이끌 수 있기 때문이다. 그러므로 부모의 역할은 운동이 평상시 일어나는 건강을 위한 활동이 되도록 돕는 것이다.

섭식과 체중에 대한 걱정으로 자녀와 논쟁을 벌이지 않기

부모들이 가장 공통적으로 만나게 되는 문제들은 섭식장애를 겪는 자녀들의 왜곡된 사고이다. 당신은 자녀들이 '이유를 알고', '합리적으로 되고', '빛을 보고' 나아질 수 있도록 해야만 된다고 믿거나 또는 그녀가 '극복할 것이다'라고 믿을지도 모른다. 그러나 초기에는 이런 일들이 거의 일어나지 않는다(혹은 아예 그런 일은 없다). 대신 부모들은 왜곡된 사고를 갖게 되는 자녀의 관점에 맞서서 종종 처음부터 끝까지 비논리적인 다양한 언쟁 및 괴로움으로 빨려 들어갈 것이다. 자녀의 그러한 사고는 과도한 걱정, 비현실적인 에너지 소비, 음식, 체중 및 체형에 대한 불안감으로 인해 왜곡된 것이다. 우리는 이러한 생각들이 어떤 것들인지 5장에서와 같이 자세히 살펴보았다. 그러나, 당신이 거식증 또는 신경성 폭식증과 마주하는 어려움에 처해 있을 때 그 사고들이 일으키는 문제들은 더 이상 모호한 것이 아니다. 즉, 그것들은 매우 명확하지만 어떻게 해결해야 하는지는 그다지 선명하지 않다. 부모가 직면하게 될 어려움들은 자녀들이 체중을 재거나, 음식을 사거나 옷 쇼핑을 하게 되고 지속해서 친구들 그리고 미디어와 패션에 영향을 받는 것이다.

강박적으로 체중을 재는 것을 허락하지 않기

반복적으로 체중을 재는 것은 섭식장애를 겪는 사람들에게 공통으로 나타나는 현상이다. 그것은 다분히 강박적인 특성을 가지며 시간이 지남에 따라 정도가 심해지는데 체중을 재는 것이 그 사람의 감정적 상태(좋은 감정 또는 나쁜 감정), 자신의 가치(성공 또는 실패) 그리고 자신의 욕구(좋아하는 또는 싫어하는)를 평가하는 도구가 된다. 물론 한 사람의 체중이 이러한 속성들을 정의하는 것은 결코 아니다. 하지만 시간이 지날수록 그 속성과 몸무게를 재는 것 사이에 연관성이 있는 거처럼 보이게 하는 것 같다. 또한 체중을 매우 반복적으로 재는 것은 믿을만하지도 정확하지도 않다. 즉, 너무 많은 요인에 의해(무엇을 입는지, 어디서 먹었는지, 언제 먹었는지, 최근 무슨 활동을 했는지, 최근 어떤 음료수를 마셨는지에 따라) 우리의 체중은 1~3파운드(약 0.45~1.36kg)가 변하기도 한다. 당신은 자녀가 자신의 체중이 내려갔는지 수시로 재확인하고 몇 시간 후에 체중이 올라갔다고 낙담하는 것을 목격할지도 모른다. 객관적으로 봤을 때 그녀의 체중이 변하지 않았다는 것을 알지만 자녀는 그렇게 느끼지 않는다. 동시에 모든 가족들이 알 정도로 일정한 간격을 두고 체중을 재는 것이 중요한 일과가 되었다. 이러한 이유 때문에 우리는 치료 중에는 체중을 일주일에 한 번 내지 두 번을 재도록 권유한다. 이 뜻은 혹시라도 화장실에 체중계가 있다면 버려야 할 수도 있다(아니면 그것을 감추어야 한다). 또한 당신이 함께 작업하고 있는 전문가가 있다면 언제 그리고 누가 체중을 잴 것인가에 대해 전문가의 동의하에 이루어지는 것이 바람직하다. 만약 자녀의 체중이 소아·청소년과에서는 높게 나오고 영양사의 사무실에서는 낮게 나오고 치료사의 사무실에서는 그대로 라면 아무 도움이 되지 않는다. 너무 많은 체중계로 몸무게를 재는 것은 모든 사람을 혼란에 빠지게 할 것이다.

언제 자녀와 함께 장을 보러 가는 것이 좋을지 결정하기

자녀가 섭식장애가 있다면 함께 장을 보러 가는 것은 매우 어려운 일이다. 거기에는 당신이 지키기로 한 규칙들이 많이 있을텐데 그 규칙들은 여러번 바뀌게 된다. 어떤 부모들은 장을 보러 갈 때 자녀들이 먹겠다고 동의한 음식을 살 수 있도록 돕기 위해서 여전히 자녀를 데리고 가는 것을 선택하곤 한다. 우리의 경험에 의하면 이것은 비생산적인 일이다. 자녀가 만약 신경성 식욕부진증을 겪고 있다면 자신이 먹어도 된다고 허용하는 음식을 찾으면서(하지만 결국 찾을 수 있는 것이 거의 없다) 마트 복도를 돌아다닐 것이다. 만약 자녀가 신경성 폭식증이나 폭식증을 겪고 있다면 죄책감과 먹고 싶은 유혹으로 힘들어 할 것이다. 그러므로 자녀가 좋아하는 것과 싫어하는 것을 이해하는 것은 유익한 일이지만 치료 초기에는 대부분 자녀 없이 장을 보는 것이 좋다. 후에 음식에 편안함을 느끼고 회복을 보이게 되면 음식을 선택하는 면에서 좀 더 유연성을 보일 수 있으므로 자신이 어느 정도 나아졌는지 알아차릴 수 있도록 돕기 위해 이러한 외출에 자녀를 초대하는 것은 유용할 수 있다.

섭식 증상이 줄어들 때까지는 옷 쇼핑을 중단하기

옷 쇼핑은 십 대들에게 또 다른 공통된 관심사인데 치료 초기에는 되도록 제한하는 것이 좋다. 체중, 옷 치수들은 거의 그들의 정서적 또는 사회적 가치의 증표로 간주된다. 44사이즈를 입는 자녀의 자부심이 섭식장애의 성격상, 마치 88사이즈를 입는 자녀의 수치심처럼 왜곡되어 있는 것이다. 그러나 일반적으로 거식증을 가진 청소년들의 사이즈는 점점 커지게 되므로 체중을 완전히 회복한 후에(또는 거의 회복에 가까웠을 때) 옷을 사는 것이 낫다. 신경성 폭식증의 경우에는 치료의 초기에 한 치수 정도 올라갔다 내려가는 문제가 종종 있을 수 있어서 이 경우 역시 쇼핑은 후에 하는 것이 낫다.

당신이 피하기가 어려운 쇼핑 외출 중의 하나는 무용복과 같이 특별한 옷을 사는 것인데 특히 여자아이가 드레스를 입을 때이다. 그러한 드레스를 입거나 특정 행사들이 있을 때는 종종 모든 가족에게 많은 불안감을 자극하기도 한다. 패션과 외모는 우리 모두에게 영향을 미치기 때문에 이러한 과정에서 당신이 어떤 식으로 표현하는지 잘 평가 해보길 바란다. 그 옷이 얼마나 세련되었는지 간에 너무 꽉 맞는 드레스는 피하는 것이 좋다. 왜냐하면, 그런 것들이 자녀가 건강하든 아프던지 간에 그들이 매우 걱정하는 부분들의 여러 특성들을 강조하는 경향이 있기 때문이다.

지지적인 친구 관계를 허락하기

부모들은 종종 자녀의 친구 중에 섭식장애를 앓고 있는 친구가 있다면 자녀의 회복에 부정적인 영향을 주지는 않을까 걱정하는 경우가 있다. 당신의 자녀 또는 자녀의 친구들이 얼마나 심각한지에 따라 매우 다를 수 있으므로 그러한 의문에 간단히 대답기란 곤란하다. 상당수의 청소년이 섭식장애를 겪고 있기 때문에 그들을 완전히 피할 가능성은 희박할 것이다. 하지만 만약 그 친구가 치료를 받지 않고 자녀의 섭식장애 행동을 부추기는 것으로 보인다면 적어도 치료 초기에는 이러한 친구관계를 가능한 제한하는 것이 현명할지도 모른다. 그러나 십 대들에게 친구들은 아주 중요하기 때문에 이것은 민감한 문제이기도 하다. 만약 어떤 특정한 친구랑 연락하는 것을 제한하는 것이 절대적으로 필요하다고 느낀다면 그 이유와 의도에 대해서 분명히 얘기하고 자녀가 계속해서 호전을 보이면 다시 그 상황에 대해서 고려해 보겠다고 알리는 것이 좋다. 또한 이러한 중요한 이슈에 대해서 앞으로의 방향에 대한 조언을 얻기 위해 반드시 치료사와 의논하는 것이 중요하다.

체중에 대한 가치가 부각되는 미디어의 영향을 제한하기

자녀들이 자신에 대해서 어떻게 생각할지는 가정과 가족 이외의 수많은 요인에 의해 영향을 받는다. 이러한 영향 중 일부는 보편적이어서 어느 방식으로든 우리 모두에게 자극을 준다(예: 미디어, 패션 그리고 문화). 어떤 것들은 청소년 세계(청소년들의 또래 그룹과 그 가치)에서, 또 어떤것들은 섭식장애의 세계(섭식장애 프로들의 웹사이트)에서만 독특하게 영향을 받는다. 그러한 영향들이 섭식장애의 온전한 회복을 막는 한 어떻게 외부로부터의 부정적 영향들을 제한할 수 있을까?

청소년들은 특히 속출되는 미디어 여파에 취약하다. 그들은 여전히 자신이 누구인지에 대한 인식을 발달시키고 새로운 정체성에 대한 확신을 외부에서 찾으려고 한다. 아이러니하게도, 청소년들은 어떤 면에서 자신의 가능성을 찾기보다는 미디어가 정의한 일련의 규범에 따르려고 한다. 그것에 따르려는 결정은 또래 그룹에 속하고자 하는 그들의 욕구와 관련이 있다. 또래 그룹에 속해져 있다는 것은 여러 가지 이유에서 중요하다. 첫 번째로 인간은 사회적 동물로서 본능적으로 타인을 필요로 한다. 청소년 시기에 가족 밖의 관계는 데이트를 포함한 사회적 학습이 이루어지는 수단이 된다. 그러므로 청소년들은 자신의 동료 집단에 상당한 에너지를 쏟게 되는 것이다. 그들은 남들이 자신을 좋아하기를 원하는데 이것은 그들에게 아주 단순하면서도 구체적인 의미를 내포하는 것일 수 있다. 즉 가늘다는 것(또는 더 가늘어지는 것)은 사람들이 나를 더 좋아하게 만드는 것이다. 청소년들이 가늘다는 것을 왜 이런 식으로 보는지는 쉽게 이해가 된다. 이러한 인식은 어느 정도는 사실일 수 있다. 그러나 그들은 종종 이것이 가치감을 느끼게 되는 유일한 근거가 아니라는 것을 보지 못한다. 어떤 사람들은 웃기기 때문에, 또는 똑똑해서, 또는 친절해서 타인들이 좋아하게 된다. 또한 청소년들은 계속해서 객관적 인식을 발전시킨다. 그리고 자신 내면의 좁은 세상 이외의 것들을 보기 위해 미디어나 다양한 상품들에 눈을 돌리게 된다. 불행히도 크게 보았을 때 인기 있는 미디어는 진정한 가치를 심어주지는 못하며 대신 아름다움이나 외모의 매력이 성공, 행복 그리고 성취감으로 정의되는 상당히 왜곡된 가치를 안겨주게 된다.

부모로서 당신은 자녀들이 다른 가치를 새롭게 획득할 수 있도록 도울 의무가 있다. 우리는 종종 섭식장애 청소년들에게 다른 부수적인 고민들과 비교해서 체중 또는 체형과 관련된 중요한 것들을 순위로 매겨보도록 질문한다. 그들은 자신의 지적 능력, 성격, 친구들, 가족 그리고 심지어 종교적인 믿음과 비교했을 때 체중과 체형을 상당히 중요시한다. 물론 체중은 건강과 외모에 중요한 일부분이다. 하지만 이런 것들이 너무 중요해서 다른 모든 중요한 자원이나 관계를 뒷전에 둔다면 이것은 문제가 된다. 특히 시각적인 매체 안에서 자녀들이 다른 가치들을 발견하기란 더욱더 어렵다. 미디어들은 다양한 영역의 다른 가치들을 보여주지 못한다(그 한 가지 때문에 그림 안에서 다양한 것들을 포착하기는 더욱더 어려운 것이다). 그렇게 될 수 있다 하더라도 그 가치들은 먹히지 않을 것이다. 그 이유는 불행히도 아름다움처럼 그것들이 '희귀한' 또는 '특별한' 것으로 인식되지 않기 때문이다.

청소년의 부모들은 난관에 처해있다. 부모에게 있어서 십 대의 세계란 마치 자신들 세대와 아주 다르며 동떨어져 있는 거처럼 느껴질지도 모른다. 부모가 직접적으로 자녀의 패션에 대해서 반감을 가지고 묻게되면(레깅스, 뜯어진 청바지, 스판덱스 윗옷 등) 부딪힐 가능성이 크다. 그러므로 비판적인 태도로 말하기보다는 그 문제에 대해 좀 더 호기심을 가지는 태도로 다가가는 것이 중요하다. 이 뜻은 만약 자녀들이 유명한 스타 그룹이 아닌 곳에서 영웅들을 찾을 수 있도록 돕기를 원한다면 그러한 방향으로 갈 수 있도록 독려하기 위해서는, 자녀들에게 어떤 가치들이 있는지 이해하려고 노력해야 한다는 의미미기도 하다. 이해하려고 노력하는 것이 중요하다. 예를 들면 당신의 자녀가 공부나 체육 쪽으로 성과를 내는 것에 가치를 둔다면 이런 것들은 가치의 측면에서 볼 때 신체적인 미에 대한 대안으로써 사용될 수 있다. 또한 그들의 사회적 가치가 담겨 있는 방식을 탐색해 봄으로써 많은 청소년들에게 나타나는 이타적인 감성을 활용하는 것이 종종 가능해지기도 한다. 사회적 가치를 통해서 자녀들은 신체적인 매력과 관련된 유익성과 자아 존중감이나 자신의 가치감과 관련된 다른 자원들 간의 균형감을 갖게 되는 기회를 얻게 되는데 그러한 자원들은 봉사활동이나 과외교습, 자연보전 프로그램, 종교적 활동 및 교회 그룹 등을 통해서 발견될 수 있다. 자녀가 외모와 외적인 매력 등을 과대평가하는 것에 부모가 반응해야 할 필요성은 있지만 섭식장애를 앓고 있는 자녀의 부모에게는 그렇게 특이한 일은 아닐 것이다. 그러나, 부모에게는 특별한 과제가 생긴 것이다. 왜냐하면, 자녀는 남들이 우러러보도록 자신이 지정한 완벽한 신체상과 관련하여 가장 해로운 측면으로 빠지게 되는 특정한 문제를 발전시켜온 것이기 때문이다. 부모의 임무는 그러한 가치를 촉진시키는 영향들을 제한하고 관찰하는 동시에 대체할 수 있는 자원들을 탐색하고 자아 존중감과 자신의 가치에 눈을 돌릴 수 있도록 자녀들을 격려하는 것이다.

때로는 건강 문제를 논하는 미디어가 패션이나 영화배우들을 다루는 미디어보다 더 문제가 되기도 한다. 즉, 다음과 같은 경우처럼 어떤 면에서는 건강의 가치를 문제로 보기란 어렵기 때문이다. 문제가 되는 것은 건강을 정의하는 방식이다. 예를 들면 우리는 미디어를 통해 채식주의, 저지방, 무지방 음식들, 다이어트, 또는 어떤 특정한 종류의 집중적 운동 요법 들을 반복적으로 강조하는 것을 보게 된다. 섭식장애를 갖는 사람들의 마음이나 머릿속에는 이런 것들의 의미가 적절한 한도를 넘어 과장되어 들어오게 된다. 우리는 대부분의 이러한 선택들이 건강을 추구하는 쪽으로 작동한다면 좋은 결과를 이끈다고 강조한다. 그러나 그것들이 다이어트 혹은 과도하게 저체중을 유지하기 위한 목적으로 쓰인다면 그렇지 않다. 현재 섭식장애를 앓고 있는 청소년의 건강을 침범하는 가장 교활한 세력 중에 하나는 섭식장애를 옹호하는 웹사이트들이다. 이러한 웹사이트들은 채팅 그룹, 정보 등을 제공하면서 청소년들을 유인하기 위해 교묘하게 명칭화되어 있는데 자녀들의 섭식장애를 부추기고, 치료개입을 거부하도록 만들며, 치료 안에서의 부모들의 개입을 반대하는 전략들을 제공한다. 그것에 대한 해결책은 쉽지 않다. 자유롭게 이야기하는 곳은 어디든 만연해 있기 때문이다. 하지만 부모로서 선택할 수 있는 옵션들이 있다. 잔인하게 들릴지 몰라도 자녀가 치료를 받는 그 기간 동안은 그들의 태블릿, 노트북, 스마트 폰 등의 인터넷을 차단하거나 매우 철저한 감독하에 사용하도록 하는 것이 필요할지도 모른다. 부모는 청소년들이 그러한 사이트['쿠키(cookies)'를 추적하는]를 사용하는지 추적할 수 있는 기술을 배울 수도 있다. 그러나 종종 그렇듯이 자녀는 부모보다 디지털 미디어에 대해 더 잘 알고 있을지도 모른다. 하지만 이 사이트의 위험성은 상당히 클 수 있으므로 처한 상황에 따라 그 사이트로의 접근 가능성에 대해서는 확고한 자세를 취할 것을 권고한다. 물론, 자녀는 다른 통로(학교나 도서실)를 사용하여 이러한 사이트로 접근할 수도 있겠지만 노출되는 시간은 좀 더 제한될 것이다.

언제 후퇴해야 하는지 알기

지금은 상상하기 힘들겠지만, 자녀의 섭식장애 증상과 행동을 매일 관리해야 하는 상황에서 부모는 집중적으로 개입되어 있는 것으로부터 어떻게 후퇴하기 시작해야 할지 알아야 할 때가 올 것이다. 사실, 그것이 부모가 집중적으로 개입하게 될 때 가장 우선적으로 세워야 할 궁극적인 목표이다. 그 시점에 다다르고 있다는 것을 알 때는 자녀가 정상적인 체중으로 돌아오거나 그것에 근접해 있을 때, 또는 적절한 스케줄 안에서 적당한 양을 먹으며 과도한 운동을 피하고 폭식이나 퍼징을 하지 않으며 보통 예전의 그 모습을 보일 때이다. 만약 자녀의 생리가 멈추었다면 생리가 다시 시작되는 것은 건강을 나타내는 좋은 척도이다.

그러나, 이 난관을 해결하기 위해 심혈을 기울여 온 부모들은 자녀를 쉽게 놓아주기 어려울지도 모른다. 왜냐하면 당신에게 소중한 사람이 위험한 길로 빗겨나가는 것을 지켜보는 것이란 그야말로 끔찍한 경험이기 때문이다. 유아 시기의 암 생존자들의 연구에서는 모든 기모테라피, 방사선, 수술 등을 경험한 아동들은 후에 특별히 그러한 사건들에 집착하지는 않는 것으로 나타났다. 그러나 부모들은 자녀들이 오래전에 겪었던 것에도 여전히 많은 걱정, 침투적인 사고, 꿈 그리고 지속적인 불안을 경험하였다. 그러므로 당신이 안전감을 회복하기도 전에 자녀는 이미 먼저 위험에서 벗어남을 느끼고 앞으로 향하고 있을 수도 있다(그리고 심지어 이것에 관한한 자녀의 느낌이 맞을 수도 있다)는 것을 염두 해 두 길 바란다.

자녀를 통제하는 것에서 후퇴하기 시작하는 것을 고려할 때 우리는 종종 자녀가 교통 위반을 한 후에 운전을 다시 하도록 허락하는 것에 어떻게 관여할지 유추하도록 하게 한다. 아마도 자녀가 모든 특권을 다시 얻기 전까지는 학교로 가고 오는 것까지만 운전하도록 허락하는 것에서부터 시작해서 추후 주말 낮 동안에도 운전하는 것을 허용하는 식으로 할 수 있을 것이다. 먹는 것에 관해서는 부모의 감독 없이도 잘 먹는다고 확신이 들 때까지는 자녀가 스낵을 혼자서 먹는 것으로 시작해서 그다음 점심을 혼자 먹게 하는 식으로 할 수 있다. 온전히 이것들이 실행되기까지는 몇 개월이 걸릴지도 모른다.

하지만 자녀가 회복을 보이기 시작할 때쯤, 우리는 최대한 그들이 다양한 사회적 경험을 할 수 있도록 부모들이 시도해 볼 것을 강력히 권고한다. 우리가 이런 제안을 하는 것은 부분적으로 그러한 사회적 연결이(식사를 또한 잘하는 것을 확인하면서) 더욱더 정상적인 발달을 돕기 때문이다. 이것을 처음으로 시도할 때는 그 활동들을 식사 전과 후에 넣도록 스케줄을 짜야 할 것이다. 여전히 부모는 이러한 활동들을 허용하면서 자녀들이 보기에 부모가 단순히 그들의 섭식 행동만을 통제하며 나이에 적절한 활동들이라면 가능한 관여하지 않는 것처럼 보이는 것이 도움이 된다. 그러한 접근은 섭식 영역에 대한 부모들의 개입을 자녀들이 잘 인내하도록 도울 수 있을 것이다.

우리는 섭식장애 치료의 궁극적인 목표란 음식과 체중과 관련된 강박적인 행동들과 사고들로부터 그들의 삶을 다르게 전환하는 것이라고 얘기하고 싶다. 이것은 자녀들이 학교로 다시 복귀할 때 어렵겠지만, 자신들이 어디에 있었는지 친구들에게 용기 있게 설명하며 좀 더 정상적인 청소년의 사회적 생활로 천천히 진입한다는 것을 의미한다. 높은 수준의 수행 욕구로 인해 자녀들은 학교로 복귀하는 것을 걱정할 수 있는데 이것은 많은 섭식장애의 환자들에게 매우 흔히 볼 수 있는 일이다. 그들은 그동안 아팠었기 때문에 뒤처져 있고 준비가 덜 됐다고 느끼며 그들이 원하는 것을 절대로 달성할 수 없을 것이라는 생각을 하기도 한다. 자녀들이 학교로 돌아가도록 돕기 위해서는 이러한 걱정들 일부는 괜찮은 것이라는 사고를 그들이 수용하는 것이다. 그리고 우리가 그들에게 전할 수 있는 메시지는 “네가 비록 고2 때 AP(미국 고등학교의 고급과정 프로그램) 5개를 다 수강하지 못한다 하더라도 너는 여전히 좋은 학생이 될 수 있고 곧 따라잡고 좋은 성과를 낼 수 있을 거야”라고 격려하는 것이다. 자녀가 학교를 못 온 이유에 대한 정보를 어느 정도 공유할지 결정하기 위해서는 좀 더 많은 전략 또는 판단이 필요하다. 대부분 십 대들은 간단히 심장 또는 위에 문제가 있었다고 이야기하거나 질병으로 영향을 받은 다른 것들에 대해서 이야기하기도 한다. 신디와 같이 어떤 자녀들은 그들의 경험을 통해 타인을 돕고자 결심한다. 그들은 그래서 섭식장애를 겪는 다른 이들을 돕기 위한 또래 건강보조원이 되기도 한다.

부모들은 예상했던 것보다도 훨씬 더 적극적으로 그들을 격려하여 자녀들을 원상태로 오도록 돕는 것이 필요하다는 것을 깨닫기도 한다. 때론 친구들과 만날 수 있도록 약속을 잡거나 학교 행사에 참여하는 것을 격려하는 등 부모는 행동을 미리 취해야만 할 수도 있다. 섭식장애를 겪는 많은 아동 청소년들이 어느 정도의 사회불안을 경험한다. 하지만 이런 증상은 섭식장애 행동과 사고가 잠잠해진 후에 해결해야 할지도 모른다. 이런 문제들의 치료는 우울증이나 강박장애와 같은 다른 정신적인 어려움처럼 약물이나 심리치료가 따로 필요하거나 둘 다 병행해야 할 수 있다.

당신 자신을 돌보기

이 책을 읽으면서, 자녀를 돕기 위해서는 '많은 작업이 필요하다'라는 것이 확실한 근거가 되었으리라 믿는다. 그러므로 당신이 이러한 중대한 일을 하는 동안 가능한 한 많이 자신 스스로를 돌보는 것은 매우 중요하다. 만약 부모가 자녀들을 지속해서 도와줄 수 없다면 자녀들이 섭식장애와 투쟁하는 동안 그들의 가장 중요한 자원을 잃어버리는 것이다. 부모가 자신을 돌보기 위해서는 더 많은 휴식을 취하고 규칙적인 운동을 하며 좋은 영양을 섭취하는 것이 필요하다는 것을 자각해야만 한다. 당신은 또한 휴식이 필요할 때 다른 가족들이나 배우자와 그 무거운 짐을 어떻게 나눌지 계획해야만 한다. 만약 우울하거나 과도하게 불안해지는 것을 느낀다면 추가적으로 개인치료를 구하고 도움을 받기를 바란다. 우리의 경험으로는 부모들이 그러한 도움을 받는 것을 자주 보아왔다. 또한 가족이나 친구 또는 영성적인 그룹을 통해서 도움을 얻을 수도 있다. 부모 자신만의 지지그룹을 형성하는 것은 부모와 자녀 모두에게 도움이 될 것이다.

무엇보다도 이 모든 작업을 마치게 될 때 가장 만족할 만한 것이란 생존의 위협에 처했던 자녀를 당신이 도왔다는 것이다. 비록 결과물을 장담할 수는 없다 하더라도 우리가 이전에 언급했듯이 부모의 이러한 시도는 예후가 좋으리라는 충분한 근거가 있다.

참고 문헌

Dare, C., and I. Eisler, Family Therapy for Anorexia Nervosa Nervosa, in D. M. Garner and P. E. Garfinkel, Editors, *Handbook of Treatment for Eating Disorders, Second Edition*, 1997. New York: Guilford Ptess, pp. 307–324.

Dare, C., I. Eisler, G. Russell, et al., Family Therapy for Anorexia Nervosa: Implications from the Results of a Controlled Trial of Family and Individual Tharapy, *Journal of Marital and Family Therapy*, 1990, 16, 39–57.

Eisler I., D. Le Grange, and E. Asen, Family Interventions, in J. Treasure, U. Schmidt, and E. van Furth, Editoes, *Handbook of Eating Disorders*, 2003. Chichester, UK: Wiley, pp. 291–310.

Krautter, T., and J. Lock, Is Manualized Family-Based Treatment for Adolescent Anorexia Nervosa Acceptable to Patients?: Patient Satisfaction at End of Treatment, *Journal of Family Therapy*, 2004, 26, 65–81.

Le Grange, D., and J. Lock, Bulimia Nervosa in Adolescents: Treatment, Eating Pathology, and Comorbidity, *South African Psychiatry Review*, 2002, 5, 19–22.

Le Grange, D., and J. Lock, *Treating Bulimia in Adolescents: A Family-Based Approach*, 2007. New York: Guilford Press.

Le Grange, D., J. Lock, and M. Dymek, Family-Based Therapy for Adolescents with Bulimia Nervosa, *American Journal of Psychotherapy*, 2003, 67, 237–251.

Le Grange, D., K. L. Loeb, S. Van Orman, et al., Bulimia Nervosa in Adolescents: A Disorder in Evolution?, *Archives of Pediatrics and Adolescent Medicine*, 2004, 158, 478–482.

Lock, J., Treating Adolescents with Eating Disorders in the Family Context: Empirical and Theoretical Considerations, *Child and Adolescent Psychiatric Clinics of North America*, 2002, 11, 331–342.

Lock, J., and D. Le Grange, *Treatment Manual for Anorexia Nervosa: A Family-Based Approach, Second Edition*, 2013. New York: Guilford Press.

CHAPTER 08

지지 역할이 되어주기

자녀의 회복에 도움이 될 수 있는 다른 방법들

7장에서 우리는 가족기반치료(FBT)를 통해서 무질서한 섭식과 그에 관련된 행동들에 대해서 직접적으로 관여하는 방법들에 대해 중점을 두었다. 이 장에서는 부모가 다른 치료에서는 또한 어떻게 관여할 수 있을지 다루고자 한다. 이 장에서 논의된 치료법들은 FBT에 사용된 이론에 입각하여 개발된 것이 아니며 부모의 개입에 대한 적응능력에 따라 다양하게 나타나고 있다. 부모가 이러한 치료에 참여하는 것을 어느정도 많이 허용하고 또 권장하는지는 같은 형식의 치료라 할지라도 전문가마다 다르다. 그러나 이 모든 치료들이 부모를 제외하지 않는 방식으로 진행될 수 있다면 부모로서 해야 할 역할을 지지하고 존중할 것이다. 또한 자녀를 돕기 위해 무엇을 해야 하는지에 대해 교육하고 어떻게 도울 수 있는지 구체적으로 명시할 것이다. 이런 다른 치료요법들 사이에서의 부모의 개입은 가족치료에서와 마찬가지로 중요하지만, 행동을 변화시키기 위한 부모의 역할은 대게 덜 직접적이다.

청소년 발달을 지원하기 위한 부모의 중요성은 저 평가되어왔음을 앞서 우리는 강조 했다. 또한 자신의 삶과 성공적으로 타협하기 위해 부모의 관여가 얼마나 중요한 역할을 하는지는 점점 확실해지고 있다. 그러므로 자녀들을 돕는 데 있어서 직접적인 혹은 간접적인 역할을 하든지 간에 부모의 개입은 자녀의 회복에 있어서 상당히 큰 공헌을 할 가능성이 높다.

지지 역할을 하기 위한 원칙

다음 페이지에서는 다른 통원 심리치료, 특별히 개인 심리치료 또는 집중 치료(입원 프로그램이나 주거 집단 프로그램 또는 통원 프로그램)에서 부모가 어떻게 개입하게 되는지를 얘기하고자 한다. 어떤 형식의 치료이든지 간에 부모의 개입은 그 치료 특성에 따라 달라질 수 있지만, 그 모두에 적용되는 어떤 보편적인 원칙들은 존재한다.

1. 당신이 시도할 치료 접근에 동의하라.

우리가 처음부터 강조한 바와 같이, 자녀를 회복시키는 데 가장 큰 걸림돌 중 하나는 부부 사이에 도움이 되는 방법에 대한 각자의 의견 차이이다. 이러한 어려움을 어떻게 해결할 것인가에 대해서는 9장에 세밀하게 나와 있다. 하지만 부모가 처음 치료 예약을 하기 전에는 적어도 자녀와 가족들에게 가장 적합해 보이는 치료를 찾고 어느 부분에서 의견 차이가 있는 것인지 구분할 수 있도록 서로 머리를 맞대고 의견을 모으도록 노력하는 것이 좋다.

각 치료 타입에 따른 효과성에 대한 정보를 찾는다면 6장을 참고하길 바란다. 그 장에서 만약 생각하고 있던 치료를 찾지 못하고 담당 의사에게 어떤 치료를 소개받았다면 왜 그 치료 방식이 도움이 된다고 믿고 있는지, 최근 연구에 의해 가장 높은 효과성이 입증된 FBT 치료보다 왜 더 나은 선택이 될 수 있을지 물어보기를 바란다. 만약 의사가 만족할 만한 대답을 해주지 못한다면 그 치료는 6장에서 토의했던 어떠한 카테고리 안에도 해당하지 못한다. 또한 그것은 자녀의 증상을 호전시키기에는 어떤 기대도 할 수 없다는 것을 확인하는 것이며 즉, 그 뜻은 자녀의 건강이 더 위험질 수가 있으며 불필요하게 시간을 낭비하게 될 것임을 의미한다. 그런 경우라면 다른 치료법을 소개받기를 권유하며 만약 찾지 못한다면 도움이 될 만한 좋은 정보와 대안을 구하기 위해 이 책의 마지막에 수록된 전문기관을 참고하기 바란다.

우리가 당신에게 어떤 접근법을 시도할지 합일점을 찾아야 한다고 조언하는 것은 당신뿐만 아니라 당신의 배우자 혹은 당신의 자녀의 다른 부모 또는 아이를 양육하는 다른 성인이 있다면 그들을 포함해야 한다는 뜻이다. 그리고 자녀에게는 이러한 결정권을 맡겨서는 안된다. 자녀에게 섭식장애를 제거하기 위해 어떤 단계를 밟을 것인가에 대해 너무 많은 이야기를 하도록 허용하는 것은 논쟁거리가 될 뿐이다. 왜냐하면, 자녀가 회복하기도 전에 그 문제에 대해서 자녀와 이야기한다는 것은 그녀와 이야기하는 것이 아니라 그녀의 섭식장애와 이야기 하는 셈이 되기 때문이다. 그렇다고 자녀에게 의견을 물어봐서는 안 된다는 뜻은 아니다. 그러나 부모는 부모로서 그 결정권을 쥐고 있어야 한다. 이 책을 읽고 있다면 당신은 분명 어떻게 섭식장애의 자녀를 도울 수 있을지 결정하기 위해 스스로 준비하고 있는 것이다. 어떤 치료를 받아야 하는지에 대해 자녀들은 자신들의 의견이 있을 수도 있고 또 강한 감정이 일어날지도 모른다. 그러나 알다시피 많은 청소년에게 회복을 위한 동기는 높지 않다. 결국, 치료의 옵션을 사정하고 어떤 것이 제일 나은 방법일지 결정하는 것은 부모에게 달려있다.

2. 당신이 선택하게 되는 치료법이 어떤 것이든 간에 가능한 배울 수 있을 만큼 다 배워라.

우리가 이 책에서 제공하고 있는 섭식장애에 대한 다양한 치료 접근에 대한 정보는 그 범위나 세부적 사항 면에서 제한되어 있다. 그러므로 만약 다른 옵션들을 고려하고 더 세부적인 사항들을 알고 싶다면 추가로 자른 자원들이나 정보들을 구해야 할 것이다. 6장에서는 이 책이 출판되었을 당시에 증거자료들을 포함했다. 그러나 진행되고 있는 연구들에 대한 데이터는 항상 축적되므로 그사이 출판되었던 다른 결과들에 대한 최근 정황들을 잘 알아두는 것이 좋다. 이 책의 뒤편에 수록된 전문가 기관 및 참고 문헌들은 치료 타입에 관한 정보에 대해 상담을 받을 수 있는 자원들을 제공할 것이다. 또한 어쩌면 자녀의 담당 소아 · 청소년과 의사들도 최근 연구 보고에 따른 믿을 만한 정보를 어디서 찾을 수 있을지 알려 줄 수도 있다. 만약 당신이 다른 치료사와 이미 작업을 하고 있다면 그 치료사가 다양한 치료 접근에 관한 유인물들을 제공할 수도 있을 것이다.

3. 초기에 자녀에 대한 당신의 관점과 치료에 대해 이야기 나누어라.

우리가 언급했듯이 자녀를 치료하는 사람이 누구든지 간에 그들은 부모에게 자녀의 발달과정이 어떠했으며 자녀의 현재 행동이나 증상들에 관해서 무엇을 관찰했는지를 물어봐야 한다. 하지만 부모 역시 자신들이 생각 하기에 무엇이 문제들을 일으키고 무엇이 갈등을 빚고 있는지에 대해 생각나는 대로 가능한 많이 얘기 나눌 기회를 갖는 것이 중요하며 전체적으로 보았을 때 가족과 자녀 모두에게서 볼 수 있는 강점이나 능력들은 무엇인지 이야기할 수 있어야 한다. 치료사에게 이러한 정보를 제공하고 부모 자신의 견해를 나눔으로써 부모는 처음부터 협력 관계를 형성할 수 있도록 도울 수 있을 것이다. 만약 계속해서 치료사와 함께 작업하는 것에 어려움이 생긴다면 제10장에 나와있는 팀들과의 작업을 향상하기 위한 팁들을 참고하기 바란다.

4. 치료를 제공하는 치료사 또는 의사들과 꾸준히 연락을 취하라.

어떤 부모들은 전문가가 개입하기 시작하면 자신들의 임무는 끝났다고 느낀다. 어떤 부모들은 치료사로부터 자녀가 어떤지에 대한 피드백을 얻거나 그들에게 질문한다는 것을 어렵게 생각하고 또는 해서는 안 된다고 생각하는 경우도 있다. 이들 중 어떤 것도 바람직하지 않다. 물론 개인 치료사가 십 대들과의 관계에서 비밀을 보장해야 하는 부분도 있다(성적인 경험, 두려운 감정, 사회적 활동들). 그러나 부모는 반드시 관여해야만 한다. 어떤 접근 방식을 택한다고 하더라도 그러한 질병이 왜 발생한 거 같은

지, 현재 어떻게 그 증상들이 나타나고 있는지, 지속되는 자녀의 어려움 때문에 부모, 자신 그리고 가족이 어떻게 영향을 받고 있는지에 대한 견해들 모두는 적절한 내용이며 치료사와의 상담회기에서 나눌 수 있어야 한다.

5. 호전을 보이는 것에 대해 어떻게 평가할지 결정하라.

치료 초기에 치료사에게 물어보면 도움이 될 수 있는 질문 중 하나는 증상이 호전되면서 무엇을 기대할 수 있을지 또는 호전을 위해 어느 정도의 기간이 걸릴지 물어보는 것이다. 이렇게 하는 것은 모든 사람이 동의하는 어떤 기준을 형성하기 때문에 철저하지는 못하지만, 구성원 모두가 확인할 수 있는 회복의 척도로서의 역할을 하게 될 것이다. 만약 당신이 치료가 어떻게 진행되고 있는지 그리고 언제, 어떻게 그 정보를 받을지에 대해 동의한다면 시기별로 자녀가 필요한 치료를 받고 있음을 확인할 수 있도록 이끌 것이다. 이러한 업데이트 정보는 적절한 간격으로 어떻게 진행되고 있는가를 점검하도록 돕기 위한 것이며 부모, 치료사 그리고 자녀 사이에서 잘 협상하에 이루어져야 한다. 예를 들면, 거식증으로 고통받는 십 대들일 경우 그들의 체중이 확실히 올라가고 있는지 전혀 알지 못하는 상태에서 자녀가 호전을 보이는지 평가하기란 어려울 것이다. 또한 자녀가 퍼징을 하지만 아주 비밀스럽게 하고 있다면 당신은 그녀가 언제 나아지고 있는지 언제 나빠지고 있는지를 알지 못할 것이다.

6. 백업(Backup) 계획을 세워라.

우리의 경험에 의하면, 부모들이 하게 되는 가장 큰 실수들은 치료사나 치료 접근 방법들을 계속해서 바꾸는 것이다. 그럼에도 불구하고 우리는 부모가 선택한 치료 접근이 자녀에게 통하지 않을 경우를 대비해서 다른 치료의 옵션에 대하여 열린 마음을 가지고 있어야 한다고는 생각한다. 어떠한 치료가 모든 사람에게 100 프로 효과를 보이는 것은 아니다. 그러므로 부모, 자녀 그리고 치료사가 바라던 대로 호전을 보이지 않는다면 대체할 수 있는 다른 계획을 세우는 것이 가장 좋다.

백업 계획을 갖는다는 것은 현재의 치료 형태를 평가절하하고자 하는 것이 아니라, 다른 대안이 없는 상황이 되지 않도록 분명하게 준비하는 방법이다. 왜냐하면, 이 책을 통해서 여러 번 이야기해 왔듯이 섭식 문제를 더 오래 지속시킬수록 치료는 더욱더 어려워지기 때문이다. 부모가 보기에 호전이 분명히 지연되고 있음을 느낀다면 백업 계획을 세우기 전에 치료사와 의사와 함께 어떤 것이 다음 단계로서 제일 나은 방법이 될지 함께 의논하길 바란다. 6장에서 기술해 놓은 치료 방법들은 치료의 옵션을 평가하기 위해 좋은 출발점이 될 것이다.

7. 지속적인 치료를 유지하라.

대부분의 개인치료 형태에서 부모의 역할은 다소 제한되어 있지만, 여전히 중요하다. 왜냐하면, 초기에는 섭식의 문제로 치료를 받아야 하는 자녀의 치료 동기가 낮기 때문이다. 그러므로 부모는 심지어 우겨서라도 자녀들이 치료 회기에 다 참여할 수 있도록 격려하고 지지해야 할 필요가 있다는 것을 염두에 두어야 한다. 이 뜻은, 보통 모든 치료 회기들이 학교 수업 시간 이외에 다 진행되기란 어려울 수 있으므로 최대한 자녀가 치료에 갈 수 있도록 학교 수업을 빠질 수 있는지 학교와 협력하여 작업해야 한다는 것을 의미한다. 이러한 이슈들은 자녀들과 또 다른 갈등을 일으킬 수 있는데, 그들은 친구와 함께 있는 시간이나 수업 시간을 빠지고 싶어 하지 않을 수 있다. 부모는 추가적으로 다른 치료에 참여하라는 제안을 받을 가능성도 있다. 이러한 세션들의 내용은 자녀가 어떤 타입의 치료를 받느냐에 따라 다양하다. 무엇보다도 부모는 치료에 참여하는 것을 제일 우선으로 두어야 한다. 비록 부모가 치료의 주요 대상이 아닐지라도 부모의 참여는 치료를 지원하고 있다는 메시지를 자녀들에게 주게 될 것이다.

부모가 치료의 한 역할을 '담당'할 수 '없다면' 어떻게 관여할 수 있을까

치료사로부터 치료에 대해 듣지 못하거나 혹은 직접적으로 당신이 여기에 관여하지 말라는 소리를 들었다 할지라도 부모가 치료에 제외된다는 거 자체는 얼마나 어려운 일이 될 수 있는지는 이 책을 통해서 이야기 나누었다. 이것이 당신에게 부정적 영향을 미친다면 더욱더 어려워질 것이다. 부모가 만약 어떻게 참여해야 하는지 모른다면 자녀의 회복을 위한 방법을 찾기란 너무도 어려울 것이다. 입원치료가 가장 보편적이지 않고 가장 잘 연구된 치료 세팅이 아니더라도, 가족기반치료(FBT)와는 달리, 부모가 치료에서 도움이 되지 못할 때에는, 그 치료 자체에서 부모 참여를 위한 패러다임을 제공하기도 한다. 그러므로 우리는 그 부분을 다루고자 한다.

집중 치료에서 부모의 역할은 무엇인가?
(병원, 거주 집단 프로그램, 통원 프로그램)

불행히도 섭식장애를 겪는 많은 아이들은 기관에서 제공하는 특정한 형태 안에서의 집중 치료가 필요하다. 프로그램들의 목표에 따라 입원치료의 기간은 짧게는 며칠이 될 수도 있고, 길면 12주 정도가 필요할 수 있다. 만약 입원치료가 순수히 탈수상태의 회복과 같은 급성 의학적인 문제를 안정화 시키기 위한 것이라면 섭식장애를 다루기 위한 프로그램이 아닌 오히려 소아과적인 치료 안에서 며칠 정도만 머무르면 될 것이다. 만약 입원치료의 주된 목적이 체중을 회복하는 것이거나 생명을 위협할 정도의 체중 저하를 보이는 저항적인 환자를 위한 회복을 목표로 하는 치료라면 10에서 12주 정도 지속될 것이다. 그러나 일부 프로그램의 경우 주요 치료 목표는 급격한 체중 감량을 중단하고 빠른 체중 회복을 돕는 것이다. 몇 주간의 치료 기간을 제공하기보다는 10일에서 14일 정도로 끝날 수도 있다.

당신이 이 정보로부터 기억해야 할 것은, 입원치료는 적절한 시기에 이루어져야 하며 타당한 이유가 있어야 입원을 추천한다는 것을 확실히 알고 있어야 한다. 우리는 의사결정을 하는 과정에서 자신들의 의견이 무시된 채 자녀를 입원시켜야 한다는 압박감을 느꼈다는 부모들을 매우 자주 보게 된다. 특별히 입원에 대한 목표, 예상되는 입원 기간 그리고 통원치료가 고려되지 않은 이유 등 이러한 중요한 과정에 대한 필요성에 대해서

적절한 설명을 듣지 못하였다는 말도 들었다. 때로는 그 반대 현상도 일어난다. 즉 병원 측에서는 환자를 퇴원시켜야 한다는 압박감을 갖기도 하는데 실제로 부모들이 퇴원을 요구하기도 한다. 그들은 또한 입원에 대한 경제적 부담 때문에 입원 대신 부적절한 통원치료를 받기도 한다. 일부 부모들은 의사의 도움과 상당한 로비 활동을 통해 입원에 대한 절실한 필요성에 따라 보험 적용을 받을 수 있도록 보험회사를 설득시키는 것에 성공하기도 한다. 이러한 과정은 힘겨운 일이기도 하지만 또한 많은 시간이 소요되기도 한다. 특별히 입원치료가 시급할 때는 더더욱 그렇다. 자녀의 체중 감소로 걱정이 들 때는 담당 의사와 함께 당신이 생각하는 옵션에 대해서 의논하는 것이 가장 좋다.

섭식장애로 입원을 권유하는 기준은 입원 치료팀마다 다르지만, 그 차이는 본질적인 내용보다는 뉘앙스의 차이일 것이다. 자녀가 급성 의학적 이유로 입원 환자가 될지(예를 들면 탈수회복의 경우 며칠이 소요됨) 또는 체중 회복을 위한 장기간의 입원이 될지(앞서 설명한 바와 같이 몇 주가 소요됨) 결정해야 할 때 당신과 자녀의 치료팀들 양쪽 모두는 보통 대부분의 다음과 같은 기준을 따라야 한다. 의학적 입원을 위한 일반적인 기준들은 청소년 의학 사회단체(the Society for Adolescent Medicine)와 미국 소아과 학회(American Academy of Pediatrics)에 의해 발표되었다. 그 정확한 기준들은 자녀의 소아 담당 의사에 의해 명시되어야 하지만 일반적으로 그 지침들은 다음과 비슷하다.

- 심각한 영양실조(기대치 체중의 75%가 감소 되어 있을 때)
- 하루 동안 1분당 심장 박동수가 50 이하이고 밤에는 1분당 46 이

하일 때

- 낮 동안 체온이 섭씨 36.4도 이하이며 밤에는 36도 이하일 때
- 수축기(누웠다 서 있을 때) 혈압이 수은의 10㎜ 이상 또는 박동수의 변화가 1분당 35 이상일 경우
- 불규칙하고 느린 박동수
- 전해질 불균형(칼륨 혈중 농도 3.0mEq/L 미만)

자녀가 입원해야 할 필요성이 있다면 단연코 상당한 걱정이 따를 수밖에 없다. 종종 부모들은 자녀들이 겪는 만큼이나 큰 고통과 함께 입원치료를 택하게 된다. 부모들의 불확실함은 점점 더 고조되기도 하는데 그 이유는, 자녀들은 병원에서 나가길 원하며 부모들에게 압력을 가하기 때문이다. 부모와 자녀는 입원치료에 대해서 서로 다른 이유로 양가감정을 느낄 수 있지만, 입원이란 생명에 대한 위기감을 반영하는 것이기에 종종 트라우마적이고 다분히 무너지는 듯한 경험이 될 수 있음을 기억하는 것이 중요하다.

입원의 영향을 최소화할 수 있는 유일한 방법은 입원 기간을 단축하는 것이다. 하지만 이러한 결정은 어쩌면 완전히 부모의 통제권 밖의 일일지도 모른다. 그러므로 자녀를 입원시키는 일은 쉬운 결정이 아니다. 물론 짧은 기간만 입원시키는 것은 가능하다. 그러나 자녀가 장기간 입원치료가 필요하다 할지라도 이것은 생명을 구하게 되는 길이 될 수도 있으며 부모가 취해야만 하는 단계일 수도 있다.

당신이 만약 다른 치료 방법과 비교해서 자녀를 위한 입원치료의 효과성을 따져본다면 입원치료에서 어떤 종류의 후속 치료법들을 받을 수 있

는지 반드시 살펴보길 바란다. 적절한 후속 조치가 없다면 입원치료 기간 동안 달성해 놓은 호전 상태를 유지하는 것은 매우 어려워지게 될 가능성이 크다. 자녀가 입원하게 될지도 모르는 전문가 기관이 집 근처에 있다면 자녀의 담당 의사와 규칙적인 후속 조치를 위한 약속을 하는 것은 그리 복잡한 일이 아닐 것이다. 그러나 만약 기관이 가깝게 있지 않다면 외래 환자나 당일 환자의 기준에 부합한 후속절차를 위해, 집 근처에 케어 기관이 있는지 찾아보길 바란다. 좋은 후속 조치에 의해 자녀의 입원치료 후 케어가 보완될 수 있을지 확인하는 것은 부모와 환자의 퇴원을 담당하는 입원 팀이 서로 함께 노력해야 하는 부분이다. 입원치료를 받을지 결정하기 전에 치료팀들이 그런 방식으로 기꺼이 도울 수 있는지 확인하길 바란다.

하지만 가장 중요한 이슈는 위기에 처한 자녀의 입원치료에 있어서의 부모의 개입이다. 자녀가 입원하는 동안 부모가 얼마나 많이 그리고 어떤 방식으로 개입되도록 허용하는지는 치료팀들이 취하는 치료 접근 방식에 따라 다양하게 나타날 것이다. 그러나 당신에게 제공되는 모든 기회를 이용하는 것이 중요하다. 이것이 바로 치료기관의 위치가 중요한 이유 중 하나이다. 만약 자녀가 입원하게 될 전문기관이 멀리 있다면 객관적으로 보았을 때 날마다 참여하는 것은 당신에게 어려운 일이 될 수 있다. 그러나 이러한 참여는 퇴원 후 후속 치료 기간 동안 자녀가 호전된 상태를 유지하는 데 있어서 당신이 적극적으로 될 수 있는 밑거름이 되도록 도울 것이다. 우리는 브렌다(Brenda)의 케이스에서 볼 수 있듯이 이미 많은 청소년들이 입원 중 회복하였던 체중을 유지하지 못함으로 인해 병원으로 다시 돌아왔었던 경우를 언급했었다.

브렌다가 처음으로 입원하게 된 때는 겨우 12살이었고 입원하게 된 병원은 그녀의 가족이 사는 지역이 아닌 멀리 떨어져 있는 다른 주의 아주 잘 알려진 치료기관이었다. 브렌다의 집 근처에는 그러한 시설을 갖춘 곳이 없었다. 그녀는 병원에서 호전을 보였고 스스로의 섭식을 '돌보기'위해 몇 주 후에 집으로 보내졌다. 불행히도 브렌다의 체중은 급속히 내려갔고, 안일한 마음을 가지고 방심했던 부모는 아무런 손도 쓰지 못한 채 어찌할 바를 몰랐다. 그들은 또다시 사는 지역을 벗어나 멀리 병원으로 향해야 했다. 브렌다가 처음으로 입원했을 당시에는 그 기관에 잘 적응하였고 체중을 회복하기 시작했었다. 그러나 그녀의 부모는 병원에서 시도하는 섭식 훈련에 대해 전혀 개입되어 있지 않았으며 그녀가 다시 퇴원한 후에 어떻게 그녀를 도울 수 있을지에 대한 피드백도 거의 받지 못하였다. 브렌다는 그전처럼, 간호사 팀들의 격려와 함께 잘 먹어주었다. 몇 주 후 그녀는 건강한 체중으로 퇴원을 하였고, 다시 그녀의 부모는 팀들로부터 이제 "그녀 자신을 돌보는 것은 브렌다에게 달려있어요"라는 소리를 들었다. 13살의 브렌다는 먹는 것에 대한 자신의 불안감을 극복하기 위해 열심히 노력하였다. 그러나 그녀의 부모는 또다시 팀들로부터 조언 받은 대로 방관자의 역할로 있게 되었다. 결국 병원에서 올려놓았던 체중은 집에 돌아온 바로 몇 주 후에 모조리 다 내려가고 말았다. 그 때쯤 브렌다의 부모는 그 치료기관에 대한 잘못된 경로를 훤히 알게 되었다. 그들은 똑같은 시나리오를 또 한 번 반복하게 되었던 것이다.

물론, 브렌다의 심신의 안녕(Well-Being)에 관심을 가지는 모든 사람들은 이러한 형태의 사이클을 막고 싶었을 것이다. 당신의 자녀가 똑같은 덫에 걸리지 않기 위해서 우리는 자녀가 입원하는 동안에는, 부모들이 입원 치료팀으로부터 최대한 많은 것을 배우기를 권유한다. 다음은 부모들이 시도해 볼 수 있는 것들이다.

1. **부모교육 미팅:** 이러한 미팅은 대부분의 입원치료 세팅에서 흔히 볼 수 있게 된다. 이 미팅은 부모들에게 신경성 식욕부진증이나 신경성 폭식증에 관해 질문을 할 수 있는 기회와 전문가로부터 이러한 질병에 관해서 좀 더 배울 기회를 제공한다. 섭식 전문가들은 자녀와 그들이 처한 상황에 대해서 구체적인 지식을 전달할 것이다.

2. **간호 및 전문 스태프진들에 대한 관찰:** 경험이 많은 스태프진들의 일을 관찰해 보면 부모가 하지 못하는 것을 스태프진들은 어떻게 할 수 있는지 배울 수 있을 것이다. 즉, 부모는 치료사들이 어떻게 성공적으로 자녀가 먹고 체중을 올리도록 돕는지를 배울 수 있다. 또한, 부모는 스태프진들이 자녀가 무엇을 먹어야 하고 언제 먹어야 하는지에 대해서 그녀와 언쟁을 벌이지 않는다는 것을 알아차리게 될 것이다.

3. **병원에 있는 동안 자녀가 먹는 것을 도울 기회:** 어떤 프로그램들은 자녀가 무엇을 먹는지 부모들이 볼 수 있도록 몇 차례의 식사 시 부모들을 올 것을 격려하기도 하고 그들 스스로 자녀들이 먹는 것을 모니터 할 수 있도록 허락하기도 한다.

4. **영양사와 의논하기:** 자녀가 병원에 있는 동안 영양사와 만나는 것은 도움이 된다. 영양사들은 자녀들이 얼마나 많이 먹어야 하며 어

떤 종류의 음식을 먹는 것이 가장 도움이 될지 부모가 이해할 수 있도록 좀 더 도움을 줄 수 있다.

5. **부모 지지그룹과 부모 상담:** 많은 입원 프로그램들은 부모들을 위한 지지그룹을 진행한다. 이러한 그룹들은 당신의 고통이 특이한 것이 아니라는 것을 볼 수 있도록 도울 것이며 섭식장애를 겪는 자녀들로 인해 처음으로 좌절감을 느낄 때 경험하게 되는 가족들의 고립감과 수치심을 덜어주는 심리적 안정제의 역할을 할 것이다.

불행히도 매우 종종 부모들은 입원 프로그램에서 제외될 때가 많거나 그들 스스로가 자신들을 제외하기도 한다. 이것이 바로 입원치료 세팅에서는 체중 증가세를 보이고 집에서는 빠르게 체중 감소세를 보이는 사이클을 갖게 되는 원인이다. 결국, 환자들이 변화되지 않기를 바란다고 탓하게 되고 부모들의 기술들이 발현되지 못한 채, 십 대 자녀들은 대부분 집이나 친구들로부터 몇백 마일 멀리 떨어져 있는 주거 집단치료 기관으로 몇 달 동안 치료를 위해 보내지게 된다.

어떤 섭식장애 환자들에게는 단기간 치료 형태 이외에 집중 통원치료 프로그램이 장기 입원치료의 효과적인 대안이 될 수도 있다. 때때로, 통원치료는 집중 입원치료를 마친 환자들에게 권유하기도 한다. 그렇게 되면 환자들은 퇴원해서 다음 단계로 내려가는 것까지 모두 함께 쳐서 '졸업'하게 되는 것이다. 때론, 통원치료는 입원치료 기관에서 치료를 받지 않는 환자들에게 적절하다고 판단하기도 한다. 이것을 결정하기란 어려운 문제이다. 왜냐하면, 의사들은 자녀가 매우 아프지만, 입원 환자로서 하루 24시간 동안 지낼 정도로 그만큼 아픈 것은 아니라고 얘기하고 있기 때문이다(분명히 선을 긋는 것은 어렵다).

통원치료는 입원치료의 좋은 대안이 될 수 있긴 하다. 왜냐하면, 일반 가정생활에 방해가 덜 되고, 부모들도 치료에 관여하는 것이 좀 더 수월 해지기 때문이다. 예를 들면 부모는 주말의 저녁 식사뿐만 아니라 모든 식사를 감독하게 된다. 만약, 통원치료 프로그램이 진정으로 부모들을 치료에 개입시킬 수 있다면 이것은 부모와 치료팀들이 서로를 배워갈 수 있는 좋은 방식이 될 수 있으며 자녀들이 그 프로그램을 졸업할 때쯤이면 부모들은 그 기관으로부터 독립하여 자녀들을 지속해서 도울 수 있다는 자신감을 조금씩 더 느끼게 될 것이다.

많은 주거 집단 프로그램이나 입원치료, 또는 통원치료 프로그램은 종종 어린 환자들(14세 이하) 또는 남자아이는 받지 않는다는 제한을 두기도 한다. 어떤 경우는 이것이 맞을 수도 혹은 틀릴 수도 있으나 주거 집단 프로그램을 마지막 치료 경로로 생각하기도 한다. 즉, 청소년 중 통원치료를 많이 받아왔고 또한 몇 차례 입원했던 경험이 있으나 여전히 이러한 치료 노력에도 반응하지 않았다면 주거 집단치료를 종종 권유하기도 한다. 그렇다고 그러한 치료를 받게 되는 모든 환자가 그전의 치료에서 실패했다고 말하는 것은 아니다. 실제로 많은 환자들에게 거주자 집단치료가 그들이 처음으로 참여하게 되는 프로그램이 되기도 한다. 그러나 대부분 의사가(또는 그 문제에 대해서 부모들이) 거주자 집단 프로그램을 고려하기 전에 다른 치료 옵션들을 탐색하는 것을 원칙으로 삼는 것은 바람직한 것으로 보인다. 많은 거주자 집단치료센터에서는 부모교육을 위한 프로그램이나 부모 지지그룹들을 전체 치료의 한 부분으로 포함한다. 그러나 필요에 따라, 거리와 이동 비용으로 인해, 그러한 프로그램의 범위와 규모는 제한된다. 그럼에도 불구하고 자녀가 거주자 치료기관에서 치료받는 것이 필요하다면 자녀가 퇴원해서 집으로 돌아왔을 때 당신에게 도움이 될 수 있도록 최대한 많이 당신의 참여를 허용하는 치료 센터를 찾기 바란다.

일반적인 가족치료 안에서 섭식장애를 돕기 위한 부모의 역할은 무엇인가?

가족기반치료(FBT)는 일반적인 가족 문제나 역동에 초점을 두지 않는다. 그 대신, 가족들이 어떻게 신경성 식욕부진증, 신경성 폭식증 그리고 폭식증이나 회피적/제한적 음식 섭취장애(ARFID)의 특정한 증상들을 변화시키도록 도와줄 수 있는지에 주로 집중한다. 반대로 다른 많은 치료사들은 직접적으로나 세부적으로 자녀의 섭식장애 증상을 변화시키거나 다루는 것에 초점을 두지 않는 다른 형태의 가족치료를 사용하기도 한다. 대신, 이러한 형태의 치료는 좀 더 일반적인 가족 문제를 다루기 위해 노력한다. 왜냐하면, 그들은 이러한 일반적인 이슈가 섭식장애를 악화시키고 지속시키는데 공헌한다고 믿기 때문이다. 우리가 6장이나 다른 곳에서 언급했듯이, 이러한 이론이 유효하다는 증거는 거의 찾아볼 수 없다. 그러나 이러한 형태의 가족치료는 많은 심리전문가들 사이에서 매우 보편화 되어 있고 효과적이라고 생각하기 때문에 부모들은 그러한 치료 옵션을 선택하게 될 수도 있다.

이러한 형태의 가족치료에서는 치료사들이 다양한 가족 문제들을 변화시키려고 노력한다. 특별히, 치료사들은 가족들 사이에서의 부적절한 동맹, 의사소통 문제, 갈등 회피, 개인들의 억압 그리고 특별히 섭식장애를 겪는 청소년과 가족들 사이의 분리에 대해서 탐색하고 그것을 수정하기를 바란다. 가족 치료사들이 '부적절한 동맹'에 관해 논할 때 그들이 의미하는 바는 그들의 관점에서 보면, 부부가 함께 작업하고 분명한 권한을 가질 때 가족들은 가장 잘 기능한다는 것이다. 그러나 때로는 어떤 아동은 부모 중 한 사람과 더 친하게 되는 쪽을 선택한다. 이러한 동맹이 생길 수도 있는데 예를 들면, 자녀가 매우 아플 때는 부모 중 하나는 그 자녀에게 거의 모든 에너지를 쏟는 것이 필요할 것이다. 만약 부부관계에 있어서 큰 문제가 있다면 이러한 동맹을 부추길 수 있다. 그러나 그들의 근원적 문제와 상관없이, 이러한 동맹은 부모가 함께 작업하는 것을 방해할 수 있는데 특히, 섭식장애를 제거하려는 측면에서 그렇다. 치료사는 우선 그들의 동맹을 탐색하고 그런 다음, 그것이 어떻게 부모들이 함께 작업하는 것을 방해하는지 설명하며 그러한 동맹으로 파생되는 문제들을 가족들이 시정하도록 돕기 위해 노력한다.

어떤 가족 치료사들은 가족들의 상호작용을 보면서 '의사소통 문제'라고 강조한다. 불행히도 많은 가족 일원들은 서로 이야기할 마음의 공간조차 있지 않다. 이것은 여러 요인에 의해 기인한 것인데 그중 가장 일반적인 요인들은 일이나 책임감에 대한 부모의 집착, 부모의 불안 또는 우울 그리고 부부 갈등이다. 의사소통 문제의 특정한 형태 중 일부는 *갈등 회피이다.* 갈등 회피란 의사소통의 일반적인 문제를 넘어서서 '평화 유지'와 '싸움 회피'를 위해 중대한 문제를 다루는 것을 꺼려 하는 것이다. 즉, 그들에게는 갈등을 회피하는 것이 문제를 해결하는 것보다 더 큰 이익으로 여겨지는 것이다. 그러나 불행히도 갈등을 회피하는 것은 역효과를 가져오며 섭식장애와 같은 문제들을 더 증가시키고 악화시킨다. 치료사들은 설사 그것이 적개심을 일으킨다 하더라도, 언제, 어떻게 그리고 때론 왜 그들이 그 문제에 직접적으로 접근하기보다 갈등을 회피하는 것을 선호하는지 탐색하도록 돕는다.

마지막으로, 어떤 가족들은 자녀들의 사춘기 동안 그들의 독립성을 발달시키도록 지지해 주는 것에 어려움을 느낀다. 자녀들이 좀 더 독립적으로 된다면 가족들이 어떻게 될지 또는 자녀에게 무슨 일이 생기지 않을지에 대한 걱정 때문에 어떤 가족들은 자녀들이 성장하는 것과 가족들을 떠나는 것을 지지하지 않는다는 메시지를 은밀하게, 때로는 분명히 나타낸다. 이 문제를 해결하기 위해서, 가족들은 왜 가족의 한 구성원이 성장하고 그들을 떠나는 것에 대해서 힘들게 느껴지는지에 대해 살펴보아야 한다. 가족 치료사들에 의해서 발견된 공통된 이유들은 자녀가 없이는 가족들이 무너질 거라는 두려움, 그래서 부모들은 외로워질 것이라는 두려움 그리고 그 자녀가 집을 떠나기에는 너무 미성숙할 것이라는 비현실적인 두려움이었다.

이러한 가족치료의 형태에서 부모의 역할은 여기서 논의되었던 종류의 문제들을 탐색해 보면서 최대한 자기 자신을 개방하고 충분한 시간을 갖는 것이다. 말이 쉽지 그러한 태도를 보이는 것은 어려울 수 있다. 이러한 정밀한 분석을 위해 자신을 개방한다는 것은 우리 모두에게 도전이 될 것이다. 추가로 이 장의 서론에서 기술했던 원칙들을 기억하기를 바란다. 즉, 부모는 어떻게 회복 과정을 측정해야 하는지 반드시 이해하는 것이 필요하고, 다음과 같은 경우를 대비해 백업 플랜을 세우는 것이 좋다(부모가 치료를 위해 한 번의 기회를 주었고 도움을 주는 것에 있어 만족스럽지 않다는 것을 솔직히 이야기해야 할 경우, 또는 매번 자녀의 체중이 지속적으로 내려가고 섭식장애를 악화시키는 의학적 상태를 나타낼 경우).

개인적인 심리 역동 접근에서 부모의 역할은 무엇인가?

분명히 말하자면 이 책에서 다루고자 하는 주요 논의는 부모들이 섭식장애를 겪는 자녀를 돕기 위해서는 적극적으로 그 역할을 담당할 필요가 있다는 것이다. 우리는 섭식장애가 심각할 정도로 사고와 행동을 왜곡시킨다는 것을 반복해서 강조해 왔다. 자녀의 큰 변화를 위해 부모는 자녀의 최고의 희망이다. 하지만, 심리 역동 치료에 근거한 어떤 치료들은 섭식장애의 행동 그 자체를 다루지 않는다고 할지라도 섭식장애와 관련된 발달적 그리고 정서적 문제들을 다루는 것이 도움이 되는 것으로 나타났다. 이러한 방식의 접근들은 우리가 논의해 왔던 일반적 가족치료와의 유사점을 공유한다. 많은 전문가들은 임상적으로 성공했던 그 감각을 활용하여 수년간 이러한 형태의 치료를 연습해왔다. 느슨하게 정신 역동으로 분류될 수 있는 많은 개인 학파의 이론들이 있지만 그중 청소년 집중치료(AFT: Adolescent-Focused Therapy)가 청소년들의 거식증을 치료하는 데 효과적이라고 보고되었다(6장을 볼 것). 우리는 개인 심리 역동 치료 세팅에서 당신이 어떻게 개입될 수 있는지 우리의 표본 안에서 그것을 사용하고자 한다. AFT는 개인 심리학이라고 불리는 심리 역동 치료의 한 형태로부터 파생된 이론들을 발전시켰다. 또한 AFT는 유아기를 떠나 자아정체감, 지속적인 자신감과 관련된 발달적 문제를 해결하려고 노력하는 심리역동 치료이다. 그러한 문제는 거식증과 관련이 있어서, 이론적으로 이 장애를 겪는 자녀는 자기주장이나 독립심을 갖는 것이 어렵고 그 결과 독립심이나 자신감과 관련된 심리적 그리고 정서적인 욕구를 음식이나 체중을 조절하는 것과 혼돈한다고 본다. 그러므로 AFT는 변화를 촉진하는 주요 도구로써 개인치료사와의 치료적 관계를 사용한다.

이 치료적 접근에 따르면, 거식증은 정서적 미성숙, 두려움, 불안 그리고 우울감을 다이어트와 체중감소로 다스리려는 자기 파괴적인 시도라고 하였다. 심각한 다이어트와 관련되는 자기 파괴적인 전략에 대한 대안을 찾기 위해 환자들은 굶주림을 통해 자신의 감정을 자각하는 것을 피하는 대신 그들의 긍정적 부정적인 감정 들을 식별하고 분명히 나타내는 것을 먼저 배워야 한다. 회복이란 또한 그들의 원가족으로부터 성공적으로 분리되고 개별화되는 것을 배우는 것과 동시에 그들이 자신들의 일반적인 문제를 다루는 것에 대한 효능감을 증진하는 것을 의미한다. 이 치료에서의 또 다른 목표들은 자녀들이 더 강해지고 유능감을 느낄 수 있도록 좀 더 건강한 자신 및 가족에 대한 인식을 발전시키고 청소년과 초기 성인들이 느끼는 어려움을 돕는 것이다.

AFT의 주 초점이 자녀에게 있다 하더라도 부모들 또한 규칙적으로 개입된다. 부모들은 AFT 초기에 이 치료의 형태의 성격과 합리성에 대해 초기 교육을 받게 된다. 치료사들은 부모들과 따로 미팅을 하게 되는데(부수적으로) 그 미팅에서는 부모의 기능이나 가족 역동을 사정하고 거식증에 영향을 미치는 발달적 어려움을 자녀들이 어떻게 극복하도록 도울 수 있는지에 대한 정보를 제공하기 시작한다. 치료사는 이러한 회기들이 부모들을 지지하기 위해 고안된 것임을 설명해야 한다. 부모들은 분리개념과 정상적인 청소년의 발달과정의 한 부분인 개별화에 대해 교육을 받고 거식증의 병리를 강조하는 부분일지 모르지만(완벽주의, 내부통제), AFT의 이론적 관점에서 볼 때 무엇이 정상적이고 바람직한 것으로 보이는지에 대해 좀 더 이해할 수 있도록 도움을 받는다. 부모들은 또한 치료 과정에서의 호전이란 그들의 반항이 늘어나고 부모와 자녀들 사이에서 갈등이 고조 되는 쪽으로 갈 수 있다는 말을 듣게 되는데, 이런 방식을 통해 청소년들은 자신의 한계를 시험하는 것이며, 이는 좀 더 적절한 자율성을 추구하는 청소년 시기의 자연스러운 현상이다. 동시에 어떤 부모들에게는 십 대들이 사회적으로 철수되어 있는 것이 문제로 느껴질 수 있다. 그러나 회복 과정 동안에 이러한 현상은 아주 정상적인 행동이며 치료사들은 부모들이 그러한 것을 예측할 수 있고 이해하도록 돕는다.

AFT의 과정 동안, 치료사는 부모가 자녀의 어려움을 어느 정도로 적절히 다루고 있는지 평가하기 위해 만남을 가질 것이며 그에 부합하는 제안을 제공할 것이다. 이것은 더 어린 환자나 자기주장을 잘하지 못하는 환자들의 건강 복지를 위해서 필요할 수 있다. 또한, 자녀의 삶에서 오는 스트레스들에 어떻게 관여하는지에 대해 그리고 비밀 보장에 대한 자녀의 욕구를 존중하는지에 대해 질문을 받게 될 것이다. 다시 말하면 치료사는 이러한 작업을 통해 부모를 돕기 위한 제안을 제공할 수도 있다. 예를 들면, 자녀들이 방과 후 활동들이나 과외활동을 많이 하고 있어서 그들이 생각 하기에 그 어느 한쪽이라도 문제라고 느끼고 있다면 치료사는 부모들이 그러한 활동들을 제한하도록 도울 수 있다. 간단히 말하자면, 치료사는 이러한 부수적인 회기 동안에 자녀의 대변인으로서의 역할을 하는 것이다.

자녀가 당면한 딜레마들을 이해하도록 돕기 위해서 치료사는 자녀들과의 비밀 보장에 어긋나지 않으면서 자녀의 행동과 사고의 과정들(특별히 그것들이 질병의 원인과 관련이 있고 거식증을 유지하고 있으므로)을 이해하는 방법들을 제안하는 것으로써 부모를 도우려고 노력할 것이다. 이러한 측면에서 때로는 자녀의 인생에서 어떤 중요한 사건이 있었다면 그것에 관한 정보를 더 탐색하기 위해 부모에게 질문하는 것이 도움이 된다. 치료사는 이러한 정보를 나누는 것의 중요성을 자녀에게 설명할 것이다. 예를 들면 이것은 부모들이 자녀들을 도울 수 있거나 또는 자녀들을 위해 더 나은 지지대를 형성할 기회를 제공할 수 있다. 더욱이 치료사는 부모와 이야기하는 과정에서 정보들을 발견할 수 있는데(예를 들면 심각한 부부 갈등이 있다거나 부모 중 한 명이 섭식장애를 겪는 것), 부모의 허락 아래 자녀의 개인치료에서 이러한 부분을 다루는 것이 유용할 것이다. 치료사가 이러한 것을 전달하는 것은 자녀가 부모의 한계에 대해서 조금 덜 개인적으로 느낄 수 있고 이를 통해 덜 상처를 받을 수도 있다. 이것은 특별히 자기 비판적이고 그들의 부모들을 불완전하게 보는 것에 대해 어려움이 있는 청소년들에게는 유용할 수 있다.

그러므로, AFT란 청소년과 섭식에 관한 딜레마들을 극복하기 위해 그들의 수용력을 촉진하도록 고안된 개인치료이며 부모의 역할은 그러한 치료를 지지하는 것이다. 하지만 알다시피 부모는 치료 과정 안에서도 중요한데 그 이유는 부모는 정보를 제공하고 치료를 지원하며 자녀의 욕구를 방해하는 부모 자신의 태도와 신념들을 변화하기 위해 자신의 마음을 열어야 하기 때문이다.

> 16살의 사라(Sarah)는 개인치료를 통해서 치료사와 만나오면서 서서히 체중이 늘고 폭식도 멈추었다. 그녀는 가끔 자신이 다이어트를 하지 않는다고 느낄 때는 여전히 퍼징을 하였다. 하지만 그녀는 주로 엄마와 많은 시간

을 보냈고 아빠가 이야기할 때마다 아빠를 무시했다. 사라와 그녀의 치료사는 이 이슈에 대해서 논의하였고 그것이 사라의 소망과 관련이 있다고 개념화하였다. 사라는 그녀의 부모님이 그녀를 자신의 18살의 오빠에게 하는 거처럼 대해 주기를 원했다. 치료사는 부모들이 생각하는 청소년의 관점에 대해서 이야기 나누기 위해 그들과 만나기를 요청하였다. 사라의 엄마는 사라와 자신이 서로 너무 비슷하므로 그녀가 자신과 갈등을 일으킨다고 생각했다. 사라의 아빠는 그녀가 화가 난 이유는 그녀가 만나는 남자에 대해서(17세 이상은 안 됨) 그리고 통행 금지령(금, 토는 10시 전에 돌아와야 하고 학교에 다니는 날 밤에는 나갈 수 없음)에 대해 그들 부부가 내린 규제 때문이라고 생각했다.

치료사는 사라를 위해 부모님과의 미팅에서 교육자로서 그리고 대변인으로서 해야 할 역할을 하였다. 그녀는 사라가 좀 더 자신의 판단에 대해서 자신감을 발전시키고 적절한 선택을 할 수 있는 능력을 발전시키도록 돕기 위해서는 위험을 감수하는 것을 허락하는 것이 중요하다는 것을 부모들이 이해할 수 있도록 도왔다. 구체적으로 사라의 부모는 사라가 실험 기간을 갖도록 하는 것에 동의하였는데 부모에게 그녀가 사귀는 남자를 보여준다면 데이트를 할 수 있도록 허용하고 그녀가 책임감 있게 행동한다면 돌아오는 시간을 스스로 책임질 수 있도록 허락하는 것에 동의하였다.

몇 주 후에 치료사는 잘 진행되고 있는지 부모님과 미팅을 하였다. 몇 차례의 과오가 있었지만(사라는 연락 없이 딱 한 번 아주 늦게 들어왔다) 전반적으로 사라는 그녀의 부모가 예상했던 것보다 훨씬 더 책임감 있게 수행할 수 있는 능력이 있다는 것을 그들에게 보여주었다. 게다가 그들이 경험해왔던 갈등도 줄어들었다. 시간이 지나면서 사라는 정기적으로 퍼징하는 것을 그만두었다. 그녀의 부모와의 갈등도 점점 줄어들었으며 대학교 준비를 위한 계획에 관심을 두기 시작하면서 체중에도 덜 집착하게 되었다.

신경성 폭식증과 폭식증에 대한 인지행동치료를 지지하기 위해서 부모로서의 역할은 무엇인가?

신경성 폭식증과 폭식증의 인지행동치료(CBT)는 자녀와 치료사가 주로 중심이 되는 치료이지만 이 치료에서도 역시 부모가 관여하는 것은 적절하고 합당한 일이다. 즉, 부모는 동기 강화를 돕고 치료사가 시도하는 것을 지지함으로써 자녀의 사고와 행동이 변화될 수 있도록 이끌 수 있으며 많은 경우(전부는 아니지만) 식단을 계획하고 모니터하며 폭식과 퍼징의 에피소드를 줄이기 위해 자녀의 노력을 지지할 수 있다. 신경성 폭식증과 폭식증을 위한 CBT 안에서의 당신의 개입은 7장에서 기술했듯이 가족치료에서 부모가 할 수 있는 것과 유사한 방식으로 폭식이나 퍼징에서의 변화를 도모하기 위해 집안 환경을 바꾸기 위한 부모의 능력이 활용된다. 그러나 CBT의 초점은 개인치료이기 때문에 부모의 역할은 다소 다를 수 있으며 CBT의 다양한 단계에 의해 좀 더 세분화될 수 있다.

CBT 치료를 시작하면서 자녀의 치료사는 신경성 폭식증과 폭식증의 모델을 설명해야 하고 어떻게 그 특정한 개입(예: 셀프 모니터링, 경험적 행동, 문제 해결, 인지적 재구조화)들이 도움을 줄 수 있는지 설명해야 한다. 이것은 자녀들이 무엇을 하게 될지 당신이 이해하도록 돕고 어떻게 자녀를 도울 수 있는지 결정하도록 도울 수 있다. CBT의 첫 번째 단계 중 첫 번째 과제는 폭식증의 에피소드를 막도록 조절하는 것이다. 부모는 식사 시간을 구조화시키고(세 번의 식사와 두 번의 스낵) 폭식하도록 방아쇠를 당기는 음식들을 제한함으로써 폭식을 막으며 식사가 끝난 후 어느 정도의 시간 동안 자녀와 함께 있는 것으로써 퍼징을 피하도록 도울 수 있다.

16살의 타니카(Tanika)의 식사 습관은 아침부터 이른 오후까지 내내 음식을 제한하는 것이었다. 그리고 학교에서 집에 돌아와서는 스낵을 먹기 시작하였고 재빨리 폭식 에피소드로 돌진하였으며 뒤이어서 퍼징을 하였다. 치료사는 그녀의 식사 습관을 변화시키기 위한 다양한 전략을 가지고 함께 논의하였다. 그중에서 그녀에게 가장 와닿았던 것은 자신의 폭식을 막기 위해 아침 식사 시, 엄마에게 곁에 있어 달라고 부탁을 하고 학교에서 집으로 돌아와서도 엄마에게 집에 있어 달라고 부탁하는 것이었다. 이는 한동안은 그녀의 엄마가 직장에서 일찍 퇴근해야 한다는 뜻이었지만 엄마의 서포트는 타니카의 식사 습관을 변화시키기에 충분하였기에 몇 주 후에 곧 폭식은 상당히 줄어들었다.

자신이 먹은 음식과 체중을 계속 기록하는 것으로 자신을 모니터링하는 것은 CBT의 핵심 구성 요소이다. 하지만 이것은 청소년들에게는 좀 어려울 수 있다. 왜냐하면, 이것은 자신을 관찰하고 이러한 관찰을 기록하고자 하는 노력 모두 따라와 주어야 하기 때문이다. 청소년들은 전형적으로 자기 자신을 모니터링하는 기술이 성인보다 덜 발달되었으므로 부모는 자녀가 먹은 음식을 기록하는 것에 대한 중요성을 이해하도록 도와줌으로써 CBT 안에서의 그들의 노력을 지지해 주는 것이다. 이것은 자녀가 음식을 기록하는 용지를 갖고 있는지 간단히 물어봐 주고 부드럽게 그녀가 그것을 다 쓰도록 격려해 주는 것을 의미할 수 있다. 이러한 기록은 자녀가 자신의 치료사와 논의 하게 되는 비공개 항목이지만, 자녀가 특히 어린 청소년이라면 적어도 초기에는 이러한 기록을 자녀가 쓸 수 있도록 부모가 도와주어도 되는지 자녀에게 물어봐 주는 것은 도움이 될 수 있다. 또한 부모들은 자녀의 행동과 드러나는 정서적 상태에 대한 관찰을 기록하는 그들만의 용지를 사용하기도 한다. 이러한 것들은, 치료사와 자녀와 함께 논의할 수 있는 비교 자료로써 사용될 수 있다. 추가적으로 자신을 모니터(self-monitoring) 하기 위한 핸드폰의 기능들이 개발되고 있는 중이다. 이러한 기능들은 첨단 과학 기술에 능한 청소년들에게 효과적으로 쓰일 수 있으며, 자가 모니터의 행동들을 발전시킬 수 있을 것이다.

> 14살의 마린(Maureen)은 신경성 폭식증을 앓고 있었고 자신이 폭식과 퍼징을 한다는 것을 계속해서 부인하였다. 하지만 치료사는 그녀의 행동에 관해서 마린의 부모님과 정기적으로 체크를 하였고 부모에 의하면 그녀가 폭식하지 않았던 기간도 있었지만 상당한 양의 음식이 없어졌다는 것을 눈치챘으며 퍼징을 했었다는 증거가 화장실에서 보였음을 보고하였다. 치료사는 부모와 회기를 진행하는 동안 자녀를 동참시키도록 부탁하였다. 또한 이 회기동안 치료사는 부모에게 그들의 관찰과 염려에 관해서 이야기 나눌 것을 부탁하였다. 그렇다고 이 회기가 논쟁거리가 된 것은 아니었지만, 그녀가 자신의 증상을 최소화시키는 것이 여전히 큰 문제라는 것을 볼 수 있도록 돕는 것에 초점을 두었다. 마린의 엄마는 몇 개의 쿠키상자와 아이스크림 통들이 없어진 것을 발견하였고, 그것이 어떻게 사라졌는지는 모르지만 그것들이 마린에게는 너무도 유혹적이라 뿌리치기에는 어려운 것은 아닌지 걱정되는 마음을 토로하였다. 그녀의 아빠 역시 집을 청소하다가 마린이 최근 손님방에서 토해 왔었던 증거를 압수했다고 보고하였으며 그녀를 어떻게 도와야 할지 궁금해했다. 마린은 울기 시작하였고 부모가 자신을 염탐했다는 것에 대해 화를 내었다. 그러나 그녀는 결국 그것이 사실이었고 마침내 자신이 폭식과 퍼징으로 힘들어하고 있다는 것을 인정하였다. 부모는 그녀에게 비판적이지 않았으며 그러한 행동을 멈추기가 얼마나 어려울지 이해한다고 이야기하였다. 그들은 그리고 그녀를 돕기 위해 무엇을 더 할 수 있을지를 물었

다. 마린과 그녀의 치료사는 따로 만나 부모가 무엇을 도울 수 있을지에 대한 제안을 생각해 보기로 하였다.

신경성 폭식증과 폭식증을 위한 CBT의 두 번째 단계의 주목적은 자녀를 지속적으로 모니터 하는 것이고, 필요하다면 규칙적인 식사 습관을 유지하는 쪽으로 개선하는 것이다. 다음 단계의 목적은 자녀가 피하는 음식과 그 두려움에 대한 본질을 묘사하도록 도와 서서히 이러한 음식들을 소개하고, 그녀의 식단에 조금씩 넣을 수 있도록 격려하는 것이다. 자녀의 행동에 대한 부모들 스스로의 관찰을 통해 다음과 같은 활동들이 도움이 될 수 있다. 예를 들면, 자녀가 두려워하는(폭식하게 만드는) 음식이란 아이스크림일지도 모른다. 부모는 자녀가 아이스크림을 사 먹을 때 기꺼이 같이 가주고 한 개만 먹을 수 있도록 돕기 위해 곁에 있어 주며 이러한 어려움에 대해 자녀가 어떻게 느끼는지 함께 논의하는 것으로 도움을 줄 수 있다.

음식이나 체중에 관한 자신의 사고 및 신념으로 인한 문제와 폭식과 퍼징을 막기 위한 전략을 탐색하게 되는 문제 해결이나 인지적 재구조와 같은 특정한 작업에는 부모들이 아마도 직접적으로 관여하지 않을 것이다. 하지만 부모는 자녀와 치료사가 고안해 놓은 어떠한 해결책의 한 일환이 될지도 모른다. 예를 들면, 자녀는 학교를 마치고 홀로 있을 때 폭식하게 되는 문제를 갖는다고 생각할지도 모른다. 그렇다면 그녀의 폭식을 막기 위해 그 시간 동안 함께 있어 주어도 되는지 물어볼 수도 있다. 또는 매력에 대한 자녀의 신념들이 체중에 초 집중되어 있다면 가족의 개념 안에서 이러한 이슈들에 관한 생각들에 대해서, 부모가 통찰할 수 있도록 도움을 줄 수도 있다.

마지막 단계는 주로 치료 후 호전된 부분을 유지하는 것에 관한 것이다. 개선된 것을 다시 점검하고 현실적으로 기대할 수 있는 것을 설정한다. 또한, 다음 위험 신호가 올 때 준비할 수 있도록 재발 방지를 위한 전략들을 살펴본다. 부모는 스트레스가 될 상황들을 식별하고 자녀가 다시 어려움을 겪게 될 때 자녀의 자원이 되어주는 것으로 도움이 될 수도 있다. CBT에서의 부모의 관여는 질병을 자각하는 것을 돕고 궁극적으로는 자녀안의 수치심을 줄여주는 것이다. 그러므로 반드시 도움을 주는 것이 필요하며 (특별히 부모의 도움) 되도록 그 도움은 신속히 이루어져야 한다.

신경성 폭식증과 폭식증을 위한 대인관계 심리치료에서의 부모의 역할은?

보통 대인관계 심리치료(IPT: Interpersonal Psychotherapy)를 받는 성인들은 혼자서 치료를 받게 되는데, 만약 청소년들이 이 치료를 받게 되면 치료 과정에서 부모를 포함시킨다. 그 이유는 바로 부모가 자녀의 대인관계적 딜레마에서 중요한 역할을 차지하기 때문이다. 또한 IPT는 신경성 폭식증과 관련된 무질서한 섭식 행동들을 아주 우회적으로 변화시키는 접근이라는 것을 기억하길 바란다. IPT는 여전히 매우 집중적인 치료이며 어떤 특정한 작업에 있어서 부모의 중요성은 다음과 같은 예에서 강조되고 있다.

CBT의 경우와 마찬가지로 치료 회기에 참석하고자 하는 자녀의 동기는 부모에게 치료의 첫 입문이 될 것이다.

16살의 퍼릴시티(Felicity)는 친구들과 자신의 문제에 관해 작업하는 것에 관심이 있었기에 신경성 폭식증의 치료를 시작하고 싶어 했다. 그러나 그녀는 약속을 잊어버리거나 치료 회기에 30분 정도 늦게 오는 경향이 있었다. 치료사는 어떻게 하면 퍼릴시티가 회기에 참석하는 것을 잊지 않고 잘 올 수 있을지 논의하였고, 회기의 스케줄이 잡히면 부모가 미리 그녀의 핸드폰으로 전화를 걸어 이야기해 줄 수 있는지 제안하였다. 퍼릴시티는 이것이 도움이 될 거라는 것에 동의하였다. 그녀의 부모는 퍼릴시티를 돕는 것에 기뻐하였고 이러한 관여가 그들에게 그리고 퍼릴시티에게도 간섭이 아닌 지지의 역할을 한다고 느꼈다. 그리고 퍼릴시티의 치료사는 오로지 낮에만 예약을 받을 수 있어서, 그녀가 치료를 위해 학교 수업 시간을 빠질 수 있도록 요청하기 위해(퍼릴시티의 부모님의 허락하에) 그녀의 학교에 연락하는 것이 필요했다. 치료사는 학교 상담자에게 연락하였고 학교 행정부서에서도 치료를 지지하도록 도왔다.

청소년들을 위한 IPT에서는 5가지 주요 문제영역 들을 다룬다. 애도, 역할 분쟁, 역할 전환, 대인관계 결여 그리고 한 부모 가족. 부모는 각 영역에서 다루게 되는 어떤 특정 부분의 역할을 할 가능성이 높다. 섭식장애를 겪는 청소년들에게 가장 적절한 작업은 역할 분쟁, 역할 전환 그리고 한 부모만 있을 시의 그 영향 등을 다루는 것이다.

역할 분쟁은 어떤 성인의 역할이나 행동을 취할 준비가 되었는지에 대한 견해 차이를 말한다(e.g. 데이트나 직장). 청소년들은 종종 파괴적이고 반사회적이며 자신을 벌하는 행동들을 통하여 부모들과의 관계에서 그들의 역할 분쟁을 행동화하게 된다. 청소년과의 갈등을 돕는 것과 역할 분쟁을 돕는 것 사이의 다른 점은 문제의 본질과 부모로서의 개입이다. 치료사는 기능적인 가족관계를 형성하고 파괴적인 행동들에 대한 대안들을 제공하도록 노력할 것이다. 이를 위해 부모는 몇 차례의 상담 회기에 참여하는 것이 유용할 수 있으며 치료사는 부모를 도와 이러한 분쟁 들에 대해 협상을 촉진하는 역할을 할 것이다.

14살의 맨디(Mandy)는 최근에 신경성 폭식증 증상을 보였다. 그녀는 학교를 빠지기 시작했고 술 마시는 것으로 걸리기도 하였으며 공원에서 밤에 늦게 남자 친구를 두 번 만난 적도 있었다. 그녀의 부모들은 그녀의 행동에 분노했고 혼란스러워하였다. 왜냐하면, 맨디는 전에 전체 A 성적을 받던 학생이었고 모범적인 아이였기 때문이다. 치료사는 맨디가 자기주장을 하는 것에 대한 어려움이 있었고 특히 통제적이고 과잉 간섭적인 엄마(대부분 사랑과 관심이 너무 많아)로부터 독립심을 키워나가는 것임을 부모와 맨디가 자각할 수 있도록 도왔다.

그럼에도 불구하고 치료사와 맨디의 부모는 맨디가 취하고자 하는 위험한 요소의 심각성에 대해 염려하였다. 맨디의 부모는 누군가 그녀를 좀 더 관찰할 수 있는 거주 집단치료 기관으로 그녀를 보낼지에 대해 고려하고 있었다. 반면 맨디는 그녀의 치료사와 좋은 관계를 맺었고 치료사가 자신을 도울 것이라는 믿음도 있었다. 그녀는 한동안 자신의 행동에 대해서 매우 걱정하였고 왜 자신이 그러한 짓을 했는지 전혀 이해하지 못했음을 인정하였다. 그녀는 자신의 문제에서 벗어나고자 술 마시는 것을 즐겼으나 나약해지는 것을 느꼈고 밤늦게 위험 상황이 벌어질 수도 있을 공원에 갔던 것에 대해서 자신이 약간 바보스럽게 느껴졌다고 보고하였다. 그녀의 치료사는 부모님이 어떻게 생각하고 있는지에 대해 맨디와 이야기를 나누었고 그녀가 혹시 부모와 싸우기 위해 이러한 행동들을 의도적으로 사용하고 있는 건 아닌지 궁금해하였다. 맨디는 자신이 부모에게 화가 나 있었다는 것을 인정하였고 특히, 자신의 점심을 싸주고 옷까지 사주는 엄마에게 화가 나 있었음을 이야기하였다. 그녀는 이를 통해 무엇이 자신이 그렇게 행동하도록 만들었는지는 잘 이해할 수는 없었지만, 부모와의 관계가 그녀에게 스트레스를 주고 있다는 것만큼은 분명했다.

치료사는 맨디를 돕기 위해 상담 회기에 부모를 초대하였고, 부모와의 관계가 그녀에게 어떻게 스트레스를 주는지 묘사하도록 돕고, 어떻게 그런 것들을 변화시킬 수 있을지에 대해 생각하도록 돕는 것이었다. 치료사는 그들 사이 일어나고 있는 갈등으로 맨디의 불편감이 증가하고 있고 그녀가 자신이 행하고 있는 문제에 대해 스스로 자각하고 있음을 설명하였다. 회기동안 치료사는 맨디가 엄마에 대한 분노에 대해 좀 더 토로하도록 격려하였고 맨디가 좀 더 자신의 나이에 합당한 자유를 갖고 싶어 하는 자신의 소망을 표현하도록 도왔다. 맨디의 엄마는 그것이 자신에게 어려운 일이지만 맨디가 만약 술 마시는 것과 밤에 몰래 나가는 것을 삼가기만 한다면 맨디의 자유를 좀 더 늘려주는 것에 동의하였다. 초기 상담 이후로 부모와 맨디가 시도했던 변화와 그 변화가 서로의 관계에 미치는 영향을 구체적으로 다루었던 회기가 있다. 다음 몇 달 동안 논쟁과 갈등은 감소하였고 맨디는 위험을 초래하는 행동에 좀 더 책임감을 느끼게 되었다.

청소년과 성인은 모두 역할의 전환점을 경험하게 된다. 청소년의 역할 전환은 사춘기로의 진입, 집단에서 상호적 관계로의 전환, 성적인 욕구와 성적 관계의 시작, 가족과 부모로부터의 분리, 직장, 대학교, 커리어에 대한 계획 등을 포함한다. 청소년들의 역할 전환에 대해 작업하기 위한 전략들은 성인에게 사용된 것들과 크게 다르지 않지만, 치료사들은 종종 부모들을 치료 회기에 포함하길 원하고 그들을 필요로 한다. 치료사는 특히 청소년들이 역기능적인 자신의 역할을 포기하도록 지지하고 가족이 정상적인 역할 전환에 적응하도록 돕기 위해 부모를 포함하려고 할 것이다.

타냐(Tanya)가 신경성 폭식증을 앓고 있다는 것을 그녀의 엄마가 발견하였을 때 그녀는 18살이었고 대학교를 위해 떠날 준비를 하고 있었다. 타냐의 부모는 그녀가 대학교에 있는 동안 그녀의 안전에 대해서 불안해하였고 그들이 등록금을 지급하는 것은 그녀가 치료를 받는지에 달려있다고 이야기하였다. 치료사는 그녀가 대학교에 가서 일어나게 될 시급한 역할 전환의 중요성에 집중하도록 도왔다. 이것은 부모가 치료의 몇 회기에 참석하는 것을 필요로 하였고 집을 떠난다는 것에 대한 그녀의 죄책감과 대학교에 가는 것에 대한 불안감에 초점을 두었다. 이러한 이슈를 다루기 위해서 치료사는 이것이 그들의 관계에서 매우 큰 변화이고 이러한 변화는 공동생활에 근거했던 이전의 관계와 일상적인 만남이 사라진다는 면에서 상실을 의미하는 것임을 가족들 서로가 인식하도록 도와야 했다. 또한 그들이 함께 있는 것에 대해서 좀 더 성숙한 방식에 근거한 새로운 관계를 형성하는 데 집중하도록 권유하였다. 부모는 타냐가 가족들을 떠나 어떻게 지낼지에 대해 걱정이 된다고 이야기하였다. 또한 그녀가 어떻게 마약과 술의 유혹, 남자 친구 그리고 공부에 전념하는 것에 대처할지도 의문을 가졌다. 타냐는, 자신의 부분에 대해서 그리고 부모님이 의문을 가지는 점에 대해서 인내심을 갖고 들었고 이러한 모든 이슈에 대해서 자신이 경험한 적이 몇 차례 있었으므로 그것들에 더욱더 잘 대처할 것임을 다시 알려주었다. 그러나 그녀는 한편으로는 혼자서 지낸다는 것이 어떠할지에 대해 조금 더 걱정된다는 것에는 인정하였다. 타냐의 부모는 지지적 태도를 보이며 대학교로 떠나던 시절의 자신들의 경험에 관해 이야기하였다.

한 부모 가족(이혼, 죽음, 또는 부모의 선택으로)은 청소년 IPT에 추가되는 영역으로서 대인관계에 초점을 둔다. 즉 이때는 자녀에게 영향을 미쳤을 현존하지 않는 부모와의 관계뿐 아니라 현존하는 부모와의 관계를 다룬다. 이 문제영역과 관련된 대인관계 과제는 다음과 같은 사항을 포함한다. (1) 한 부모 가족 안에 있다는 것은 청소년에게 문제일 수 있음을 자각하기, (2) 상실, 거절, 유기불안 및 체벌의 감정 등을 다루기, (3) 현존하지 않은 부모와 어떻게 관련지을지에 대한 자신의 기대가 선명해지기, (4) 현존하는 부모와의 관계에 대해 어떻게 작업할 것인가 협상하기, (5) 가능하다면 제외된 부모와 관계를 성립하기, (6) 상황에 대한 영속성을 받아들이기.

> 15살의 모니카(Monica)는 아빠가 그녀의 단독 양육권을 획득한 시기인 약 2년 전에 폭식증이 생기게 되었다. 그녀의 엄마는 약물 남용 장애로 어려움을 겪고 있었다. 모니카는 5세 이후로 아빠랑 살아본 적이 없었다. 그녀는 자신의 폭식 증상이 아빠랑 살고부터 더 악화되었다고 이야기하였다. 그녀와 작업을 하였던 치료사는 싱글 아빠와 함께하는 그녀의 삶의 중요성에 대해 스스로 평가할 수 있도록 도왔다. 즉, 그것은 다음과 같은 내용과 관련이 있었다. (1) 엄마로부터 버림받은 것에 대해 느껴지는 자신의 죄책감, (2) 초기 삶에 함께 있어 주지 못하고 엄마가 술에 만취되어 했었던 행동들로부터 자신을 보호해 주지 못한 것에 대한 아버지를 향한 분노, (3) 자신의 낭만적 관계들을 여성 대상과 나누고 싶은 소망, (4) 부모가 화해하고 그 둘이 그녀 곁에 있어 주길 바라는 소망.

우리가 언급했듯이 이 장에서 논의되었던 치료는 부모가 지지해 주는 역할을 하는 동안 자녀의 행동 면에서 그녀 스스로가 변화를 시도할 수 있도록 돕는 것에 집중하는 것이다. 많은 경우, 주로 집중적으로 다루는 행동들은 자녀의 건강을 해치고 있는 섭식과 관련된 행동들이 아니다. 그 뜻은 자녀가 나아지는 과정을 주의하여 모니터하고 치료 중 시도하게 되는 노력을 지지하는 것이다. 만약 자녀가 거식증이고 계속해서 체중이 내려간다거나 자녀가 신경성 폭식증이나 폭식증일 경우 계속해서 폭식한다면(특히 이러한 행동들이 악화되고 있다면), 부모는 시급히 의학적 도움을 얻도록 행동을 취하는 것이 필요하고 이 장의 초기에 권유했듯이 효과적인 백업 계획을 실시하는 것이 필요하다.

신경성 폭식증과 폭식증을 위한 변증법적 행동 치료에서의 부모의 역할은?

변증법적 행동 치료(DBT)는 섭식장애를 겪는 청소년들을 돕기 위해 고안되었으며 정서 조절을 위한 다양한 기술, 대인관계적 효능성, 좌절을 견디는 힘, 마음챙김 등을 가르치게 된다. 이러한 기술들은 기능적이지 못한 행동들(예: 폭식, 음식 제한, 물질 남용)이 나타날 때 생기게 되는 부정적인 정서들을 조절하는 상황에서 유연하게 적용할 수 있다. 이러한 기술들은 개인 또는 집단의 치료 형태에서 배울 수 있다. 치료사는 부모와 함께 하는 세션에서 실습을 통해 기술 습득의 발판을 다지는 것으로 청소년을 돕게 된다. DBT 안에서 부모들을 개입시키기 위한 대안적 모델은 다섯이나 여섯 명의 청소년들이 그들의 부모들과 서로 함께 기술들을 익히게 되는 여러 가족 집단치료의 세팅이다. 개인 형태의 DBT 모델에서는 청소년 각각 특정한 이슈들에 주로 집중하고, 청소년들과 부모들이 함께 하는 여러 집단 형태에서는 서로 지지하고 배우게 된다. 그 양쪽 어떤 형태이든 DBT는 가족이라는 개념 안에서 청소년들의 돋아나는 자율성을 지지하려고 노력한다.

섭식장애를 위한 인지적 개선 치료(cognitive remediation therapy) 안에서의 부모의 역할은?

인지적 개선 치료(CRT)는 섭식장애를 겪고 있는 많은 환자에게서 보일 수 있는 사고방식을 변화시키는 데 집중한다. 특별히 유연성이나 폭넓은 사고(big-picture thinking)들을 향상시키는 인지적 연습을 사용한다. 그리고 체중이나 섭식 또는 섭식과 관련된 정신병리에 직접적으로 주력하지 않는다. 그러한 이유로 CRP는 섭식장애에 대한 좀 더 집중치료의 맥락 안에서만 사용하는 것이 가장 좋다. CRP는 청소년들의 섭식과 관련된 사고방식이 그들의 삶의 다른 상황에서 어떻게 영향을 미치고 있는지 생각해 보게 하는 것을 독려한다. 치료 회기동안 듣게 되는 피드백은 이러한 섭식 사고방식과 맞서서 대처하는 기술들과 이러한 기술들이 치료 밖에서 어떻게 사용되고 유지할 수 있는지에 관한 내용이다. 그리고 그 내용은 환자들의 진행 상황에 맞게 조정된다. 회기들은 보통 8에서 10 정도의 수행 과제들을 포함하고 치료사와 청소년들은 그 과제의 연습에 관한 그들의 경험이나 사고에 관해 대화를 나누게 된다. 부모들은 CRT에 개입하지 않지만, 자녀가 참여할 수 있도록 서포트 해주는 것으로 도움을 줄 수 있다.

섭식장애로 인하여 손상된 삶을 구하기 위해서 어떤 유형의 치료가 가장 효과적인지 보여주는 추가적 자료를 제공하게 되게까지는 시간이 필요할 것이다. 지금으로서는 부모가 자녀를 돌보는 것에 관여할 책임과 권리가 있음을 기억하는 것이 중요하다. 다음 두 장에서는, 특별히 부모가 자녀의 행동을 변화시키기 위해 직접적인 책임을 지게 된다면, 자녀를 돕는 방법을 성공적으로 찾아내는 것에 따를 수 있는 방해 요소가 무엇인지에 초점을 두고자 한다.

다음 장에서는 부모로서 어떻게 함께 협력하는지, 치료를 위해 의견을 모으기 어려운 딜레마와 섭식과 관련된 행동들을 다루기 위해 어떻게 작업할 수 있을지에 집중하고자 한다. 비록, 부모로서 동의하지 않는 부분을 극복해야 할 때라도 치료 팀들과 함께 작업해야만 하는 난관에 부딪히기도 한다. 그러므로 마지막 장에서는 당신이 전문인들과 작업하면서 만나게 되는 어려움과 부모로서 자녀의 섭식장애와 맞서 싸우면서 효과적이고 힘을 유지하는 것에 대한 어려움에 주력하고자 한다.

참고 문헌

Agras, W. S., and R. F. Apple, *Overcoming Eating Disorders: A Cognitive-Behavioral Therapy Approach for Bulimia Nervosa and Binge-Eating Disorder: Therapist Guide, Second Edition*, 2008. New York: Oxford University Press.

Fairburn, C. G., A Cognitive Behavioural Approach to the Treatment of Bulimia, *Psychological Medicine*, 1981, 11 (4), 707 - 711. playing a suppor-ting role 213

Fairburn, C. G., Interpersonal Psychotherapy for Bulimia Nervosa, in D. M. Garner and P. E. Garfinkel, Editors, *Handbook of Treatment for Eating Disorders, Second Edition*, 1997. New York: Guilford Press, pp. 278 - 294.

Fitzpatrick, K., A. Moye, R. Hoste, et al., Adolescent–Focused Psychotherapy for Adolescents with Anorexia Nervosa, *Journal of Contemporary Psychotherapy*, 2010, 40, 31–39.

Le Grange, D., J. Lock, and M. Dymek, Family–Based Therapy for Adolescents with Bulimia Nervosa, American *Journal of Psychotherapy*, 2003, 57, 237–251.

Lock, J., Treating Adolescents with Eating Disorders in the Family Context: Empirical and Theoretical Considerations, *Child and Adolescent Psychiatric Clinics of North America*, 2002, 11, 331–342.

Lock, J., S. Agras, D. Le Grange, et al., Randomized Clinical Trial Comparing Family–Based Treatment to Adolescent–Focused Individual Therapy for Adolescents with Anorexia Nervosa, *Archives of General Psychiatry*, 2010, 67, 1025–1032.

Mufson, L., K. P. Dorta, D. Moreau, et al., Interpersonal Psychotherapy for *Depressed Adolescents, Second Edition*, 2004. New York: Guilford Press.

Robin, A. L., P. T. Siegel, A. W. Moye, et al., A Controlled Comparison of Family versus Individual Therapy for Adolescents with Anorexia Nervosa, *Journal of the American Academy of Child and Adolescent Psychiatry*, 1999, 38(12), 1482–1489.

Safer, D., J. Couturier, and J. Lock, Dialectical Behavior Therapy Modified for Adolescent Binge Eating Disorders: A Case Report, *Cognitive and Behavioral Practice*, 2007, 14, 157–167.

Safer, D., C. F. Telch, and E. Chen, *Dialectical Behavior Therapy for Binge Eating and Bulimia*, 2009. New York: Guilford Press.

Tanofsky–Kraff, M., D. Wilfley, J. Young, et al., A Pilot Study of Interpersonal Psychotherapy for Preventing Excess Weight Gain in Adolescent Girls At–Risk for Obesity, *International Journal of Eating Disorders*, 2010, 43, 701–706.

CHAPTER 09

단합의 힘을 활용할 것

섭식장애와의 싸움에서 구성원들이 어떻게 일치됨을 유지하는가?

숙련된 전문가들로 구성된 입원 프로그램은 대체로 아이들이 정상적으로 음식 섭취를 하도록 돕는데 성공한다. 그리고 식욕 부진의 경우, 간호팀이 일관적이며 지속적으로 자녀들의 어려움을 해결하기 위해 하루 24시간 대기하면서 어느 정도 체중을 증가시킨다. 자녀가 식욕부진증 또는 신경성 폭식증을 극복하도록 도움을 주는 것에 성공하기 위해서는 가정 안에서 다음과 같이 해야 할 필요가 있다. 가족이 하나가 되어 단결하고 항상 같은 마음으로 움직여야 한다. 이전에 말했듯이, 입원 후 어린이가 재발하는 경향이 있다는 사실은 많은 가족이 일치된 협력심을 보여줄 수 없었기 때문임을 강조하였다. 그리고 오늘날의 주된 치료 형태는 통원치료이므로 부모는(가능한 형제 · 자매들을 참여시키도록) 아픈 자녀의 건강을 회복하기 위한 투쟁에 어떻게 참여할 것인지 정확히 서로 합의하는 법을 배워야만 하며 시간이 걸리는 만큼 그러한 합의를 어떻게 유지할 수 있을지 알아야 한다.

만약 딸이 거식증인 경우, 그녀가 먹을 수 있도록 돕기 위해 어떻게 통일된 동맹을 발전시켜야 하는지 찾아내야만 한다. 만약 당신의 아들이 신경성 폭식증이라면, 정상적인 양의 음식을 섭취하고 퍼징하지 않도록 도와주는 일관된 방법을 찾아야만 한다. 7장과 8장에서, 치료사가 가족을 위한 접근법이나 자녀를 돕기 위해 다른 유형의 치료법을 사용하는 경우 부모의 역할이 어떻게 개입되는지 보여주었다. 하지만 부모가 아무리 우리의 원칙과 지침들을 지킨다고 할지라도 가족이 통일된 동맹을 세우기 위해 최대한 노력하지 않는다면 어떠한 긍정적 성과들이라도 얼마나 급속히 무너지게 되는지에 대해 놀라게 될 것이다.

일치된 결속력을 발전시키는 것이 간단한 것처럼 보일지도 모른다. 어쩌면 이 장이 당신에게 필요 없다고 느낄 수도 있다. 이혼가정일 경우, 자녀의 다른 한쪽 양육자와 당신은 자녀가 더 나아지기를 원한다는 것에 동의한다는 것은 이미 알고 있다. 불행히도, 정확히 같은 방법을 가지고 미리 잘 생각하지 않는다면 아무리 의지가 있다고 해도 방법을 찾을 수 있기란 어렵다. 자녀가 더 나아지기를 원한다는 것은 자녀의 회복을 위해 부모 양쪽이 똑같은 방식을 취하는 것과는 다르다. 자녀의 양쪽 부모는 언제, 어떻게 전문적인 도움을 구해야 하는지, 집에서 무엇을 해야 하는지 그 문제의 위급함과 관련하여 '같은 마음으로' 움직여야 한다. 즉 자녀의 섭식을 돕고 퍼징을 막기 위해서는 무슨 말을 해야 하는지 그리고 어느 정도의 양이 적당할지, 진전이 없을 때는 어떤 것들을 고안해 내야 하는지, 가족 안의 다른 자녀들이 어떻게 참여해야 하는지, 자녀의 변화를 촉진하기 위해서 가족들이 어떤 희생을 치러야 하는지, 심지어는 자녀가 100% 유지방 우유를 먹어야 하는지 유지방을 줄인 우유를 먹어야 하는 것조차 함께 결정을 내려야 한다.

당신이 전형적인 부부라면, 그와 같이 끊임없는 합의안에서 이루어지는 생각들이 터무니없이 비현실적으로 보일 수 있다. 대부분 커플들은 의견 차이를 보이고 어떤 이들은 다른 사람들보다 더 많은 의견 차이를 보인다. 여기서 그런 것이 문제가 아니다. 이러한 매시간 일어나는 갈등에도 불구하고, 부모 대부분은 자녀가 회복되기를 원하는 것에는 동의한다. 여기에서 문제는 7장의 많은 삽화에서 알 수 있듯이 섭식장애가 빠져나갈 수 있는 어떤 틈도 주지 않기 위해 부모들이 함께 협력하는 방법을 알아내느냐이다. 그래야만 부모의 수고가 헛되지 않을 것이고 자녀가 실제로 결실을 맺도록 도울 수 있을 것이다. 따라서 만약 부모 중 한쪽이 파트너와의 의견 충돌이 있다면 그것부터 한편으로 제쳐두길 바란다. 그리고 부디 생사가 갈리는 이 문제에 있어서 합의를 볼 수 있기를 바란다.

분할하고 정복하라
– 섭식장애가 어떻게 빠져나가는가?

양쪽 부모 모두가 회복 과정을 위해 그렇게 애쓰고 있을 때에는 섭식장애가 부모의 그 방어를 뚫고 빠져나갈 수 있다는 것을 상상하기란 참 어렵다. 그럴 때 그물을 상상하길 바란다. 그물의 구멍이 너무 크면 물고기들은 그 구멍 사이로 빠져나가게 된다. 자녀의 섭식장애가 빠져나가지 않게 하려면 당신의 가족 역시 단단하고 촘촘하게 엮여 있어야 한다. 실제로 어부와 마찬가지로 그물의 그 촘촘함을 정기적으로 확인해야 한다. 구멍은 가장 예상치 못한 곳에 나타날 수 있다. 예를 들어 부부가 서로 같은 말을 하고 있다고 생각할 수 있지만, 섭식장애의 자녀들은 두 개의 다른 메시지를 듣고 있을 수 있다.

> 사만다(Samantha)의 어머니 질(Jill)은 공격적인 목소리로 "맙소사, 세상에, 사만다!, 지금 먹어!"라고 말했다. 아버지 존(John)은 그의 아내를 뿌리치며 이야기한다. "사만다에게 너무 심하게 하지 말아!" 그리고 사만다를 향해 다음과 같이 이야기하였다. "제발, 예쁜 새미(사만다의 애칭)…. 그냥 한 번만 더 먹자." 질과 존은 그들이 서로 같은 선 상에 있다고 믿었다. 왜냐하면, 둘 다 사만다에게 먹으라고 말했기 때문이다. 그러나 받는 측에서는 그 메시지들이 분명 다르다. 사만다의 어머니는 명령을 내리고 있으며 이미 화가 나 보인다. 존은 아내를 비판하는 것 외에도 딸에게 요청하고 그녀를 어린아이처럼 대하고 있다.

이 같은 경우 부모는 딸의 섭식장애를 이겨내기 위한 공통적인 전략을 찾기보다는 서로 싸우는 데 더 성공하게 된다. 부부가 사만다를 어떻게 하면 더 많이 먹게 할까에 대해 혼란스러워하는 동안, 사만다는 먹을 필요가 없으며, 섭식장애는 그 쉬는 틈을 노리게 된다. 다시 말해 빠져나갈 틈을 주는 것이다. 부모가 원하는 양만큼 사만다에게 먹일 수 있는 가장 좋은 방법은 실제로 그들이 같은 선 상에 있어야 한다. 사실, 같은 선 상에 있을 뿐만 아니라 같은 문장, 같은 단어, 같은 글자를 사용하는 것이 좋다. 바로 다음의 문구는 그들이 한목소리로 말하고 정확히 똑같은 말을 할 수 있게 도울 것이다. "우리는 그것이 너에게 매우 어렵다는 것을 알고 있어, 하지만 우리는 네가 더 많이 먹기를 바라고 네가 섭식장애와 싸워 이길 수 있도록 돕기 위해서는 이 방법 외에는 어떤 다른 선택의 여지가 없단다."

다음 페이지에서 우리는 부모 사이에서 볼 수 있는 다양한 의견 충돌의 전형들을 보여주고 부모가 그것을 어떻게 막을 수 있는지를 이야기할 것이다. 우리는 섭식장애가 어떻게 부부 사이를 분열시키고 또 그들을 무너뜨리는지, 부모들이 이해하고 그 교묘한 방식들을 인지함으로써 가능한 그것들을 많이 피할 수 있고 빨리 해결하도록 돕게 되기를 바란다. 여기서 보여주는 예들은 부모로서 자녀를 도울 수 있는 어떤 방향을 구축하는 데 있어서 꾸준히 함께 작업하도록 상기시켜줄 것이다.

한 부모 가정인 경우에도 여기서 보여주는 시나리오들을 통해 여전히 지혜를 얻을 수 있을 것이다. 우리가 이미 보여 준 것처럼, 어떤 부모는 다른 성인(자녀의 조부모 또는 다른 친척, 함께 사는 파트너 또는 가까운 가족의 친구)으로부터 도움을 받고 있을 수 있으며 만일 그렇다면 그 사람도 부모와 같이 한마음으로 움직여야 한다. 그러나 설사 부모 중 한 사람이 혼자서 이일을 감당한다고 하더라도 타미(Tammy)의 어머니가 딸이 퍼징하지 못하도록 막으려고 할 때처럼(7장 참조) 똑같은 문제로 반복해서 양가감정을 경험할지도 모른다. 그녀가 딸을 얼마나 어느 정도 통제해야 하는지에 대한 자신의 내적 갈등은 그물의 구멍을 느슨하게 하여 신경성 폭식증이 빠져나오도록 하였으며 건강과 싸움에서 그 질병이 승리하도록 만들었다. 따라서 우리가 다음 페이지에서 배우자 또는 자녀의 다른 부모를 언급할 때는 부모 중 한쪽을 돕는 모든 성인을 포함한다는 것을 말하며 그들 역시 부모와 마찬가지로 모든 노력을 감수하여야 한다.

전형적인 분열과 섭식장애가 정복하게 되는 시나리오들 그리고 그것들을 피하는 방법들

1. 아동의 부모 중 한 명만이 지금이 행동을 취해야 할 때이며 치료에 참여해야 한다고 확신할 때.

> 가족 모두가 아픈 자녀의 진단을 위해 방문했음에도 불구하고 두 부부가 그들이 지금 여기에 있어야 하는지에 대해 싸운다. "아…. 나는 우리가 지금 이것을 꼭 해야 하는지 모르겠어"라며 엄마가 아픈 딸의 동의를 구하듯 아이를 향해 이야기하였다. 이에 아빠는 한숨을 쉬며 "나는 아무 일도 일어나지 않고 괜찮은 척하는데 이제 지쳤어. 당신이 생각 하기에 그럼 언제쯤이면 이렇게 레이첼이 안 먹고 있는 것에 대해 뭔가 해야 한다고 생각하는데?"

여러 번 언급했듯이, 환자 대부분은 질병을 비교적 초기에 감지하고 부모가 자녀의 회복에 적극적으로 참여해야 할 필요성을 인지할 때 잘 이겨낸다. 그러나 불행하게도, 몇 가지 요인들은 종종 그러한 긍정적 시나리오에 대항한다. 그 이유는 많은 부모가 자녀의 병이 발생한 것에 대해서 그들의 탓인 것처럼 느끼기 때문에 고정된 채로 꼼짝 못 하게 되는 것이다. 부모들은 죄책감을 느낌으로써 자신들이 치료에 참여하는 것은 더욱 상태를 악화시킬 것으로 생각할 수 있다. 또는 자녀들이 자신들 스스로 이겨낼 수 있다며 치료에 가지 않게 해달라고 애원하기도 한다. 이러한 경우, 부부 중 한쪽이 자녀들이 애원하는데 굴복하거나 자녀가 너무도 분명히 가고 싶지 않다고 이야기할 때 치료에 가도록 강요하는 것에 대해 불편감을 호소할 수도 있으며 또는 자신의 배우자에게 아이가 아직 준비가 안 된 거 같다며 "애는 변하고 싶어 하지 않아"라고 설득하려고도 한다. 섭식장애는 이러한 양가적인 부모들을 끌어모아 그 기회들을 포착하는 것에 아주 능숙하다. 즉, 그러한 부모들은 종종 중요한 액션을 뒤로 미루게 되는데 그러는 동안 자녀들은 계속해서 굶주리게 되며 섭식장애의 손아귀에 더욱더 강하게 잡혀버리게 된다.

앞의 시나리오는 청소년이 신경성 폭식증을 앓을 때 더욱더 영향을 미칠 가능성이 높다. 거식증일 경우 부모는 식욕 부진의 아이가 너무도 안 좋게 보인다는 것을 분명히 볼 수 있다. 그러나 신경성 폭식증, 폭식장애 및 회피적/제한적 음식 섭취장애(ARFID)의 경우, 부모들은 대부분 인지하지 못하는 경우가 많다. 특히 신경성 폭식증과 폭식장애의 경우 단지 음식이 사라지고 있다는 것만을 알아차리고 의문을 가질 가능성이 크며 신경성 폭식증의 경우 식사 후 빈번히 화장실 출입을 하는 것이 '배를 비우는 것'이라는 것을 전혀 인지하지 못할 가능성이 크다. 그러나 이것은 자녀들이 체중 증가에 대한 불안감을 다스리기 위해 스스로 자신을 아프게 만드는 것이다. 불행히도, 이러한 모든 가능성은 같은 상황을 초래하게 된다. 즉, 부모는 어떤 이유에서든 어떻게 해야 할지 모른 채 고정되어있음을 느끼게 되며 섭식장애는 이러한 틈을 이용하는 것에 능숙하다는 것이다.

그렇게 된다면 자녀들은 결국 치료의 도움을 받지 못한 채 병을 앓게 된다. 당신 가족이 이러한 상황에 처해 있다면 과연 어떻게 해야 할까? 자녀의 건강을 돌보는 것에 대해 걱정하며 의논하는 것은 최대한 자녀들이 없는 곳에서 하는 것이 좋다. 이것이 부모들에게는 받아들이기 어려운 부분일 수 있다. 왜냐하면, 그녀는 이제 16세나 되었으며 부모는 이제껏 최근에 일어났던 거의 모든 결정들에 자녀를 개입시키며 그녀를 포함시켜왔기 때문이다. 불행하게도 신경성 식욕 부진, 또는 정도는 덜하지만, 신경성 폭식증은 십 대 자녀가 치료 필요성에 대해 합리적으로 생각하는 것을 허용하지 않는다. 우선 자녀에게 부모의 결정을 알리지만 건강관리를 어떻게 할지에 대해서는 자녀의 의견을 구하지 않는 것이 좋다. 그것은 당신과 당신의 배우자가 말해야 할 내용이다. 둘만의 시간이 주어졌을 때 아이가 치료를 받지 않은 채 있으면 어떤 이익과 불이익이 있는지 진지하게 논의해야 한다. 설사 부부가 서로 "우리 10일만 더 기다려 봐요. 그러나 결국 우리는 A, B, 또는 C를 해야 해"라고 결정을 하였다 하더라도 자녀가 섭식장애로 쇠약해지는 동안 계속해서 서로 의견 충돌을 하는 대신, 한마음으로 동의하는 것이 무엇보다 중요하다.

2. 부부 중 한쪽이 자녀의 질병을 부인하는 것은 섭식장애가 악화되도록 활성화 시킨다.

> 데브라(Debra)의 부모는 아이가 틀림없이 거식증의 진단을 받을 것이라는 말을 들어왔었다. 아빠는 그것을 안 것만으로도 안심이 되었다. "저는 알고 있었어요. 그리고 이것이 문제라는 것을 항상 확신했었지요. 우리는 치과부터 내과까지 많은 의사에게 데려갔었어요. 그런데 거기서는 무엇이 잘못인지 알지 못했어요." 반면 데브라의 엄마는 아이의 진단에 대해 좀 불편해하였다. "제 생각에는 내과 클리닉의 그 A 의사에게 다시 가는 것이 좋을 거 같아요. 아이가 음식을 역류시키는 것을 생각한다는 것을 전 믿을 수가 없어요. 분명히 위장에 뭔가 이상이 생긴 거 같아요. 아이의 위나 그 부위를 점검받는 것이 필요해요."

아이가 정신적으로 심각하게 아프다는 것을 깨닫는 것은 거의 모든 부모에게는 충격이다. 그러므로 어느 정도의 부인은 이해할 만하다. 그러나 어떤 부모들은 아이가 괜찮지 않다는 사실을 인정한 후에라도 섭식장애라는 진단을 받아들이는 것이 매우 불편한 채로 남아있을 수 있다. 대부분 이러한 불편감은 거식증이나 신경성 폭식증이 정신과적 진단이란 사실에서 비롯된다. 불행히도 우리는 여전히 정신과적 질병이 어떠한 부정적 인식을 가져다주는 사회에 살고 있다. 그래서 부부 중 어느 하나 혹은 둘 모두는 아이가 정신적으로 아프다는 생각이 견디기 어렵게 느껴지기도 한다. 그런 경우, 어떤 부모들은 소화기나 내분비 계통의 장애, 또는 다른 의학적 장애와 같이 좀 더 수용 가능한 진단으로 안정을 취하길 원할 수 있다는 것은 이해할 만하다. 그러나 정확한 진단은 보통 적절한 치료로 이어지게 되며 결과적으로 만족스러운 결과를 얻을 수가 있는 최상의 기회를 제공하게 된다. 따라서 부모 중 하나 또는 둘 모두가 청소년의 섭식장애 진단을 받아들일 수 없을 때 실제적인 치료에 있어서 딜레마에 놓이게 된다.

우리가 걱정하는 것은 이러한 시나리오가 청소년의 섭식장애를 활성화하는 최적의 기회를 제공한다는 사실이다. 이 책의 앞부분에서 우리는 식욕 부진의 특성을 자아 동조적이라고 묘사하였는데, 이는 환자가 종종 그 장애의 심각성을 자각하지 못함을 의미한다. 실제로, 우리는 그들이 전혀 아프다고 생각하지 않는 환자들을 많이 보아왔다. 부모가 만약 섭식장애 진단의 타당성에 대해 의심하게 된다면 그러한 망상에 먹이를 주는 꼴이 된다. 신경 폭식증의 경우, 환자들은 폭식과 퍼징이 비정상이라는 것을 알고 있으나 자신의 그러한 행동에 대해 수치심을 느끼며 그것을 종종 숨기려고 한다. 보통 발생하게 되는 이러한 문제에 대해서 부모가 부인하는 것은, 쉽사리 가려지게 되는 자녀의 문제를 지속시킬 뿐이다. 그러한 현상 모두는 가족들을 교착상태에 빠지게 한다. 엄마와 아빠가 서로 반대편 석에 주둔

하고 있는 한 질병은 치료되지 않은 상태로 있게 되며(또는 아이가 섭식장애 자체로 가 아니라 섭식장애의 부작용으로 치료를 받게 됨), 아마도 아이는 이쪽저쪽 의료검사에 끌려다니며 존재하지 않는 위장 질환과 같은 헛된 탐색으로 인해 귀중한 시간을 잃어버리게 될지 모른다.

다시 말하자면, 여기서 중요한 문제는 부모가 함께 그 사실을 직시하고 치료의 다음 단계가 무엇인지 이해해야 한다는 것이다. 그러나 만약 자녀가 부모 중 한쪽과 밀접하게 밀착되어 있다면 어려울 수 있다. 이러한 동맹은 부모의 다른 한쪽을 반대하거나 배제하는 방식을 취하게 되는데 다음과 같은 시나리오가 발생하게 된다. 즉 자녀는 부모 중 한 명에게 적극적인 '컨설턴트'로 '채용'되어 다른 한 명을 바깥쪽으로 소외시키게 되며 결과는 상당히 좌절스럽다.

데브라의 부모는 이러한 특정 건강 문제에 대해서 그들의 자녀와 이야기 하는 대신 부부가 서로 의논하는 것이 필요하다. 당신과 배우자가 무엇이 잘못된 것인지에 대한 의견 충돌 안에서 자신이 허우적대고 있다는 것을 발견한다면 자녀의 치료사는 도움을 줄 수 있어야 한다. 그러므로 우리는 부인하는 부모들이 한 줄기 빛을 볼 수 있도록 돕기 위해 한 회기 전체를 바치게 되는 것을 흔히 경험하게 된다.

3. 부부는 서로 각자 자신의 파트너가 자녀의 섭식장애를 해결하기 위해 충분히 노력하지 않고 제대로 임무를 하지 못한다고 생각한다.

베키(Becky)는 체중이 늘지 않고 있다. 그녀의 부모는 걱정으로 가득 차 있다. 그들은 다음번에 베키를 어떻게 하면 성공적으로 도울 수 있는지에 대해 집중하기보다는 서로 공격하였다. 남편은 아내에게 시동을 걸었다.

"내가 베키에게 100% 유지방 우유를 먹이라고 했잖아…. 왜 계속해서 아이에게 저지방 우유를 먹이려고 하는데?" 아내는 그 말에 수치심을 느꼈고 그녀도 남편에게 역시 할 일을 제대로 하지 않는다며 감정을 터뜨렸다. "나도 베키가 아침에 팬케이크를 3개 먹어야 한다고 당신에게 부탁했잖아. 그런데 당신이야말로 항상 너무 바빠서 베키가 다 먹을 때까지 기다리지 못했잖아. 당신도 잘한 것은 없어!"

여기서 보면 베키의 부모는 실제로 자녀가 치료를 받을 수 있도록 행동을 취해 왔으며 또한 더 많이 먹도록 아이를 격려하였다. 이러한 부모들은 또한 자녀의 섭식장애와 싸울 수 있도록 가장 효과적으로 도울 수 있으려면 부부가 한마음이 되어 작업해야 한다는 전문가팀들의 권고에 귀를 기울인다. 그러나 실제로 많은 커플들이 어떻게 자녀들을 양육해야 하는지를 포함한 다양한 영역에 있어서 서로 의견 충돌을 갖게 된다. 그러므로, 어떻게 그들이 자녀의 질병에 대처해야 하는지에 대하여 일치를 보이지 않는 대신에 서로를 능가하려고 애쓴다. 섭식장애를 겪는 청소년들은 그들의 부모가 비록 표면적으로 같은 선 상에 있는 거처럼 보이더라도 의견을 하나로 모으지 못하고 있다는 것을 알아차리는 데 아주 능숙하다. 이 부모들은 청소년들이 부모 중 한쪽을 비난하는 것을 상당히 용이하게 만든다. "아빠(또는 엄마)는 내가 싫어하는지 알면서 이 음식들을 나에게 주고 있잖아요." 이것은 부모 중 한 사람이 청소년이 비난하고 있는 다른 배우자를 비난하도록 가담하게 만드는데 즉, 엄마는 배우자가 자녀가 먹을 수 있도록 다양한 음식을 찾아보려고 좀 더 노력하지 않았다며 아빠 탓을 하게 된다. 말할 것도 없이 섭식장애의 주 전략인 가족의 분열과 무너뜨리려는 정복은 이 가족 안에서 효력을 보게 되는 것이다. 그리하여 다음번에도 자녀가 부모 중 한 사람을 비난하고 그 나머지 한 부모는 또 자신의 파트너를 비난하는 데 가담하여 악순환을 갖게 된다.

만약 당신의 가정 안에서 이러한 일이 벌어지고 있다면 당신과 배우자는 스스로 이런 방식의 의견 충돌이 거식증의 회복에 도움이 되지 않는다는 것을 스스로 머릿속으로 되뇌어야 한다. 비록, 당신과 배우자 둘 모두가 그녀가 음식을 더 먹을 수 있게 노력한다고 하더라도(그것은 바람직하고 자녀에게 필요한 만큼의 체중이 증가하도록 도울 것이다) 아이가 얼마큼, 언제, 어떻게 먹어야 하는지에 대한 문제에 대해 당신의 배우자와 절대로 의견 충돌을 해서는 안 된다는 것을 스스로 되뇔 수 없다면 거의 성공하지 못할 것이다. 자녀 앞에서는 의견 충돌을 하지 않도록 노력해야 한다. 만약, 당신의 배우자가 자녀 앞에서 음식의 종류나 양에 대해서 얘기를 하는데 당신이 그것에 동의하지 않는다면 그냥 그 순간에는 당신 배우자의 의견에 따르도록 해라. 그리고 후에 두 사람만의 시간을 가질 때 솔직히 당신이 동의하지 않는 부분에 대해서 논의하도록 하여야 하며 다시 그러한 상황에 있을 때 어떻게 대처할지에 대해 합일점을 갖도록 해라. 항상 당신의 자녀 앞에서는 배우자의 말에 동의해야 한다.

4. 부모 중 한 사람이, 섭식장애가 있는 자녀에게 너무 비판적인 배우자를 비난함.

> 사샤(Sasha)는 이번 주에 체중이 늘지 않았다. 엄마는 몹시 화가 나서 말하기를 "엄마는 네가 좀 더 노력하면 좋겠어. 엄마는 오늘 체중 잴 때 네가 체중이 전혀 오르지 않았다는 걸 이미 벌써 알고 있었어." 사샤는 혼란스러

워했다. 아빠는 이것을 보고 바로 아이를 구출해 주기 위해 다음과 같이 이야기한다. "나는 당신이 부정적인 것에만 항상 집중하지 않았으면 좋겠어. 이게 사샤에게는 쉬운 일이 아니라는 것을 당신도 알잖아!"

어떤 가족은 부부 사이에 서로 지독한 악담이 오고 가는데, 그것은 섭식장애가 발생하기 전의 그들의 관계에 대한 본질적인 문제를 잘 반영하는 것이라 말할 수 있다. 이 뜻은 이러한 부모가 그들의 자녀를 도울 수 없다는 의미는 아니다. 그러나 그들에게 도전이 되는 부분은, 서로 동의하지 않는 여러 다른 이슈들에 대해 동의하기 위한 방법을 찾는 것이고, 그들이 한 팀이 되어 자녀의 섭식 장애와 싸우기 위해 함께 작업하는 것이다. 한편, 청소년들이 그들의 섭식장애를 고수하기 위해서 부모 사이의 이러한 신랄한 싸움의 상황을 이용하는 것은 식은 죽 먹기이다. 만약, 자녀가 부모 중 한쪽은 끔찍하고, 나쁘고, 비합리적이거나, 너무 엄격하거나, 비판적이라고 비난하게 된다면 다른 한쪽은 긍정적인 부분을 전혀 보지 못하고 항상 최악을 예상하는 자신의 배우자를 비난하며 다른 선 상에 있게 되기 쉽다. 결과적으로 부부 모두 자녀들이 다시 건강을 찾게 되기를 원하지만 계속해서 삼각관계의 난관에 봉착하게 된다.

만약 당신이 이러한 딜레마에 빠져 있다면 십 대 자녀가 다시 건강해질 때까지 부부관계에 대한 문제를 잠시 보류해야 한다. 우리는 이것이 말이 쉽지 실천이 어렵다는 것을 잘 알고 있다. 이런 상황에 부딪힌 일부 부모들은 자녀와 부모 사이의 논쟁이 종종 부부 사이의 논쟁으로 이어진다는 사실을 지속해서 되새기면서 섭식장애가 비집고 들어오려고 하는 것에 대해 경계를 게을리하지 않는다. 그러나 부부문제가 계속해서 자녀의 섭식장애를 돕는 데 방해가 된다면 두 사람이 동의하기 어려운 중요한 문제를 해결하기 위해 치료사에게 도움을 요청하는 것을 고려해야 한다.

부모 중 한쪽이 자녀가 원하는 대로 해주는 것이 꽤 전형적으로 보일지라도, 부분적으로는 양육 스타일의 차이(부모 중 한쪽은 허용적이지만 다른 쪽은 아님)나 가족 중 다른 자녀보다 특정한 자녀를 편애하는 이유로 자신의 접근 방식을 고수하는 것은 피해야 한다. 대신, 이 치료의 일반적인 규칙으로써 자녀의 음식 거부에 대한 적절한 반응에 대해서 의논해야 한다. 즉 당신 중 어느 한쪽이 선을 넘었을 때 서로를 비난하지 않고 목소리 톤은 어떻게 해야 적절한지, 어떤 말은 괜찮은지, 어떤 말은 해서는 안 되는지, 어떻게 서로가 그것에 대해 상기시켜줄지 등에 서로 동의해야 한다. 앞서 말했듯이, 부모는 적어도 당신의 자녀 앞에서 서로를 비난하지 않고 동의해야 하며 나중에 둘만 있을 때 이것에 관해 이야기해야 한다. 합일점을 보여주는 가장 좋은 방법은 부모 중 한쪽이 "사샤, 엄마는 네가 접시에 있는 파스타를 다 먹었으면 좋겠다"라고 말했다면 아빠는 즉시 그 말을 받아 "사샤, 엄마와 아빠는 네가 이 접시에 있는 파스타를 다 먹었으면 좋겠어"라고 반응해야 한다. 다시 말해서, 부모는 서로의 지시를 반복하고 항상 음식 섭취를 더 해야 한다는 요청이 부모의 양쪽 모두에서 온다는 것을 반복해서 강조해야 한다.

5. 부부 중 한쪽은 섭식장애를 상대적으로 거칠게 다루지만, 다른 한쪽은 배우자의 거친 언어적 방식을 지속해서 완화시키려고 함.

> 아빠는 단호하게 말한다. "케이트(Kate), 접시에 있는 치킨 먹어야 해." 이에 케이트는 "아빠가 나에게 이래라저래라 하는 거 너무 싫어"라고 반

응을 하였다. 그리고선 엄마에게로 눈을 돌리고 말한다. "나에게 소리를 지르지 말라고 아빠에게 얘기해, 엄마는 내가 치킨 싫어하는지 알잖아. 아빠에게 얘기해, 빨리 얘기하라고!" 케이트의 엄마는 이것이 케이트의 거식증이 말하는 것임을 알고 있었다. 즉 거식증이 그녀에게 아빠와 싸우는 것으로 주의를 돌리게 하여 빠져나갈 틈을 노리는 것임을 인지하였다. 그래서 엄마는 딸이 요구하는 대로 남편에게 얘기하는 대신 다음과 같이 이야기하였다. "사랑하는 우리 딸, 엄마와 아빠는 둘 다 네가 치킨을 안 좋아하는 거 알지. 네가 좋아하지 않는 음식을 먹으라고 강요하는 것은 안되지. 이번 한 번만 치킨을 먹지 않아도 괜찮을 거 같아."

앞의 시나리오에서 보여준 이야기 방식은 아동의 섭식장애의 질병이 또다시 부부가 서로에게 초점이 가도록 세뇌시키는 발판을 만드는 것이며 아동이 점점 악화하도록 유인하게 하여 질병의 관심에서 벗어나도록 한다. 이 이야기에서는 부모가 같은 견해를 밝히는 거처럼 보이지만 그들은 실제 아동에게 같은 문장, 같은 단어, 같은 글을 사용하지 않고 있다. 그러나 부모가 이것을 지키는 것은 매우 필요하다. 설사 그들이 서로 분쟁으로 엮이지 않게 될지는 몰라도 결국 섭식장애가 이기도록 만드는 것이기 때문이다.

케이트의 엄마는 앞의 방식 이외는 어떻게 해야 할지를 모르고 있다. 케이트의 부모는 모두 케이트에게 좀 더 건강한 음식을 먹이게 하려고 매우 애쓰고 있었다. 그러나 케이트의 엄마가 케이트에게 앞에 있는 음식을 먹어야 한다고 주장한다는 것은 아버지가 딸에게 엄하게 하는 것으로부터 딸을 보호하려고 하는 것을 내려놓아야 하며 어머니 자신도 그녀에게 엄격하게 되는 것을 감내해야 한다. 만약 엄마가 딸이 원하는 것에 항복하게 된다면 좀 더 건강하게 음식을 먹이려고 하는 아버지의 노력에 반대하는 자세를 취하게 되는 것이다. 케이트의 엄마는 결국 섭식장애와 엮이는 상황을 선택하였고 케이트가 음식과 협상하도록 허용하였다. 이런 경우는 전형적인 케이스로 아이가 무지방의 드레싱이 뿌려진 샐러드를 먹게 하거나 아예 드레싱이 없는 샐러드를 먹는 것을 허용하게 만든다. 이러한 시나리오는 물론 케이트에게 만족감을 주지만 아빠는 엄마와 딸과 갈등을 겪게 되며 엄마 또한 남편과 딸 둘을 기분 상하지 않게 하기 위해 고군분투하여야 한다(섭식장애를 참조할 것). 결과는 말할 것도 없이 섭식장애가 승리하는 꼴이 되는 것이다.

이 부부와 마찬가지로 부부가 어떻게 자녀를 도울지에 대해 서로의 의견에 동의하지 못할 때는 항상 둘만의 시간을 갖고 그 차이점에 대해서 의논해야만 한다. 자녀 앞에서 그들의 반대되는 의견으로 싸우는 것을 보이는 것은 이미 활성화되는 질병을 더욱 타오르게 할 뿐이다. 비록 케이트의 아빠가 준 음식에 엄마가 불편감을 느낄지라도 남편의 노력(X, Y 또는 Z를 먹으라고 요구하는 것)을 지지하는 것은 그들이 같은 견해를 유지하도록 도울 수 있다. 그런 다음 둘만이 있을 때 아까 그 식탁에서 일어났던 일에 대해 의논해야 하며 다시 그런 일이 일어났을 때 어떻게 대처해야 할지에 대해 의견을 모아야 할 것이다.

6. 자녀가 호전을 보이지만 부모 중 한쪽은 자녀의 체중이 올라가는 것에 대해 긴장하며 배우자의 노력을 비난하기 시작함.

주니타(Juanita)의 엄마와 아빠는 가능한 많이 거식증에 관한 책을 읽으며 치료에 대한 모든 옵션을 탐색하였으며 대단한 결단력을 가지고 그들의 자녀의 건강을 회복시키기 위한 목표에 이르기 위해 노력을 하면서 여러 과제를 함께 수행하였다. 치료사는 주니타가 앞서 세 달 동안 빠진 25파운드(약 11kg)의 체중을 올리기 위한 음식들을 먹게 하려면 무엇을 해야 하는지 부모들을 설득하는 데에 약간의 어려움이 있었다. 치료적 관점으로 볼 때는 일들이 순조롭게 흘러갔다. 그리고 자녀가 어느 정도 먹어야 하는지를 결정하기 위해 어떻게 관리하고 대처했는지를 주일마다 의사에게 말하였다. 주니타의 체중은 그럭저럭 호전을 보였고, 매주 1파운드(약 0.45kg) 정도로 체중이 늘어나면서 좋은 회복의 진행을 보였다.

그러나 체중이 건강한 수준에 도달하기 시작하자 주니타는 점점 불편감을 호소하고 불안해하였으며 자신에게 너무 많이 먹이고 살찌게 만들고 있다며 부모를 비난하였다. 그럴 의도는 없었지만, 아빠는 주니타가 규칙적으로 적당량을 먹도록 돕는 엄마의 노력을 못마땅하게 생각하기 시작하였다. 그리고 "내 생각엔 주니타가 그렇게 많이 먹어야 할 필요는 없을 거 같아"라고 말하고 싶었다. 즉, 주니타의 아빠 역시 주니타가 체중이 올라갈까 봐 불안해지기 시작한 것이다. 엄마는 감정이 폭발하여 실제로는 딸이 고체중이 될까 봐 두려워하는 남편을 비난하였다. "나는 당신이 항상 주니타가 날씬하길 바란다는 것을 알고 있었다고!"

일부 부모는 초기부터 함께 잘 협력할 수 있는 것으로 보이며, 주니타의 부모 역시 초기에는 확실히 일치감을 보여주었었다. 그러나 주니타의 지속적인 애원, 특히 아빠에게 유독 먹지 않게 해달라는 간청은 결국 '이것은 우리 딸을 살찌게 하는 것이야'라고 아빠를 설득시키고 말았다. 주니타가 건강한 체중을 회복하기 위해서, 치료사는 그와 아내가 함께 작업하는 것은 '맞는 일'이라고 이야기하며 아빠를 안심시키는 것이 절대적으로 필요했다.

모든 부모는 그들의 자녀들이 굶주리고 있을 때 무엇을 먹여야 하는지 알고 있다. 문제는 단지 섭식장애가 부모들을 넘어뜨리고 그들 자신에 대해 확신이 서지 않게 유인하는 것이다. 그러므로 주니타의 부모가 넘어서야 하는 장벽은, 특별히 부에게 있어서, 자녀의 건강 상태에 관해 이야기할 때는 자신들이 사실은 보통 가장 잘 알고 있으므로 그들 자신의 직감을 따라가며 거기서 버티고 서로가 하는 이야기를 경청하는 것이 중요하다는 것을 그들 자신이나 서로에게 상기시키는 것이다. 만약 확신이 안 선다면 전문가들과 상담을 받는 것이 필요하며 자녀의 건강 관리에 대해 자녀가 부모와 의논하는 것을 허용해서는 안 된다. 주니타는 고작 12살이었다는 것을 명심해라! 무엇보다 주니타에게는 부모가 자신을 돕고 있으며 오로지 그녀가 다시 건강하고 행복해지기를 원한다는 부모의 확신이 필요하다. 그리고 부모는 가능한 필요할 만큼 자주 이러한 메시지를 반복해서 들려주어야 한다.

이 가정에서 일어났던 일들은 사실 매우 흔한 일이다. 자녀가 회복할 수 있도록 도우려고 애쓰는 가운데 부부가 일치된 태도를 보임으로써 자녀들은 초기에 가까스로 체중을 올리기도 한다. 그러나 초기에 자녀들이 잘 따라가 주는 많은 경우를 보자면 체중이 증가하면서 어느 수준에 도달하게 되면 매우 불안해지는 부모들을 보게 되는데 이때가 바로 그들을 방해하는 지점이 되기도 한다. 부모들이 넘어서야 할 장벽은 이 지점을 넘어서까지 지속적인 노력을 보여주는 것이다. 이 시점에서 그들의 어려움은 이 질병의 복잡성과 오랫동안의 괴로움으로 지쳐 있을 수 있다는 것이다. 그러나 부모 중 한쪽이 "이 정도 체중이 올라갔으면 충분한 거 같아"라고 말하는 자녀의 말에 동의하게 된다면 그 가정은 머지않아 엄청난 난관을 겪게 될 것이다. 주니타의 아빠의 경우와 마찬가지로 부모 중 한쪽이 자녀의 체중이 올라가는 것에 상당히 불안감을 느끼게 되는 것을 흔히 보게 된다. 이러한 상황에 부닥칠 때 부모는 자녀에 대한 그들의 목표에 대해서 서로 함께 확인하는 것이 필요하다. 그리고 회복에 있어서 그 외에 중요한 것은 체중이 어느 정도 올라가면, 그들이 받아들일 수 있을지에 대해 부부가 서로 동의하는 것이 필요하다. 부부는 서로 그들이 동의하지 않는 것에 대해 논의해야 하고 자녀의 체중증가에 대해 그들의 불안이 그들 자신을 이기도록 허용해서는 안 된다.

7. 이혼이나 삼각관계를 형성하는 상황들은 부부가 같은 선 상에 있는 것을 거의 불가능하게 만듦.

> 다이앤(Diane)과 루(Lou)의 이혼은 우호적이지 않았으며, 두 사람은 식욕 부진이 있는 16세의 아들 존(John)과 함께 시간을 보내는 데 어려움을 겪는 것으로 나타났다. 다이앤에게 양육권이 있지만, 그녀는 한 시간 거리에 있는 병원에서 7시에서 3시까지 교대 근무를 하고 있다. 그래서 5마일(약 8km)정도 떨어져 있는 존의 외할머니는 존이 학교에 가기 전에 먹을 아침 식사를 만들고 그가 먹는 것을 보기 위해서 7시 30분에 그의 집에 온다. 조금 불편하긴 하였지만, 존이 절대적으로 체중 증가가 필요하였기 때문에 존의 할머니는 기꺼이 희생을 감수하였다. 존은 그런 다음 준비해 간 도시락을 학교에서 혼자서 먹고 방과 후 아빠의 집으로 가서 아빠가 보는 앞에서 오후 스낵을 먹었다. 그런 다음 그는 엄마의 집으로 와서 엄마와 함께 저녁을 먹었다. 존의 식사와 관련된 이러한 어른들의 배치는 회복을 위한 음식 재공급에 대해 그들이 합심해서 노력하는 것을 매우 어렵게 만들고 있으며 존의 호전도 역시 느렸다. 그들의 치료사가 이러한 배치에 대한 염려를 표현하였을 때 존의 엄마는 반복해서 "죄송합니다"라고 하였다. "저는 우리 아들을 너무

사랑해요. 그래서 제가 할 수 있는 최선을 다하고 있어요. 하지만 저는 아침 일찍 일하러 가야 해요. 제가 시간을 뺄 수 있는 방법은 없어요. 이미 직장에서는 인원이 부족하거든요. 제가 일을 쉴 수 있는지 물어본다면 저는 영원히 이 일을 잃어버릴 거예요. 물론 존에 대해서 걱정은 돼요. 하지만 남편이나 할머니가 도와주는 방법밖에는 없어요."

이 가정에서 모든 구성원이 자녀의 케어에 개입되기를 원하지만 세 명 모두 한 팀이 되는 것은 매우 도전이 될 것이다. 만약 그 가족처럼 각 가족의 일원들이 서로 말할 필요를 느끼지 않거나(존의 엄마와 그의 전 남편과 같이) 또는 그러한 가족이 한집에서 살고 있다면 음식 재공급의 프로그램은 모든 일원이 얼마나 좋은 의도를 가졌는지 와는 상관없이 실패에 취약하다. 왜냐하면, 이러한 방식에서는 너무 많은 허점을 내포하기 때문이다. 즉, 이것은 섭식장애가 도망갈 수 있는 경로를 찾아 그물을 빠져나가기 매우 쉽게 한다. 예를 들면 존은 '엄마가 어제저녁으로 이미 너무 많이 주어서' 아침으로 '그렇게 많이' 먹을 필요가 없다고 할머니를 쉽게 설득할 수 있다. 존은 또한 학교에서 점심을 먹을 때 아무도 옆에서 감독하는 사람이 없으니 먹을 필요도 없다. 그가 오후 스낵을 먹으러 아빠의 집으로 갔을 때는 '학교에서 엄청나게 점심을 많이 먹었기 때문에' 많이 안 당긴다고 주장할지도 모른다. 우리가 앞서 확실히 설명하려고 시도했던 바와 같이 이것은 존이 부모에게 거짓말을 하고자 하는 것이 아니라 바로 섭식장애가 어른들이 만들어 놓은 '다공성(porous)'의 구조 안의 틈 사이로 빠져나갈 최적의 기회를 포착하게 만드는 것이다. 그들의 가족 시스템은 존이 그의 나이와 키에 맞는 정상 궤도 안의 체중을 회복하기 위해 고안된 것이었다.

이 상황을 수정하기 위해서 이 가정은 무엇을 해야 할까? 존의 부모 사이에는 이혼으로 이끌었을지 모르는 많은 의견 차이들이 있을 수 있다. 그리고 존의 외할머니가 아이를 돌보기 위해 바로 투입된 것을 보면 존의 엄마와 할머니, 즉 모녀 사이의 이슈들이 있을 가능성도 있다. 존이 거식증으로부터 회복할 기회를 잡으려면 어른들은 서로 대화 나눌 방법을 찾아야만 하며 자신들의 개인적 차이를 잠시 제쳐두고 존에게 음식을 좀 더 성공적으로 재공급하기 위해 어떻게 함께 작업할 수 있을지 방법을 찾아야만 한다.

이 가정의 인원들이 할 수 있는 한 가지 해결책은 엄마나 아빠가 존이 식사를 마치고 난 후, 다음 책임자에게 전화를 걸어 보고하는 것이다. 즉 할머니는 아빠에게 전화해서 존이 무엇을 먹었고 먹을 때 어떻게 반응을 하였는지 알려주는 메시지를 남겨야 한다. 아빠는 그런 다음 존에게 어떤 스낵이 적절할지를 결정한다. 아빠도 마찬가지로 존의 엄마가 저녁에 어떻게 대처해야 할지 결정할 수 있도록 부인에게 전화를 걸어 메시지를 남긴다. 이런 식으로 한다면 그들은 개인적으로 만나 서로 얘기할 필요가 없다. 더 나아가서 학교 상담원들도 도움을 줄 수 있는데 예를 들면, 그가 무엇을 먹었는지 보기 위해 점심시간에 신중히 그를 지켜본다거나 격려의 말들로 지지해 주는 역할을 해줄 수 있다. 이러면 할머니는 직접 상담원에게 연락을 취하거나 엄마에게 메시지를 남길 수도 있고 엄마 또한 연락을 취할 수도 있다. 그런 다음 상담원은 아빠에게 보고할 수도 있다.

만약 이러한 스케줄이 계획대로 잘 진행되지 않고 구성원 모두 그들의 반대 의견들을 제쳐두지 못한다면 그들의 중재자 역할을 할 수 있는 치료사에게 도움을 청해야만 한다. 치료사는 존을 도울 수 있는 최선의 방법들에 대해 그들이 서로 대화를 할 수 있도록 도울 것이다. 치료사는 세 명 중 한 사람을 '중재자(point person)'로 지정하여 책임감을 가지고 다른 두 사람과 대화 나눌 수 있는 역할을 하도록 돕고 존이 무엇을 먹고 있는지 기록하게 할 수 있다. 존의 경우에는, 엄마가 양육권을 갖고 있는 만큼 엄마를 우선적으로 지정해야 할 것이다. 또는 부부가 서로 이야기하는 거보다 할머니가 그 둘에게 이야기하기가 훨씬 더 쉽다고 생각된다면 할머니를 지정할 수도 있다.

8. 부모 중 한쪽은 매우 효율성을 발휘하는 한편 다른 한쪽은 패배감을 느낌.

> "저는 카렌(Karen)이 더 나아지도록 돕기 위해 제가 모든 것을 하는 거처럼 느껴져요. 아이 아빠는 아이가 정말로 아프다고 생각하는 저의 의견에 동의하지만 포기하였고 더는 이 질병과 싸울 마음이 없는 거 같아요. 저는 억울해요. 왜냐하면, 항상 밀크셰이크를 만드는 사람은 결국, 저예요. 카렌이 식사를 다 마칠 때까지 함께 앉아있는 사람도 저고요. 아침에 일찍 일어나서 아침 식사를 만드는 사람도 저예요. 이제 아이가 저를 너무 싫어하는 거 같아요. 그리고 항상 좋은 사람 역할은 그가 다 해요."

카렌(Karen)의 엄마는 아이가 어려움에 부닥쳐 있다는 것을 이해하고 있으며 자녀를 치료받게 하려고 적절한 단계를 밟고 있다. 그러나 그녀는 자신이 이룬 성과에 대해서는 그다지 만족감을 느끼지 못한다. 왜냐하면, 그녀는 음식을 준비하고 모니터링하는 그 모든 것을 혼자서 관리한다는 것에 대한 원망감으로 괴로운 데다가 남편이 마치 자신을 악질의 형사처럼 만들어 버렸다고 느껴졌기 때문이다. 아내는 사실상 카렌의 질병과 남편 모두와 싸우고 있는 것인데 그 이유는 섭식장애의 질병이 남편의 빈 자리를 '피난처'로 점령 해왔기 때문이다. 이것이야말로 가장 불운이 아닐 수 없다. 이제까지 이곳에서 보인 질병의 진행을 살펴보면 한 가지 공통된 이슈는 다음과 같다. 즉, 가정 안에서 괴로움과 절망감이 타오르는 동안 섭식장애는 활성화된다는 것이다.

부모 중 한쪽이 배우자로부터 정서적 지지를 받고 이해받는다면 이 부부는 자녀의 음식 재공급이나 자녀의 폭식 또는 퍼징을 막는 데 성공적일 수 있다. 어떤 부부의 경우에는 성격, 기질, 또는 미진한 실행계획 등에 의해 부모의 한쪽만이 하게 되는 경향을 보인다. 하지만 치료에 있어서 중요한 전제 조건은 자녀가 매우 심각한 질병을 앓고 있음을 인정하고 서로가 기꺼이 자녀를 지지할 마음이 있다는 사실에 동의하는 것이다. 그들의 지지가 설령 단지 정서적 심리적 위로일 뿐이라도 그렇게 할 마음이 있음을 보여주는 것은 중요하다.

가정마다 위기에 당면했을 때 나타나게 되는 반응의 방식을 보면, 그들만의 독특한 환경들을 조성하게 된다는 것을 알 수 있다. 그것이 어떠한 환경이든지 간에 중요한 것은 부모들은 항상 자녀의 질병에 대한 심각성에 대해서 그리고 문제를 해결하기 위해 서로 지지할 것임을 동의해야만 한다. 카렌의 아빠는 딸이 끔찍한 병에 걸렸다는 것에는 동의하는 듯하였으나 그 질병과 싸우는 것을 포기하고자 하는 것은 문제가 아주 시급하다는 것을 부인하는 자신만의 방식일 수도 있다. 또는, 어쩌면 질병과 싸우기 위한 자신의 심리적인 자원들이 실제로 다 소모된 것일 수도 있다. 가장 치명적이고 만성적일 수 있는 질병 등을 극복하는 것과 마찬가지로 거식증과 신경성 폭식증과의 싸움은 부모의 역할에 있어서 상당한 에너지를 요구한다. 그렇기에 더더욱 그들의 의견 차이를 한켠으로 제쳐둘 수 있어야 하며 단합된 입장을 나타내기 위한 방법을 모색하는 것이 무엇보다 중요하다. 섭식장애를 겪고 있는 청소년들은 너무도 쉽게 부모 사이의 차이점들을 포착하며 섭식장애가 끈덕지게 버틸 수 있게 하기 위해 이러한 점들을 이용하게 된다. 만약 '노력하는' 그 부모들이 자신의 에너지를 다 쓰게 되면 과연 누가 그것을 메꿀 수 있겠는가?

그러므로 카렌의 부모에게는 서로가 도울 수 있는 지지체가 되는 것에 동의할 수 있도록 노력하는 것이 매우 중요하다. 설령 카렌의 엄마가 음식 재공급을 위해 그 힘든 일을 도맡아 하게 된다고 하더라도, 엄마가 자신에 대한 노력에 대해서 배우자로부터 진심 어린 지지와 격려를 받는다고 느낀다면 비록 함께 하지는 못한다 하더라도 엄마가 버텨나갈 가능성은 커진다. 만약 아내가 하는 것을 못 할 거 같다고 느낀다면 말을 통해서 아내를 지지 할 수 있어야 하며 아내가 자신의 노력을 뒤에서 전적으로 받쳐주고 있다고 느낄 수 있도록 도와야만 한다. 그리고 섭식장애가 삐져들어 올 틈이 없다는 것을 분명히 감지할 수 있도록 자녀와 함께 있을 때 또한 그렇게 하여야 한다. 그 힘든 일을 다 해내면서 '악질 형사'가 된다는 것은 누구에게라도 파괴적일 수밖에 없다.

9. 부부가 서로 다른 한쪽을 적대시하며 교대로 자녀(섭식장애)의 편을 든다.

부부가 교대로 자녀의 편을 들 때 섭식장애는 부모 각 양쪽과 동맹을 맺게 되지만 따로 일어나게 된다. 사실 부부가 뭔가 함께 작업해 본 적이 없다면 그들이 동의하는 지점이 있다 하더라도 왠지 어색함을 느낄 수도 있을 것이다. 이것은 그렇게 하는 것에 익숙지 않아서 그럴 수도 있고 서로가 다른 관점으로 너무 반대해 왔기 때문에 동의하고 싶지 않을 수도 있다. 그들이 자녀의 섭식장애를 해결하기 위해 함께 방법을 모색하기 위한 가능성과 마주하고 있을 때 그들은 진정 딜레마에 놓이게 되는 것이다. 불행히도 우리가 이제껏 묘사해 왔던 시나리오에서와 같이 상황을 이렇게 몰고 온 것은 사실 자녀의 섭식장애이다. 아래와 같은 예에서의 부모는 서로 의견을 모을 수 없으므로 섭식장애와 싸우며 호전도를 보이는 중에도 본능적으로 서로에게 반기를 든다. 실제 그것이 어떻게 나타나는지 여기서 살펴보자.

> 린다(Linda)의 아빠는 린다가 방금 먹었던 음식을 토하지 않는지 확인하거나, 식사 후 자신 또는 아내가 린다와 함께 TV를 본다거나 책을 함께 읽는 것으로 시간을 보낼 수 있도록 스케줄을 성공적으로 아주 잘 맞추었다. 아빠는 식사 후 항상 딸과 함께 있으면서 딸이 토하지 않도록 자신이 도왔다는 것에 그리고 린다 또한 안심하는 것에 무척 흐뭇해했다. 하지만 아빠와 엄마가 오랫동안 함께 마음을 모으지 못해왔으므로, 비록 이것이 린다를 도왔던 거처럼 보일지라도 엄마는 남편이 그녀에게 너무 융통성 없고 엄하게 한다고 공격하며 말하기를 "어떻게 아이를 볼 때 그렇게 할 수 있어? 얘는 3살짜리 어린아이가 아니잖아"라고 비난하였다. 그러자 남편은 물러났고 아내가 아이를 돕도록 놔두었다. 그리고선 그는 아내가 아이를 돌보는 시간이 되었을 때 그녀가 뭔가 잘못하고 있는 것에 대해 공격할 태세를 취하고 있는 자신을 알아차렸다. "내 생각에는 당신이야말로 린다에게 밥을 너무 빨리 먹이고 있는 거 같은데." 그리고 그는 "그러니까 얘가 밥을 먹자마자 퍼징하고 싶은 거잖아. 얘에게는 좀 더 시간을 주어야 한다고"라며 아내를 탓하였다.

위와 같이, 끊임없이 말다툼이 오고 가는 과정에서 린다의 섭식장애는 부모의 노력을 물거품으로 만들기 위해서 그다지 손쓸 필요가 없다. 이것은 다시 우리에게 익숙한 논쟁으로 빠지게 한다. 부모가 자녀 질병을 회복하도록 돕기 위해서, 그들의 전략이 어떤 것이든 간에 가장 최선을 다할 수 있는 전략에 대해서 합의점을 찾는 것은 너무도 중요하다. 전문가들로 구성된 입원 세팅에서의 간호팀들을 생각해 보라. 섭식장애를 다룰 때 그 팀 구성원이 어떻게 성공적으로 작업하는가는 거의 한목소리를 내는 그들의 능력에 기인하는 것이며, 서로가 한치의 모호함도 보이지 않는 능력에 달려있다. 만약 부부가 서로 의견 차이를 보인다면 자녀 앞에서 이러한 분열을 보이지 않기를 바란다. 대신, 자녀의 섭식을 정상화하기 위해서, 먼저 실행하던 배우자를 따라가도록 하라. 그리고 반드시 나중에 식사 후가 될 수도 있고 혼자서 있을 때 배우자가 하는 것에 동의하지 않는다는 것을 알리고 전략을 의논하며 합의점을 찾기를 바란다.

부모가 단합을 유지하는 것

때로는 부모들이 같은 선 상에 있기도 하지만 오류를 범하기도 한다. 그들은 합심해서 노력하는 자세를 보이기도 하지만 다음과 같이 잘못된 방향으로 갈 때는 어김없이 섭식장애가 승리하게 된다.

1. 부모들이 합심하고 있지만, 섭식장애와 싸우는 것이 아니라 그들의 자녀와 싸울 때.

존(John)의 엄마가 이야기하였다. "나는 더는 존을 믿을 수 없을 거 같

아. 계속 거짓말을 하고 있잖아. 이제는 토하지 않는다고 하였는데 화장실에 가면 토한 흔적이 확실히 있어." 그러자 존의 아빠가 덧붙였다. "맞아. 얘는 진짜 힘든 아이라니까. 얘 때문에 우리 가정이 불행해지고 있어"

우리는 7장에서 청소년과 질병을 분리하는 것에 대한 중요성에 대해서 논의하였다. 부모가 효과적으로 섭식장애의 자녀를 돕기 위해서 그리고 자녀가 '부모와 의사들은 나와 싸우지 않는다'는 것을 자녀가 알게 하기 위해서는 섭식장애란 그저 자녀를 덮쳐버린 어떤 다른 대상으로서 보는 것이 필요하다. 즉 섭식장애란 자녀의 삶을 덮쳐버린 질병으로써 인식되어야 하며 이것은 자녀가 자신을 위해 들여온 것이 아니라는 것이다. 섭식장애를 이런 식으로 이해하는 것은 힘들어하는 부모에게 도움이 된다. 즉 자녀와 싸우는 것이 아니라 질병과 싸우는 것이다. 그러므로 당신의 자녀가 어떻게 해서든 음식을 숨기거나 음식을 버리거나 케이크 전체를 다 먹거나 혹은 먹은 음식을 토해낸다면 당신은 스스로라도 이렇게 되뇌어야 한다. 그들은 '나쁜' 아이가 아니며 의도적으로 나를 속이려고 한 것이 아니라는 것을. 즉, 그들의 질병이 아이가 그렇게 하도록 시키는 것이다. 왜냐하면, 그들은 음식을 버리지 않거나 폭식 후 토하지 않으면 체중이 늘어날 것이라는 생각에 끔찍할 정도로 불안해하기 때문이다.

그러므로, 우리는 부모에게 그들이 함께 합심하고 있다는 모습을 자녀에게 보여주는 것이 필요하다고 제안할 때 이것이 의미하는 것은 자녀와 대항하여 작업한다는 뜻이 아니라 질병과 대항해서 작업한다는 뜻이다. 앞서 보여준 간략한 예에서 보자면 존의 부모님은 실제로 같은 선 상에 있었다. 그러나 불행히도 그들은 아들의 못마땅한 점에 합심한 셈이 되었다(그

가 거짓말을 하였기 때문에, *그가* 음식을 숨겼기 때문에, *그가* 토했기 때문에 등등). 이 시나리오에서는 부모가 섭식장애와 존을 분리하지 못했으며 존은 질병에 의해 점령되도록 취약해지고 말았다. 그리고 그 질병은 존이 자신, 체중 그리고 체형에 대해서 생각하는 방식을 통제하며 이러한 생각에 대한 반응으로 일어나는 행동에도 강력하게 영향을 미치는 것이다. 게다가 존의 부모는 존이 그러한 섭식 행동을 보이기 때문에 '나쁜 아이'로 생각하고 있었다. 이러한 부모들은 자녀와 싸울수록 아마도 더 힘들어질 것이고 다음과 같이 "얘는 우리를 괴롭히기 위해서 이런 짓을 하는 거야"라고 단정을 짓거나 부부가 서로 "도대체 왜 얘는 거기서 나오지 못하는 거야?"라고 계속해서 질문을 던지게 된다. 그러한 가운데 자녀들은 곤경에 빠진 채 혼자라고 느끼게 되고 자신이 나쁜 아이가 아니라는 것을 보여주기 위해 안간힘을 쓰게 된다. 결국, 이것은 자녀의 증상을 더 활성화시키는 기회를 주는 것이고 토하는 자녀에 대한 부모의 혐오스러운 감정은 더욱 고조되면서 완전히 오해받게 되는 자녀의 괴로움은 더 해갈 것이다.

자녀와 질병을 분리하지 못하는 부모의 공통된 어려움은 고통 속에 있는 자녀를 돕는 것을 매우 힘들게 만든다. 존의 부모는 섭식장애란 다른 질병과는 다를 게 하나도 없다는 것을 자신에게 지속해서 되뇌는 것이 필요하다. 마치 암을 앓고 있는 청소년이 그 질병을 선택한 것이 아닌 거처럼 비참함이나 피곤함, 고통과 같은 감정이나 행동과 감정과 관련된 다른 질병에 대한 책임이 그들에게 있지는 않다.

2. 자녀의 건강과 관련된 중요한 결정을 내릴 때 어떻게 해야 하는가?

샤론(Sharon)은 매주 체중이 그렇게까지 늘지는 않았고 부모는 도대체 왜 그런지 이해하지 못했다. 살펴본 결과, 샤론은 자신만의 치료 계획에 매우 몰두하고 있음을 알게 되었다. 샤론의 엄마가 설명하기를 "맞아요, 저희는 아이에게 저희가 짠 식단이 괜찮을지 항상 물어봤어요." 샤론의 아빠가 덧붙이길 "그렇게 하는 게 좋은 거야, 우리가 결정하는 데 애가 도와야지. 그래야 샤론도 그 치료 과정에 자신이 참여하고 있다는 것을 느낄 거 아니야. 안 그러면 애는 소외감을 느낄 수 있을 것이고 그러면 아무것도 안 먹을 텐데."

상식적으로 보았을 때, 이 부모들은 그들이 하는 행동이 맞는 것처럼 보인다. 결국, 자녀는 추후 스스로 무엇을 먹을지에 대해서 올바른 결정을 내려야 한다. 그러므로 그녀가 지금 식단계획에 개입되는 것이 현명하게 들릴 수 있다. 그러나 불행히도 그녀는 아직 준비가 되어있지 않다. 이러한 부모들은 여러 다양한 상황에서 아이의 생각이나 견해를 묻기 위해 함께 상의해 왔었다. 자녀에게 그들 자신의 관점에 대해 목소리를 내고, 중요한 결정과 선택을 할 수 있기 위한 그들만의 능력을 발달 시키도록 기회를 주는 것은 정상적인 청소년의 발달과업이다. 부모들은 자녀들이 그렇게 되길 바랄 것이다. 그리고 아마도 여러 해 동안 부모 양육에 있어서 매우 민주적인 방식으로 자녀들을 키워왔을 수도 있다. 그러나 섭식장애가 진행되고 있다면, 즉, 섭식장애를 다루는 경우에서만큼은 적어도 자녀의 섭식패턴에 있어서 다시 독립적으로 될 준비가 될 때까지는 부모가 임시적으로나마 통제권을 돌려받아야 한다.

자녀가 아직 청소년이 되지 않았다면 결정을 내릴 때 습관적으로 자녀를 개입시키는 것은 아동의 발달적 독립성에 대한 자연스러운 전환기를 밟는다기보다는 좀 더 양육방식에 대한 문제라고 볼 수 있다. 당신이 만약 이러한 경우에 해당 된다면 당분간 양육방식을 바꾸어야 한다. 양육방식을 바꾸어 어떻게 자녀의 섭식장애를 다룰지는 개인적인 결정이나 각 가정 안에서 나타나는 그 독특한 상황에 따라 다를 것이다.

> 샤론의 부모는 샤론이 디저트로 아이스크림을 먹어야 한다는 것을 알았다. 결국, 샤론은 엄청나게 체중이 줄었고, 저녁은 거의 먹지를 않았으며 더는 체중이 줄어들지 않기 위해서는 좀 더 많은 칼로리의 양을 먹는 것이 필요하였다. 그녀의 부모는 모두 그것을 알았고 서로 어떤 과정을 거쳐야 할지 동의하였다. 그러나 그들은 여전히 샤론에게 아이스크림을 원하느냐고 물어보는 것을 그만두지 못하였다. 이것은 건강한 청소년이라면 얼마든지 충분히 물어볼 수 있는 것들이며 만약 그녀가 싫다고 하면 그 대답을 받아들이는 것 역시 충분히 적절할 수 있다.

샤론의 부모가 잊고 있는 것은 그들이 음식에 대해 샤론에게 말할 때는 우리가 생각하는 전형적인 15살의 성숙한 수준에 도달한 딸에게 말하는 것이 아니라 거식증에 이야기하고 있다는 것이다. 그리고 거식증은 항상 "안 먹어"라고 대답할 것이다. 샤론은 아마도 매우 아이스크림을 먹고 싶어 할지도 모른다. 그러나 거식증의 증상을 보이는 사람은 단연코 그것을 거절할 것이다. "그것은 나에게 나쁜 거야, 그것은 나를 뚱뚱하게 만들 거야" 또는 "내가 아이스크림을 좋아하지 않는 것을 알잖아"와 같이 이야기하는 것은 그들의 전형적인 반응이다. 그 결과, 부모들은 어찌해야 할지 모르는 딜레마에 빠지게 되는 자신들을 보게 된다. 그러한 질문들을 계속해서 해왔던 부모들은 자녀에 대해 다른 대안을 갖는다는 것이 그동안 스스로 잘

해온 자녀에게 받아들이기 힘들 정도로 '나쁘게' 혹은 '무례하게' 대하는 것처럼 느껴질 수 있다. 샤론의 엄마는 다음과 같이 이야기하였다. "저희는 항상 아이가 원하는 것을 할 수 있도록 허락해 왔어요." "우리 애는 정말 조심스럽고 사려가 깊은 아이예요. 저희는 애가 올바른 결정할 거라는 것을 알아요." 이러한 이야기는 먹는 것을 제외한 다른 모든 분야에서는 참으로 진실일지 모른다. 또한 섭식장애가 음식, 체중 그리고 체형에 대한 샤론의 생각과 감정을 점령하기 전의 그녀의 청소년 삶의 모든 영역에서는 그 말이 진실일 수도 있다. 그러나 지금은 그것이 사실이 아니다. 왜냐하면, 음식에 관해 결정을 내리는 사람은 샤론이 아니기 때문이다.

그렇다면 부모는 어떻게 해야 할까? 그들은 샤론이 음식을 먹어야 할 시간이 왔을 때, 당분간 어떻게 하면 샤론에게 선택권을 많이 주는 것을 피할지 그 방법을 찾아내야만 한다. 만약 자신들의 양육방식에 어긋난다고 생각이 들고 선택권을 주어야만 한다고 생각이 든다면, 아이스크림을 먹을지 안 먹을지에 대한 선택권이 아니라 초콜릿 아이스크림과 딸기 아이스크림 중 어떤 것을 원하는지에 대한 선택권이어야 한다. 우리의 제안이 다소 교리적으로 들릴지 모르지만 자녀의 체중이 올라간다면 그리고 폭식이나 퍼징을 멈추는 것을 잘 조절할 수 있다면 그리고 끊임없는 섭식장애의 논쟁으로 갇혀있는 것으로부터 피할 수 있다면 자녀의 회복에 대한 가능성은 가속화될 것이다.

부모가 서로 동의할 수도 있다가 아니라 동의해야만 한다

우리는 섭식장애에 대해 부모들이 의견 불일치를 보이는 몇 가지 전형적인 사례들을 제시했고 사례마다 어떻게 이러한 불일치가 자녀의 회복을 방해하는지 살펴보았다. 또한 부모의 노력을 헛수고로 만들거나 단순히 회복에 집중하고 있는 부모의 주의를 분산시킴으로써 결국에는 어떻게 자녀들이 섭식 딜레마에 놓여있는 자신을 돕고자 하는 부모를 멀리 떼어 놓으려고 하는지에 대해서 살펴보았다. 각각 예들을 통해서, 우리는 또한 부모 자신들의 행동 안에서 무엇을 주의해야 하는지도 알아보았다. 마지막으로, 우리는 부모로서, 비록 부부가 현재 반대하는 것에 서로 동의해야 할지라도 어떻게 그들이 자녀를 위해 생산적인 방법으로 함께 작업할 수 있을지에 대해 구체적으로 보여주었다. 우리는 식사 때마다 또는 그때그때마다 자녀를 어떻게 도울지에 동의하는 방법을 찾을 수 있도록 이 예시들이 부모의 노력 가운데 영감을 줄 수 있기를 바란다.

참고 문헌

Le Grange, D., Family Therapy for Adolescent Anorexia Nervosa, Journal of Clinical Psychology, 1999, 5, 727–740.

Le Grange, D., and J. Lock, Treating Bulimia in Adolescents: A Family–Based Approach, 2007. New York: Guilford Press.

Le Grange, D., and J. Lock, Editors, Eating Disorders in Children and Adolescents: A Clinical Handbook, 2011. New York: Guilford Press.

Le Grange, D., J. Lock, and M. Dymek, Family–Based Therapy for Adolescents with Bulimia Nervosa, American Journal of Psychotherapy, 2003, 57, 237–251.

Lock, J., The Oxford Handbook of Child and Adolescent Eating Disorders: Developmental Perspectives, 2012. New York: Oxford University Press.

Lock, J., and D. Le Grange, Treatment Manual for Anorexia Nervosa: A Family–Based Approach, Second Edition, 2013. New York: Guilford Press.

CHAPTER 10

정보를 받고 힘을 얻기

자녀를 돕고자 하는 전문가들과 어떻게 작업하는가?

자녀를 돕고자 하는 전문가들은 진정으로 아이들에게 유익함이 무엇일지에 관해 관심이 있다. 그렇다고 해서 언제나 자녀의 치료 계획에 대해서 의사의 의견에 동의해야 한다는 뜻은 아니다. 때에 따라서는 자녀의 소아·청소년과 의사, 심리상담가, 정신과 의사들의 의견에 동의하는 것에 어려움을 느낄 수도 있다. 왜냐하면, 많은 경우 부모들은 해결의 실마리를 찾기보다 여전히 문제의식에 사로잡혀 있기 때문이다. 그래서 우리는 최대한 부모가 기꺼이 참여하는 것만으로도 치료팀의 한 구성원으로 해야 할 역할을 할 수 있다고 믿는 바이지만 아직은 모든 치료 세팅에서 이러한 치료방식이 이루어지지 않고 있다. 다행히 섭식장애를 겪는 청소년들의 돌봄(care)에 있어서 부모의 참여를 옹호하지 않는 사고방식(mindset)들은 부모의 기여도의 중요성을 지지하는 연구보고들이 지속해서 증가하면서 변화되고는 있다. 부모들은 생각했던 것보다 훨씬 더 정보를 많이 받고 또는 힘을 얻기 위해 상당히 노력해야 할 수도 있다는 것을 염두에 두어야 한다.

그러한 이유에서 이 장에서는 아동들이 진단을 받고 치료를 받는 과정에서 부모들이 부딪히게 될 딜레마에서 어떻게 대처할 수 있는지 제안을 주는 것에 초점을 두었다.

이 책을 통해서, 우리는 자녀가 치료를 받는 동안에 부부가 ***같은 선 상***에 있는 것이 절대적으로 필요하다는 것을 강조해왔다. 9장에서는 섭식장애를 가진 자녀들을 기르는 부모들이나 다른 어른들에게 필요한 것은 무엇인지에 대해서도 살펴보았다. 그러나 그 개념은 섭식장애로부터 회복하고 있는 동안 자녀와 접촉하고 치료에 개입되는 모든 구성원들에게 동일하게 적용된다. 단지 부부만이 서로 같은 선 상에 있어야만 하는 것은 아니다. 즉, 치료팀들의 구성원들은 역시 서로가 완전히 동의해야 할 뿐 아니라 부모 양쪽 모두와도 그래야만 한다. 만약 부모가 치료팀의 치료 과정이 맞지 않는다는 느낌이 든다면 이러한 조건은 성립될 수 없을 것이다. 모든 각자의 역할들 사이에 이러한 ***단합***의 가치는 절대 과소평가 되어서는 안된다. 성인들(부모와 치료자들)은 자신이 추구하고자 하는 행동에 대해 이것이 맞는 과정인지 너무도 쉽게 혼란에 빠질 수 있으며 그러는 동안 결국 치료의 진전을 방해한다. 앞의 장에서 우리는 자녀의 건강을 되돌리려는 부모의 노력을 무너뜨리기 위해 섭식장애가 부모의 불일치를 이용할 수 있는지에 관해 이야기하였다. 또한, 섭식장애는 자녀를 돕기 위해 형성된 동맹들(개입되는 부모와 모든 전문가들) ***전체***가 보여주는 균열을 쉽게 앞서 발견한다. 다음 장에서는 부모가 치료팀들의 의견에 동의하는 것을 어렵게 만들지도 모르는 함정들에 대해서 그리고 그러한 상황에서 부모가 해결책의 중대한 역할로 남아 있을 수 있기 위해 무엇을 할 수 있는지 구체적으로 다룰 것이다. 사는 지역의 치료시설이나 치료팀들에 대해 우리가 추가적으로 조언하는 것이 불가능할지라도, 우리는 여러분들이 이 장 다음에 수록된 전문가 기관들에 대한 정보를 함께 보기를 바란다. 그러한 정보들은 자녀를 돕고자 하는 부모의 노력들을 뒷받침해 줄 전략을 세우도록 도와줄 수 있을 것이다. 자녀를 위해 가장 좋은 치료시설을 찾는 것은 어려운 일이겠지만 우리는 이 책에서 여기에 도달한 것만으로도 자녀의 회복에 있어서 좀 더 건설적인 역할을 하고 정보력을 갖춘 결정을 할 수 있도록 충분히 지식을 제공하고 부모들을 준비시킬 수 있기를 바란다.

9장에서 논의되었던 부모의 어려움에 더하여, 다음 장에서는 자녀를 치료하는 전문가들과 같은 선 상을 유지하기 위해 노력하는 것과 자녀의 회복을 위해 지속해서 적극적인 역할을 하는 것에 있어서 부모들이 흔히 만나게 되는 딜레마에 대해서 논의하게 될 것이다. 여기서의 쟁점은 자녀의 치료팀들의 전문가들이 자녀가 더 나아지도록 도와주기 위해 헌신적인지 아닌지가 아니라 그들의 치료 철학이 부모들을 충분히 개입 시키는지 아닌지가 되어야 함을 명심해라. 그렇게 되지 않는다면 건설적인 방식 안에서 버티고 서 있을 수 있기 위해 부모 자신 스스로 준비해야 하며 그것은 자녀의 치료를 위해 적극적인 역할을 할 수 있도록 도울 것이다.

전문가가 자녀의 문제는 "섭식장애가 전혀 아니다"라고 말한다면

자녀의 소아 · 청소년과 의사나 다른 의사들이 위와 같이 단정 짓는 이유는 여기에 있다. 만약 당신이 도움을 구하기 위한 결정을 내리기 위해 고민해왔고 자녀는 치료를 거부해 왔으며, 당신이 걱정으로 지쳐있다면 전문가가 내린 그 결론이 초기에는 안도감을 줄지도 모른다. 그러나, 당신이 생각 하기에 뭔가 잘못된 거 같고 의사가 어떠한 설명이나 액션의 조치도 없이 진료를 마쳤다면 그 안도감은 재빨리 고조되는 불안감으로 돌변하게 될 것이다. 특히 대다수 부모처럼 당신이 만약 스스로 검색해보고 자녀가 섭식장애라는 것이 매우 확신이 든다면 더더욱 그럴 것이다. 당신은 과연 무엇을 해야 하는가?

우선 의사가 왜 이러한 결론을 내렸는지를 생각해 보길 바란다. 이것을 아는 것은 당신을 다음 단계로 이끌 수 있으며 곧 자녀를 돕는 길로 안내할 것이다. 이 의사는 단순히 심리적인 직관(psychologically minded)이 매우 없거나, 보통 정신과적 진단을 고려해 보지는 않는 것일까? 만약 당신이 전에 그 전문가와의 경험이 있었다면 그 내력이 당신에게 무엇을 이야기해 주는가? 당신의 자녀가 과거에 문제가 있었을 때 그 의사는 심리적인 요인을 생각해 보길 제안한 적이 있었는가? 그렇지 않다면 그리고 그 의사가 다음과 같이 "저는 레이철을 아주 주의 깊게 보아왔어요. 그리고 그녀의 증상에 대해서 많이 생각해 봤어요. 레이첼이 체중이 내려가는 것에 대한 의학적 근거를 비록 찾지 못한다고 하더라도 저는 이게 섭식장애라고 생각되지는 않네요"라고 말한다면 왜 섭식장애가 아니라고 생각하는지 반드시 의사에게 물어볼 필요가 있다. 그리고 자녀가 계속해서 먹는 것을 거부하거나 폭식하거나 퍼징하는 것에 있어서 지금 당신이 무엇을 해야 하는지 물어봐야 한다. 만약 의사가 조금 더 "기다려 봅시다(wait-and-see)"라고 제안한다면, 나는 이미 충분히 기다려 왔으며 더 이상 시간이 지체된다면 자녀의 건강이 너무 염려가 될 것임을 분명히 알려야 한다. 이러한 말은 거칠지 않으면서도 힘있게 할 수 있다. "의사 선생님, 레이첼의 행동의 의학적 요인을 찾기 위해 신경 써주셔서 감사합니다. 그런데 저희는 정말 걱정이 되고 어떻게 해야 할지 모르겠어요. 혹시 저희가 정말로 마음을 놓아도 되는지 확실히 알기 위해 섭식장애에 경험이 있으신 어떤 전문가에게 의뢰해 주실 수 있을까요?”

또 하나의 가정은, 그 의사는 좋은 의도였음에도 불구하고 그의 관점이 의학적, 심리학적 또는 정신과적으로 가능한 증거들에 기초하지 않았을 수도 있다. 다시 말하지만, 부모는 의사가 무엇을 고려해 왔는지 정확히 물어봄으로써 이것을 분명히 할 수 있을 것이다. “의사 선생님, 우리 애가 체중이 줄어드는 것을 설명할 수 있도록 어떠한 의학적 질병의 여부를 알기 위해 모든 검사를 하신 거 맞나요? 저희는 여러 측면을 다 고려해 본 것인지 궁금해요.” 즉, 얼마나 주치의가 확신하고 있는지 그가 실행한 검사들이 얼마나 세세히 잘 이루어진 것처럼 보이는지 스스로 판단하길 바란다. 그가 혹시 퉁명스럽게, 혹은 모호하게 또는 적대적으로 응답하는가? 만약 그렇다면 간단히 말해 의사가 이 영역에서는 매우 잘 알지 못한다는 사인일 것이다. 대부분의 경우, 이러한 방식의 재치 있는 질문들을 통해 의사들은 그들의 결과에 대해 만족스럽지 않다는 것을 시인하기도 하며 좀 더 도움을 받을 수 있도록 전문가를 리퍼 해 주기도 한다.

또한 그 의사는 단지 혈액 검사나 진료실에서의 검사만을 보고 판단했을 수도 있다(즉, 학교로부터 보고된 내용이나 부모가 집에서 관찰한 행동들을 고려하지 않은 상태에서). 자녀의 섭식 습관은 의사의 진료실에서 증거물이 되지 않는다. 그러므로, 자녀의 대부분의 일상을 함께하는 부모나 주변의 타인들이 보게 되는 자녀의 행동들은 섭식장애를 진단하는 데 아주 중요한 단서이다. 만약 의사가 부모의 보고를 심각하게 받아들이지 않는다면 다시 이야기해라. 자녀의 행동을 관찰한 것을 기록한 일지(하루

중 시간 시간마다 아이들이 무엇을 먹었고 무엇을 먹지 않았는지, 음식과 먹는 것에 대해서 자녀가 무엇을 이야기해왔는지, 행동에 있어서 큰 변화가 있었는지, 운동습관은 어떤지 등)를 진료실로 가져가는 것도 도움이 될 수 있다. 아직 그것을 하지 않았다면 그리고 의사가 자녀에게는 전혀 위험함이 보이지 않는다고 장담한다면(43페이지에 나온 경고 사인들을 참조할 것) 일주일 동안 기록을 해보겠노라고 제안하고 일주일 후에 의사와 다시 만날 수도 있다.

일상생활에서 규칙적으로 이러한 질병을 다루는 사람들은 섭식장애의 진단을 바로 내릴 수 있지만, 대부분 많은 소아 · 청소년과 의료진이나 다른 일반적인 전문가들은 이러한 전문지식을 갖고 있지 않다. 그들이 섭식장애의 사례들을 거의 보지 못했다면 이러한 진단을 내리는 것이 다소 조심스러울 수도 있다. 만약 자녀가 9살에서 11살 사이라면 아무리 그 의사가 섭식장애를 앓는 청소년들을 진료해본 적이 있다 하더라도 그러한 장애를 눈치채는 것은 어려운 일일 수 있다. 왜냐하면, 어린아이가 섭식장애를 겪는 경우는 매우 드물고 그들이 나타내는 질병의 징후는 비전형적일 수 있기 때문이다. 그와 유사하게 섭식장애는 여자아이들과 비교해서 남자아이들이나 다른 문화의 소수민족에는 흔치 않기 때문에 자녀가 남자 아이고 다른 소수 국가의 사람이라는 이유로 섭식장애일 수 있다는 것을 고려하지 않는 쪽으로 기울어질 수 있다.

불행히도 섭식장애라는 진단은 종종 지나치기 쉽다. 왜냐하면, 전문의들이 처음으로 생각하는 진단이 섭식장애가 아닐 경우가 많고, 만약 그들이 전에 이러한 장애를 본 적이 없다면 그러한 진단을 고려해 보는 것조차 어려울 수 있기 때문이다. 만약 자녀에 대한 당신의 직감과 지식이 정말로 자녀가 거식증이거나 신경성 폭식증이라고 얘기하고 있다면 섭식장애 치료를 전문적으로 다루는 소아 정신과 의사나 심리상담사들로부터 제2차 의견을 구해야 한다. 만약 부모가 의료 전문가들을 겁내한다거나 혹은 아동의 의사를 믿지 못하는 것에 대해 그가 언짢아할 거 같아 두려운 마음이 든다면 이를 주저하게 될 것이다. 그러나 부모가 그 꺼리는 마음을 한 쪽으로 제쳐 둘 수 있다면 자녀의 소아과 의사에게 리퍼 받는 것은 비교적 간단한 요청과 절차에 의해서 이루어진다. 대부분 유능한 의사는 이러한 옵션을 찾으려고 하는 부모를 반긴다. 왜냐하면, 이러한 평가의 결과로부터 의사들도 배울 수 있기 때문이다. 만약 섭식장애의 진단이라고 판명되었다면 의학적 케어가 개입될 수 있는지 소아 · 청소년 의사에게 조언을 구해야 할 것이다. 대부분 소아 · 청소년과 의사들은 자녀의 케어를 위해 지속해서 관여하고 싶어 하며 정신과 의사나 심리상담가와 의견을 나누는 것을 매우 긍정적으로 받아들인다.

전문가가 부모에게 자녀의 치료에서 물러나 있으라고 한다면

부모들은 다양한 형태로 제외되는 경험을 하게 되는데 예를 들면, 심리 주요 평가과정이나 치료단계를 계획하는 과정에 빠져있거나, 치료 과정이나 해결책을 논의하기 위한 주치의와의 정기적 미팅이 어려울 수도 있으며 심지어는, 치료 전체로부터 배제되어 있을 수도 있다. 이러한 접근법은 우리가 이 책을 통해 언급해 온 부모의 관여를 가장 많이 지지하는 연구 보고와는 아주 대조적인 접근 방법이다. 그러므로 어떤 식으로든 부모의 건설적인 참여가 없다면 성공적인 치료를 상상하기란 매우 어렵다. 만약 당신이 부모의 참여를 지지하는 연구를 다시 찾아보고 싶다면 6장을 참조하길 바란다.

아쉽게도, 아직도 많은 전문가들은 부모들을 개입 시키는 것을 꺼려하며 대부분(또는 오직) 자녀가 걱정하고 고민하고 있는 부분들을 해결하려는 치료 접근을 따르려고 한다. 심지어 어떤 전문가들은 치료 과정에서 많은 부모들을 '과잉보호' 및 '간섭'하는 대상으로 생각한다. 그러므로 치료사가 부모들을 만나지 않으려고 하거나(다행히도 거의 그런 일은 없지만) 심지어는 부모들의 전화조차 받지 않는다는 보고를 부모들한테서 듣게 될 때가 있다. 부모를 제외하는 이러한 방식들은 극복하기가 어려울 수 있다.

물론 자녀의 치료에 있어서 부모가 개입되는 단 '한 방법'만 있는 것은 아니지만, 치료가 시작되는 시점에서 중요한 결정을 해야 하는 부모의 역할은 배제되어서는 안 된다. 만약 부모가 치료 과정의 한 역할이 될 수 없다면, 전문가에게 한쪽으로는 섭식장애 증상을 다루는 것과 다른 한쪽으로는 '근본적인 이슈'를 탐색하는 것 사이의 균형감을 어떻게 가질 수 있는지에 대해 전문가에게 물어야만 한다. "치료 과정에 우리를 포함하지 않는 이유를 설명해 주실 수 있을까요?" 그리고 "이 과정을 통해서 샌디(Sandy)의 의학적 상태가 어떻게 모니터 되는 것인지, 누가 체중을 재고 얼마나 규칙적으로 재야 하는지 그리고 심리적으로 또는 의학적인 측면에서 자녀의 호전에 대해 어떻게 지속적으로 그 정보를 받을 수 있을까요?"라고 자녀의 치료사에게 묻는 것은 매우 중요하며 당연히 그럴 수 있어야 한다.

당신의 목표는 굶주림이나 폭식으로 일어난 끔찍한 결과에 대해서 신속히 그리고 지속적으로 다루어야 한다는 것을 확실하게 이야기하는 것이다. 부모는 또한 자녀가 호전되는 과정에 대해서 치료팀들에게 질문할 수 있어야 하는데, 예를 들면, 섭식장애 증상의 개선에 대해서 그리고 심리적 치료에 대한 역할 및 치료의 초점은 무엇인지에 대해 물을 수 있어야 한다. 만약 자녀의 질병의 의학적 측면이 다루어지지 않는다면 또는 체중 증가나 신경성 폭식증의 증상에 대해서 호전이 있는지 보고를 듣지 못한다면 마치 암 전문가가 자녀의 종양이 치료에 반응하는지 부모에게 성실히 그 정황을 알리는 것과 마찬가지로 부모는 그렇게 정보를 받아야 함을 요청해야 한다.

전문가에게 조언을 받았으나 그것에 동의하지 않는다면

정확한 치료 접근임에도 불구하고 부모들은 종종 치료팀들로 받은 조언에 관해서 불편감을 느끼면서도, 자신이 동의하지 않아도 되는지 심지어 그럴 권리가 있는지 잘 알지 못한다. 즉, 전문가로부터 자녀의 섭식장애는 "오로지 입원 세팅에서만 치료될 수 있습니다" 또는 "우리가 처방한 약들은 보편적으로 거식증이 있는 청소년들에게 쓰이는 약입니다" 또는 "거주자 집단치료 만이(다른 주에 있는) 유일한 옵션입니다"라는 말을 들을 수도 있다. 놀랍게도 많은 부모들이 그러한 조언에 관해 직관적으로 불안해하면서도 전문가 팀의 의견에 의혹을 가질 수 있다는 것을 생각하지 못한다. 즉, '어떻게 내가 감히 의사의 의견에 의혹을 가질 수 있어?'라는 생각은 부모들이 전문가의 조언에 온전히 편안하지 못함을 느낄 때 부모의 마음 안에 자동적으로 떠올려지는 반응 일 수 있다. 우리 대부분은 당연히 전문가들은 '가장 잘 알고 있다'라고 믿는 것에 익숙해 왔다. 우리가 이렇게 조언하는 것은 부모가 자녀의 치료팀과 충돌의 과정을 겪게 하거나 그들의 결정 모두에 즉시 반대하거나 의혹을 품도록 이끌기 위한 목적은 아니지만, 부모는 규칙적으로 자녀의 치료사에게 *왜* Y 대신 X의 과정을 선택하게 된 것인지 물어보는 것에 대해 편안함을 느낄 수 있어야 한다. 또한 자녀의 의사에게도 신경성 폭식증을 치료하기 위해 왜 약을 처방하기로 하였는지 그리고 약물 B 대신 왜 약물 A를 선택하였는지 물어보는 것에 자신감을 가져야 한다. 많은 의사들이 자신들의 결정에 대해서 세부적으로 설명하고 싶어 하지만 제한된 시간으로 인하여 그렇게 하는 것은 어렵다. 충분히 그러한 정보를 받는 방식으로 치료가 진행되게 하기 위해서는 부모가 중요한 이슈들을 모두 다 털어놓는 것은 현명한 일이며 그렇게 할 수 있도록 따로 약속을 잡을 수 있을지도 물어볼 수 있어야 한다. 또한 의사가 전화로라도 규칙적으로 시간을 잡아 통화할 수도 있을 것이다.

그렇게 하기에는 다소 어려운 일일 수도 있겠으나 가장 중요한 것은 의사가 선택한 치료 과정에 대해 동의하지 않을 때 의사에게 말할 수 있어야 한다. 물론 면밀히 살펴본 후에 이러한 접근 방법에 대해 반대하는 논리적인 이유가 있어야 한다. 지금의 상황에서 부모가 의사에게 어떻게 접근할 것인지는 매우 중요하다. 왜냐하면, 적대적으로 보이거나 의사가 방어적으로 반응하도록 이끄는 것처럼 보이는 것은 바람직하지 않기 때문이다. 부모는 다음과 같이 말을 시작할 수 있다. "선생님께서 왜 집중 통원치료가 아닌 거주자 집단치료프로그램을 추천하셨는지 제가 이해할 수 있도록 설명해 주시겠어요?" 또는 "선생님이 추천해 주신 약물에 대한 원리가 이해가 안 됩니다. 이것이 어떻게 작용하는 건지 특별히 이 약물을 선택하신 이유를 설명해 주시겠어요?" 이렇게 접근함으로써, 비록 부모의 질문은 의사가 추천한 것에 대해 동의하지 못함으로 동기화된 것이기도 하지만 의사와의 의견 차이를 선명화하기 위해 질문으로써 표현하였다. 이는 의사가 부모에게 확신을 주도록 도울 수도 있으며 혹은 불행히도 부모가 정말로 그 의사의 치료 방향에 동의할 수 없다는 확신이 들도록 분명한 논리적 해석을 제공하는 시간이 되기도 한다. 가장 중요한 것은 자녀의 케어를 위해서 가장 최고의 과정을 찾기 위해 *함께* 노력하는 가운데 자녀의 의사와 차이점에 대해서 논의할 준비가 되어있어야 한다. 보통 자신과 구성원들의 동의하에 선택한 케어 과정을 적극적으로 지지할 때 치료의 성공을 기대할 수 있다.

여하튼 부모는 전문가의 조언에 대해서 의혹이 생길 때 이렇게 느끼게 되는 이유에 대해서 확실히 점검하는 것이 좋다. 5장과 그 외의 장에서 논의했던 그 모든 이유로 인해, 자녀들은 부모가 전문가들에 대해 의혹을 품도록 만들기 위해 애쓸지도 모른다. 부모는 섭식장애로 인해 심각하게 왜곡되어 있는 자녀의 사고와 판단이 장애를 영속시키려는 방법을 찾기 위해 안간힘을 쓴다는 것을 기억하고 있어야 한다. 그러므로, 의사의 진단이 틀렸다고 부모를 설득하려고 하는 섭식장애의 속삭임은 그 증상을 줄이려고 하는 치료팀의 시도를 비효과적으로 만들 것이다. 만약 부모가 이러한 자녀의 설득에 넘어간다면 자녀를 치료로부터 빼내야 할 수도 있으며 그렇게 될 경우, 결국 섭식장애가 승리하게 되는 것이다! 자녀의 설득으로 그 치료에 대해서 부모가 의혹을 품도록 하는데 성공하게 되면 치료는 심각한 문제에 놓이게 되며 '대안' 치료를 구해야 하거나, 심지어 치료를 아예 모두 제거하도록 부모를 유인할 수도 있다.

부모는 자녀의 치료팀에 대해 전적으로 믿음을 갖고 시작할 수도 있다. 그러나 섭식장애가 보여주는 인지적 왜곡들은 자녀들로 하여금 매우 집요하게 치료와 그것을 제공하는 전문가들을 평가절하하게 만든다. 그러므로 당신이 만약 치료팀에 대해 불만이 늘어나는 것을 경험한다면 치료의 효과성에 대해 의혹을 품게 되는 구체적인 이유가 있는지 자신에게 물어보길 바란다. 그런 이유가 없고 단지 자녀에 의해 흔들리고 있음을 알아차렸다면, 치료에 관한 결정을 내리기 위해서는 자녀에 의해서가 아니라 부모로서 우리 자신이 가장 큰 역할을 해야 함을 자녀에게 부드럽고 분명히 알려주어야 한다. 이것은 자녀가 단지 어려서가 아니라 건강관리에 대해 자녀가 합리적으로 결정하도록 섭식장애가 허락하지 않기 때문이다. 또한, 모든 구성원들은(부모와 전문가들) 질병과 싸우기 위해 단합되어야 하고 이는 자녀의 회복을 위해 가장 최선의 기회를 제공하기 위함이며 이러한 태도를 유지하는 것이 우리의 목표임을 자녀들에게 상기시켜야 한다.

자녀는 여전히 부모가 자신과 싸우고 있다고 느낄지도 모른다. 이럴 경우, 질병으로부터 자녀를 분리해야 함을 스스로 되뇌어라. 즉, 당신은 ***질병***과 싸우는 것이지 당신의 ***자녀***와 싸우는 것이 아니다. 이러한 생각은 치료 과정을 유지하는 데 도움이 될 뿐 아니라, 전문가들에 의해서 처방받은 개입들에 대해 의혹이 생길 때나 자녀가 논리적인 언쟁으로 몰아갈 때도 역시 도움이 된다.

의심되는 부분들을 살펴본 후에도 여전히 그 전문가들의 조언이 옳다고 확신이 안 선다면, 섭식장애에 관한 연구가 특히 여전히 매우 부족한 상황이므로 전문가들이 그들의 치료 결정을 확실한 증거를 대어 설명할 수 없다는 것을 기억하길 바란다. 하지만 그럼에도 불구하고, 전문가들은 그런 결정을 하게 된 이유들을 부모에게 제공하기 위해 노력해야 한다. 이것은 ***당신*** 자녀의 ***치료***이다. 질문하는 그 자체가 치료에 대한 노력의 일부분으로서 그 역할을 하게 될 것이다. 그리고 안다는 것은 더욱 확고한 신념으로 어떤 특정한 치료를 선택할 수 있도록 이끌 것이다. 사실, 대부분의 치료사는 부모가 선택한 치료 방향에 대해 기쁜 마음으로 함께 생각할 수 있도록 때에 따라서는 조금 더 시간을 할애할 수 있으며 그것에 대해 당신은 기쁘고 놀라움을 경험하게 될 수도 있다.

상충되는 조언을 받게 될 때

섭식장애 청소년들을 위한 통일된 치료가 없으므로 흔히 부모들은 A 병원에서 A 의사로부터 조언을 듣고 B 클리닉에서 B 의사로부터 또 다른 조언을 듣게 된다. 물론 부모는 딜레마에 놓이게 된다. '어떻게 해야 하나?' 분명히 부모는 자녀를 위해 가장 좋은 것을 주고 싶어 하지만, 전문가들의 두 가지 반대되는 관점으로 인해 부모의 역할은 상당히 어렵게 되었다. 당신이 이러한 딜레마에 놓이게 된다면 액션에 대한 적절한 과정을 찾는 것에 있어서 우리는 몇 가지 지침을 제공할 수 있다. 첫째, 이 장의 초기에 제안해 왔듯이 각 전문가들에게 물어보길 바란다.

- 어떻게 전문가들이 그들만의 특정한 치료 조언을 하게 되었는가?
- 그들이 그러한 결정을 내리는데 어떠한 지침들을 기반으로 의논되었나?
- 이러한 방식으로 얼마나 많은 환자를 치료해 왔는가?
- 환자들의 반응들은 어떠했나?
- 이 치료방식은 다른 전문가들 사이에서도 보편적으로 이루어지고 있는가?
- 이러한 접근을 지지하기 위한 발표된 연구 자료들이 있는가?

이런 것들이 어떤 이들에게는 불필요할 수도 있겠지만 자녀가 처음으로 이 교정기를 끼웠을 때 물어보았던 질문들을 생각해 보길 바란다. 즉 치과 교정의가 '왜', '무엇을', '언제'로 설명하는 것을 생각해 보아라. 비록 자녀의 치료사가 이런 종류의 논의에 개입되는 것을 꺼려 할지라도, 위의 예시와 같은 접근을 따라가는 것은 충분히 수용될 만하다. 이것은 자녀의 생명이 달린 문제이며 부모는 자신이 올바른 치료 과정을 택하고 있는지에 대해 확신이 있어야 함을 기억해야만 한다. 두 번째로, 앞서 언급했듯이, 자녀의 건강 회복을 돕기 위해 필요한 행동을 추진할 수 있도록, 치료사의 조언에 편안함을 느끼는 것이 중요하다. 이는 부모가 결정을 내리는 과정에 있어서 의사가 충분히 시간을 할애하여 그들을 안내할 때 일어날 수 있을 것이다. 그러므로 자녀에게 이것이 맞는 치료법이 아닐 수 있다는 생각이 든다면 이 직감을 믿어라. 특히 임상적인 자료나 연구보고들이 미비할 경우는 더더욱 그렇다. 부모들은 보통 그들만의 목표물이 있다! 당신이 그 구체적인 치료 과정을 추진할 수 있음에 만족스러울 때까지 염려하는 바(그 이유와 함께)가 무엇인지에 대해 탐색하길 바란다.

전문가들의 의견이 일치하지 않을 때

앞서 다룬 딜레마가 자녀의 섭식장애를 위해 두 명의 다른 전문가들을 방문했을 때를 말하는 것이라면 여기서 나타나고 있는 딜레마는 자녀의 치료팀들의 구성원들이(같은 팀 안에서의 두 전문가) 각각 일치된 의견을 내놓지 않는 것이다. 우리는 이미 섭식장애의 치료는 복잡하다는 것을 언급하였고 몇 명의 전문가들(예: 소아 · 청소년과 의사, 정신과 의사 그리고 치료사)이 자녀의 케어를 위해 관여하는 것이 이상적이라는 것을 말하였다. 여기에서 전문가들은 가끔 의도치 않게 미묘하게 의견을 달리하는 가이드라인을 제공함으로써 부모와 자녀를 혼란스럽게 할 수 있다. 가장 흔히 일어나는 이슈 중 하나는 목표 체중에 대한 의견이다. 의사 A는 자녀의 체중이 100파운드(약 45kg) 조금 넘었을 때 "아마 15파운드(약 6.8kg)에서 20파운드(약 9kg) 정도 더 늘려야 할 겁니다"라고 말할지도 모른다. 의사 B는 체중이 이제 100파운드 조금 넘었으니 어느 정도 더 늘려야 하는지 알려달라고 애걸하는 청소년들에게 다음과 같이 애써 격려하는 목소리 톤으로 "거의 다 도달했네!"라고 대답할지도 모른다. 그 두 의사의 시각으로는 같은 목표(환자의 키와 나이를 고려한 건강한 체중)를 가지고 있으나 자녀는 "1이나 2파운드 더"라고 얘기하고 있는 의사 B의 이야기를 들을 가능성이 크다. 부모 역시 혼란스러워지고 어떤 것이 '진짜(real)' 메시지인지 확실치 않을 것이다. 항상 살얼음판을 걷듯 다가갈 필요는 없겠지만 섭식장애 환자를 다루는 의사들은 체중 증가에 대한 문제에 관한 정보를 어떻게 표현해야 할지 매우 조심해야 할 필요가 있다. 왜냐하면, 거식증은 청소년들이 음식에 대한 이슈가 생길 때 그들 대신 말을 할 뿐 아니라 그들 대신 듣기도 하기 때문이다. 그러므로 청소년들은 "10파운드 더 늘려야 해"라고 하는 소리보다 "우리가 거의 목표 체중에 도달했네!"라는 소리를 더 선호할 것이며 그 이유는 '그렇게까지 체중을 많이 늘릴 필요는 없어'라는 섭식장애의 목소리가 자녀들을 속이고 있기 때문이다. 반대로 자녀는 그 결과에 매우 화가 나게 될지도 모른다. 이러한 모호한 격려의 진술은 경보음으로 울리게 된다. "내가 체중을 또 올려야 된대!"라며 울면서 진료실을 뛰쳐나갈 수도 있다. 그러므로 목표는 선명하고 구체적 이어야 하며 팀의 구성원들 모두가 이에 동의해야 한다.

불행히도 부모는 이러한 종류의 일들을 통제할 수 있는 위치에 있지 않다. 하지만, 이러한 오해가 일어났을 때 섭식장애가 자녀를 어떻게 생각하게 하고 이러한 사건들에 어떻게 반응하는지 이해하는 것은 중요하며, 자녀의 의료진과 확인하는 것 또한 얼마나 중요한지 알고 있어야 한다. 체중 증가에 대한 뉴스에 매우 민감한 소녀 또는 소년이 느끼는 고통에 대해 함께 논의하는 것은 자녀와 생산적으로 대화하기 위해 더욱더 많은 노력이 필요할 것이다. 특히, 질병을 이해한다는 것은 전문가들이 의도치 않게 부모를 혼란스럽게 할 때 그것을 자각할 수 있도록 돕는다. 부모의 일은 이런 일이 벌어졌을 때 전문가에게 알리는 것이다.

의도치 않은 그러한 오해가 생긴다고 하더라도, 불행히도 흔히 일어나는 일이지만, 팀 구성원들은 확실히 '한목소리'를 내야 할 의무가 있다. 한편 전문가들이 치료 목표 또는 그들의 메시지에 관해 부모를 혼란스럽게 만들 때 부모는 모든 이들이 같은 선 상에 머물 수 있도록 그 사실을 팀에게 알려야만 한다. 우리는 부모가 어렵지 않게 충분히 이것을 말할 수 있기를 바란다. 돌아가서 당신이 혼란스럽다고 의사 A와 의사 B에게 이야기하라. 그리고 그들이 왜 그랬는지 이유를 묻고 그 상황이 어떻게 된 건지 분명히 알 수 있도록 설명을 구하라. 이 방법은 의사들에게 그들의 실수를 상기시켜주고 다시 그런 실수 가 일어나지 않도록 더 노력하게 만들지도 모른다. 그러므로, 부모는 반드시 그것을 알려야만 한다. 그렇지 않으면 그들은 자신들로 인해 생긴 혼란을 자각하지 못할 것이다.

자녀에게 다양한 치료가 요구되는 여러 정신적 문제가 있고, 그에 관여하고 있는 각자 다수의 전문인이 서로 의사소통을 하지 않을 때

섭식장애의 치료는 특별히 복잡하고 종종 동시에 몇몇 전문인들이 관여하게 되는데 다른 정신증적인 질병이 섭식장애와 함께 왔을 때 그렇다. 즉 섭식장애 이외에 불안장애나 우울이 함께 왔을 때는 자녀의 치료를 더욱더 복잡하게 한다. 이것을 다루기 위해서는 어려운 과정을 거치게 되는데 자녀를 치료하는 전문가들이 모두 같은 기관의 같은 팀원들인지 또는 다른 시설이나 치료기관에 있는 것인지 아니면 총괄적으로 자녀의 치료에 관여되어 있는 것인지에 따라 다르기 때문이다. 어떠한 경우라도 설사 그들이 다른 계열의 전문인들이고 그들이 약간 다른 관점으로 치료 접근을 한다고 할지라도 치료팀들의 의무는 모두가 같은 선 상에 있는 것이다. 부모는 이 각각의 다른 전문가들이 모두 부모와 의사소통을 하고 그들끼리 서로 의사소통을 할 수 있는지를 확인하여야 한다.

> 15세의 다린(Darlene)은 발레를 무척 좋아한다. 그녀는 저번 몇 달 동안 체중이 너무 많이 줄었고 소아 · 청소년과 의사는 그녀의 체중이 올라갈 수 있도록 부모가 돕는 동안 무용을 허용하지 않도록 권고하였다. 다린은 매우 침울해졌고 규칙적으로 정신과 의사를 만났다. 정신과 의사는 항우울제 치료를 시작하였다. 여기까지는 좋았다. 하지만 그 의사는 다린이 계속해서 무용하는 것은 괜찮을 거로 생각했다. 왜냐하면, 무용은 그녀를 행복하게 만드는 것이니 그녀의 우울감을 도울 것으로 생각했다. 물론 의사 둘 모두는 다린에게 최선이 무엇일지를 생각하였다. 그러나 다린은 무용을 해도 괜찮다는 정신과 의사의 말에만 매달리게 되었으며 그것은 무용에서 떼어놓게 하려

는 소아 · 청소년과 의사와 부모를 매우 힘들게 만들었다. 두 의사는 맨 먼저 그들의 치료 과정을 가족들에게 말로 표현하기 전에 서로 같은 선 상에 있는지 확인하기 위해 서로 연락을 취했었어야 했다.

부모는 팀들이 작업을 잘하고 있는지 확인하는 위치에 놓이게 되는 것을 원치 않겠지만 아이의 케어를 위해 관여하고 있는 여러 전문가들이 적어도 서로 글을 통해서라도 의사소통을 하고 있는지 알게 되면 마음이 놓일 것이다. 다린의 사례에서 보여주었던 것과 같이 치료팀들 중 두 명 이상으로부터 다른 지시를 듣게 된다면, 그러한 일이 벌어져서는 안 된다는 분명한 경고 사인임을 기억하길 바란다. 만약 그런 일이 벌어진다면 최종적으로 자녀의 케어를 책임지고 있는 사람에게 이야기하여야 하며 당신이 다른 지시를 들어왔기에 혼란스럽다는 것을 알려야 한다. 그러한 비일관적인 부분을 분명히 해주는 것이 팀 리더의 의무이며 질병과의 싸움을 위해 모두 함께 단합할 수 있도록 노력해야만 한다. 그래야만 적어도 현재의 딜레마에서 해결되었다고 안심하게 될 것이다.

또한, 부모는 두 개의 충돌하는 접근 중 무엇이 최선일지 결정하고 또 그 방향으로 전체 팀을 이끄는 것이 그들에게 달려있다는 것을 깨닫는 시기가 올 것임을 알고 있어야 한다. 예를 들면 의학팀들은 뼈 손실의 가능성에 대해서 매우 염려할지도 모르고 뼈 손실이 일어나지 않도록 정상 체중보다 높게 체중 증가에 집중할 수도 있다. 정신과팀은 특정 시점에서 이러한 추가 체중 증가를 위험한 것으로 간주할 수도 있다. 왜냐하면, 이것이 추후 체중과 재발에 대한 심한 집착으로 이어질 수 있기 때문이다. 부모들은 현재 자신들이 믿기에 무엇을 가장 우선시해야 하는지 결정하기 위해 어느 정도는 자신을 위해서라도 이러한 충돌에 대해서 살펴봐야 할 수도 있다. 이와 비슷한 예로 영양사들은 어느 특정한 식단을 추천할지도 모르며, 정신과 팀은 어떠한 '식단'의 처방이라도 음식에 관한 집착으로 이끌고 그것이 먹는 것에 대한 강박적 사고를 증가시키는 것으로 볼지도 모른다. 종종 이러한 전문적인 옵션들에 대해서 유익함과 그렇지 않음을 고려해 보는 것과 때에 따라서, 팀들을 한 방향으로 몰고 가는 것은 부모의 몫이다. 부모는 동의하지 않은 팀원들과 어떻게 기술적으로 이야기할 수 있는지 동의하지 않은 다른 전문가에게 조언을 구할 수 있다.

부엌에서 요리를 너무 많이 할 경우

우리는 9장에서 자녀의 섭식 습관을 정상화하려고 하는 동안만큼은 부엌에서의 요리는 오로지 두 명만(부부/자녀는 포함하지 않음) 해야 함을 언급하였다. 마찬가지로 자녀의 케어를 위해 너무 많은 전문인을 개입시키지 않는 것이 좋다. 하나의 치료팀이 동시에 섭식장애에 대한 모든 가능한 영역들(집단치료, 가족 치료, 개인치료, 약물사용, 음식 재공급, 작업치료, 운동 치료 등)을 다루려고 할 때 이것은 모든 사람에게 매우 혼란스러움을 가져다준다. 그러한 다면적인 접근을 위해서는 의학적인 문제를 담당하는 소아 · 청소년과 의사, 정신과 약물을 담당하는 정신과 의사, 심리치료를 담당하는 개인 심리 치료사, 가족들과 만나게 되는 가족 치료사, 부모 또는 자녀와 상담을 하게 되는 영양사 등등이 있다. 이러한 모든 치료 접근이 부모가 원하는 결과를 제공한다는 증거 자료는 없다. 사실 이것은 부모뿐 아니라 자녀(현재 나타나는 건강 상태로 인하여 자원이 부족해진 자녀)에게 매우 혼란과 부담을 줄 수 있다. 여기서 우리가 하고자 하는 조언은 전에 기술했던 모든 시나리오에서 제공된 것과 다르지 않다. 부모는 자녀의 케어를 총괄적으로 맡은 의사와 말해도 괜찮다고 생각해야 하고 왜 다른 전문가가 팀에 추가되었는지 그 전문가의 개입에 대한 근거는 무엇인지 다른 전문가들의 개입 시기는 언제가 될지 다른 전문가들이 달성하고자 하는 목표는 무엇인지 물어볼 수 있어야 한다.

치료팀이 자신들이 할 수 있는 것은 다 했고 더 이상 도움을 주지 못할 거 같다고 얘기할 때

어떠한 상황이라도 치료팀들이 섭식장애를 위한 청소년 치료를 포기해야만 하는 상황은 매우 드물다. 의사로부터 "우리는 할 수 있는 모든 것을 시도했습니다"라고 듣는 것은 의심의 여지 없이 고통스러운 경험이며 부모로서 그 치료팀의 의견에 동의하기 어려운 위치에 놓이게 된다. 부모는 그들에게 포기하지 말아 달라고 설득하거나 위험에 처해있는 자녀를 돕기위해 또 다른 노력을 해줄 수 있는 다른 전문가 팀을 바로(아마도) 찾아야만 한다.

대부분의 청소년은 좋은 치료를 받게 되면 그 결과는 긍정적이라는 것을 기억하기 바란다. 현재 보여주고 있는 연구 자료에 의하면 그들이 적절하게 치료를 받는다면 대부분 청소년은 질병으로부터 회복을 기대할 수 있는 것으로 보고되고 있다. 그러므로 만약 당신이 "더는 할 수 있는 것은 없어요", "아이가 아직 준비가 안 된 거 같아요" 또는 "아이가 변화하려는 동기가 없네요"라는 말을 듣는다면 전문가들에게 질문하여야만 한다. 섭식장애를 겪는 환자들은 일반적으로 나아지기를 원치 않고 질병을 극복할 수 있게 하기 위해 노력하는 부모와 치료팀들과 협조하고 싶어 하지 않는다. 치료가 성공적이기 위해서 인내는 가장 중요하다. 부모와 치료 전문가들이 자녀가 그 질병을 극복할 수 있도록 돕기를 원한다면 견디는 방법을 찾아야만 한다.

만약 최악의 상태라고 느껴지고 팀원들이 함께 작업하는 것 같지 않으며, 해결하기 위해서 성실히 노력한 후에도 나아지는 거 같지 않아 그 팀들과 반대 의견을 갖게 된다면 다른 변화를 주어야 할 시점일지도 모른다. 당신이 그 지점에 왔다는 것을 어떻게 알 수 있을까? 만약 당신이 진정 치료에 대해 믿음을 잃어버렸다면 그리고 자녀의 증세가 점점 악화되고 있고 어떠한 호전도 보이지 않는다면 변화를 고려할 때이다. 치료를 시작하는 이유는 자녀의 복지를 위해서이며 가장 우선시 되어야 하는 것은 치료의 효과성이다. 그러나 어느 치료팀과도 자녀와 함께 전진할 기회조차 갖지 않으면서 한 전문기관에서 다른 전문기관으로 갑자기 옮기는 것은 바람직하지 못하다.

치료기관이 여기저기 바뀔 때

섭식장애의 자녀를 둔 가족들 모두가 치료가 가능한 다양한 전문가팀을 만날 수 있는 지역에 사는 것은 아니다. 따라서 치료를 위해 한 전문가에서 다른 전문가로 옮겨질 수 있으며 이러한 전문가들은 종종 다른 도시나 심지어 다른 주에 있을지도 모른다. 그리고 자녀를 100마일(100miles) 떨어진 다른 주에 있는 거주자 집단치료나 입원치료에 보내야 한다는 말을 들을지도 모른다. 이와 같은 결정을 앞두고 옥신각신하는 것은 혼란스러움을 줄 수 있으며 자녀를 위해 어떤 경로를 밟아야 하고 어떤 옵션들이 가장 좋은 결과를 가져다 줄지에 대해 잘 알지 못한 채로 시간만 흘려보낸다.

이러한 상황은 의심할 여지 없이 부모를 매우 어려운 위치에 놓이게 한다. 자녀가 사는 도시 주위를 물색하거나 14살 된 자녀를 다른 지역으로 보내는 것을 생각할 수도 있으나, 여기서 중요한 것은 당신의 결정에 편안함을 느껴야 하며 당신이 그 과정을 감수할 수 있다는 확신이 있어야 한다. 당신이 만약 가능한 옵션에 대해서 충분히 검토했음에도 불구하고 현명한 결정을 내렸다고 느껴지지 않는다면 이러한 편안한 느낌은 가능하지 않을 것이다. 부모가 섭식장애를 겪는 자녀들의 치료를 위해 그 분야에 정말로 전문적인 기술을 가진 전문 그룹과 시설을 찾는 것은 매우 중요하다. 이 책의 뒤에 수록한 참고자료는 그러한 팀을 찾는 것부터 시작할 수 있도록 도울 수 있겠지만 단순히 당신에게 의뢰된 전문가를 신뢰하거나, 전문가의 활동기록 또는 치료 경험의 기간, 섭식 자격증이 있는지 확인할 수도 있다. 그 외에 자녀가 겪는 문제를 위해 도움을 줄 수 있는 가장 최적의 건강 케어 전문가들을 선택하는데 적용할 수 있는 다른 어떤 기준을 따를 수도 있을 것이다.

그러므로 치료를 위해 탐색하는 시간을 충분히 갖기를 바란다. 왜냐하면, 우리가 언급했듯이 어려운 결정을 내려야 할 때 인내를 보여주는 것은 무엇보다 중요하기 때문이다. 이 장의 초기에 이야기한 바와 같이 이 책은 자녀의 섭식장애에 대해서 좀 더 이해할 수 있도록 도울 것이며 부모가 선택할 수 있는 치료 옵션들에 대한 정보를 제공할 것이다. 당신이 치료기관을 탐색하거나 자녀를 다른 지역의 치료기관으로 보내는 상황에 놓이게 된다면 비로소 이제 할 수 있는 가장 최선의 단계를 밟고 있다는 확신이 들게 될 것이다.

우리는 이 책을 통해 자녀의 케어를 위한 모든 단계마다 부모가 적절히 관여하는 것이 치료에 가장 도움이 된다는 것을 여러 번 이야기하였다. 자녀의 체중을 원상태로 돌려놓기 위해, 또는 그녀의 섭식 행동을 정상화시키기 위해 자녀를 한 달 동안 다른 곳으로 보내거나 전문가 기관에 보내는 것은 자녀에게 도움이 될 수도 있다. 하지만, 그녀는 머지않아 집으로 돌아온다. 그러므로 부모는 어떻게 해서든 자녀의 재발을 막기 위해 뭔가 방법을 찾아야만 한다. 그렇게 하기 위해서 부모는 치료에 참여해야 할 필요가 있으며 이에 대해 치료팀들과 어떻게 의논할 것인지 알고 있어야 한다. 이 장의 초기에 언급했듯이 어떤 전문가들은 부모들이 치료에 관여하지 않을 것을 강조한다. 부모에게 도전이 되는 것은 부모 자신들이 치료를 위해 무엇을 제공할 수 있는지에 상당히 가치를 두는 팀들을 찾거나 또는 부모가 제공하는 자원들이 자녀의 회복을 돕는다는 것을 치료사들에게 보여주는 것이다. 그러므로 치료팀들에게 그들이 취하는 치료 접근 방식에서 부모들을 어떻게 개입 시키는지 물어보기를 바란다.

이 장에서는 부모들이 자녀를 도우려고 하는 전문인들과 경험하게 되는 몇 가지 전형적인 난관들을 보여주었다. 이러한 딜레마들은 종종 부모들이 혼란감과 무력감을 느끼도록 만들며, 의심의 여지 없이 자녀의 회복을 방해하게 된다. 각각의 예에서 우리는 부모와 자녀의 치료팀들 사이에서 있을 수 있는 혼란감이 무엇인지에 대해 이야기해왔다. 또한 우리는 각 사례마다 부모가 자신의 목소리를 찾고 반드시 정보를 받으면서 해결의 한 역할로서 중심을 잡아야 함을 격려해왔다. 특히 우리는 부모로서 자녀의 회복 안에서 어떻게 생산적인 방법으로 치료팀들과 함께 작업할 수 있을지에 대해 주목하였다. 이 책의 다음 부분에서는 미국을 포함한 여러 다른 나라에서 행해지고 있는 최상의 섭식장애 치료를 받을 수 있는 기관들의 정보를 나누고자 한다.

참고 문헌

Le Grange, D., and J. Lock, Treating Bulimia in Adolescents: A Family-Based Approach, 2007. New York: Guilford Press.

Le Grange, D., and J. Lock, Editors, Eating Disorders in Children and Adolescents: A Clinical Handbook, 2011. New York: Guilford Press.

Lock, J., The Oxford Handbook of Child and Adolescent Eating Disorders: Developmental Perspectives, 2012. New York: Oxford University Press.

Lock, J., and D. Le Grange, Treatment Manual for Anorexia Nervosa: A Family-Based Approach, Second Edition, 2013. New York: Guilford Press.

섭식장애 전문기관

이곳의 정보들은 미국 및 영국, 캐나다, 호주, 뉴질랜드에 있는 섭식기관을 수록한 것이며 현존하는 모든 기관이 들어있는 것은 아니다. 우리는 업데이트된 정보를 수록하기 위해 상당히 공을 들여왔으며 여기 나와 있는 기관들은 다양한 치료와 교육 안내문 등을 제공하고 있다. 다만 이 책이 출판된 후에 일부 기관의 연락처가 변경된 곳도 있을 수 있겠다.

섭식장애에 대한 개별적인 목록이나 보편적 정보를 위해서는 다음의 두 기관들을 방문하길 바란다.

모즐리 부모

Maudsley Parents

웹사이트: http://www.maudsleyparents.org

섭식장애에 대한 지지치료 기관

Families Empowered and Supporting Treatment of Eating Disorders, F.E.A.S.T

웹사이트: https://www.feast-ed.org

진단과 치료

국내 섭식장애 전문기관

한국섭식장애 연구소 (SKEDI: S. Korea Eating Disorder Institute)

Light In-U 국제심리상담센터 부속기관

섭식장애 검사 및 심리평가, 집중 영양 식사 프로그램, 아동 청소년의 인지행동치료(Cognitive Behavioral Therapy) 및 변증법적 치료(Dialectical Behavior Therapy), 가족기반치료(Family-Based Treatment), 부부치료, 성인 통합치료, 미술치료, 부모교육, 영양학적 개입, 가족지지 집단상담, 섭식장애 전문가 교육.
웹사이트: http://www.light-inu.com

모즐리 회복센터

집중회복 프로그램과 개별회복 프로그램으로 나누어서 치료가 이루어짐, 약물치료병행.
개별회복프로그램: 모즐리 프로그램, 모즐리 다가족프로그램, 동기강화프로그램, 모즐리 인지행동프로그램, 모즐리 인지대인관계프로그램, 섭식회복 생태학적 실시간개별 프로그램, 기능회복프로그램, 미술심리프로그램, 영양회복 및 식이교육 프로그램.
웹사이트: http//www.eatingcenter.kr

서울 백병원 섭식장애 클리닉

약물치료 동기부여치료, 가족치료, 인지행동치료, 인지분석치료, 작업치료, 영양회복 및 식이교육.
웹사이트: https://www.paik.ac.kr/bh/da/jin/eatingclinic/sub03.htm

삼성 서울병원 정신과의원

원인에 따라 삼킴훈련, 감각 통합 치료, 구강 운동 및 섭식 훈련을 시행, 성장과 영양상태 평가를 하고 적절한 영양섭취량을 교육함. 식사시간 및 식단계획, 영양섭취 증가를 위한 영양상담 시행, 약물치료 병행.
웹사이트: http://www.samsunghospital.com/dept/main/index.do?DP_CODE=PDC&MENU_ID=002003054

백상정신건강의학과

식이장애 검사, 영양평가 및 영양 상담, 폭식증 집단치료, 식사치료, 약물치료.
웹사이트: http://www.npspecialist.co.kr/

연세엘 정신의학과

인지행동치료, 약물치료, 상담치료, 가족치료, 영양치료.
웹사이트: http://yonseil.co.kr/

마음과 마음 클리닉

정서행동치료, 심리정서치료, 감정조절치료, 동기강화치료, 변증법적 행동치료, EMDR 치료, 가족치료, 약물치료, 입원치료.
웹사이트: http://www.eatingdisorder.co.kr/sub/sub_01_06.php

국외 섭식장애 전문기관

1. 미국

동북부

뉴욕 New York

뉴욕주 정신과 기관 New York State Psychiatric Institute 콜롬비아 섭식장애 센터 Columbia Center for Eating Disorders

1051 Riverside Drive, Unit 98
New York, NY 10032
Phone: 212-543-5739
E-mail: EDRU@pi.cpmc.columbia.edu
Website: http://cumc.columbia.edu/dept/eatingdisorders
콜롬비아 섭식장애 센터는 콜롬비아 장로 의료센터에 있는 뉴욕 정신과 기관 안에 속해 있다. 센터는 신경성 식욕부진 또는 신경성 폭식증으로부터 고통받고 있는 여성과 폭식증으로부터 고통받고 있는 남성, 여성을 위해 무료로 치료를 제공하고 있다.

마운트 시나이 섭식 및 체중 장애 프로그램 Mount Sinai Eating and Weight Disorders Program

Department of Psychiatry
The Mount Sinai Hospital 1425 Madison Avenue, Icahn Building, Floor 6, Room 32

New York, NY 10029
Phone: 212-659-8724
Website: www.mountsinai.org/patient-care/service-areas/psychiatry/areas-of-care/eating-and-weight-disorders-program
이곳의 섭식장애 프로그램은 신경성 식욕부진, 신경성 폭식증, 여자운동선수의 의학적인 세 가지 요인(1. 섭식장애가 있을 수도 없을 수도 있으며 에너지 저하 2. 생리 불규칙 3. 골밀도 저하), 폭식장애 그리고 다른 종류의 무질서한 섭식패턴 타입의 치료를 위한 의학적 영양학적 및 정신건강에 대한 평가를 제공한다.

통일 건강 시스템/섭식 프로그램
Unity Health System/Eating Disorders Program

Department of Psychiatry
Mental Health Clinic
835 Main Street
Rochester, NY 14611
Phone: 585-368-3709
Website: www.unityhealth.org/mentalhealth/services-mental-eatingdisorder.aspx
신경성 식욕부진, 신경성 폭식증 및 폭식장애로부터 고통받고 있는 청소년과 성인들을 위한 통원 및 입원 서비스를 제공하는 프로그램.

뉴저지 NEW JERSEY

Eating Disorders Treatment Centers

Michael Pertschuk, MD, Medical Director
750 South Route 73, Suite 104
Marlton, NJ 08053
Phone: 856-810-0100
13살 이상의 환자들을 위한 포괄적인 서비스를 제공함.

워싱턴 WASHINGTON, D.C.

National Medical Center/Eating Disorders Program

Darlene Atkins, PhD, Director
Adolescent Medicine/Eating Disorders Program
Children's Hospital
111 Michigan Avenue NW
Washington, DC 20010
Phone: 202-745-8860(for Dr. Atkins); or 202-476-3000
(for general information)
Website: http://childrensnational.org/departmentsandprograms/default.aspx?Id=267&Type=Program&Name=Eating%20Disorders%20Clinic
신경성 식욕부진, 신경성 폭식증, 폭식증과 같은 섭식장애가 의심되는 10살부터 21살까지의 초기 청소년부터 후기 청소년을 보는 섭식장애 프로그램. 환자들은 보통 심리학자, 청소년 의학 전문의 그리고 영양사 등 다양한 훈련팀에 의해서 평가됨.

펜실베니아 PENNSYLVANIA

Renfrew Center Foundation

475 Spring Lane
Philadelphia, PA 19128
Phone: 877-367-3383
Fax: 215-482-2695
E-mail: info@renfrew.org
Website: www.renfrew.org
섭식장애를 위한 교육, 예방, 보호, 연구를 지원하는 세금 면제 비영리 단체 기관. 나이 14세 이상.

섭식 문제를 극복하기 위한 센터 Center for Overcoming Problem Eating

Western Psychiatric Institute and Clinic
University of Pittsburgh Medical Center
3811 O'Hara Street
Pittsburgh, PA 15213
Phone: 412-647-9329
Website: www.upmc.com/Services/behavioral-health/cope-eating-disorders

개인종합평가(18세 이하의 청소년)와 각자 수준에 맞는 케어를 필요로 하는 환자의 특정 욕구를 해결하기 위해 고안된 치료를 제공함.

필라델피아 아동 병원/섭식장애 서비스
Children's Hospital of Philadelphia/Eating Disorder Services

Craig Dalsimer Division of Adolescent Medicine
Department of Pediatrics
Perelman School of Medicine at the University of Pennsylvania
34th and Civic Center Boulevard, 11NW, Room 19
Philadelphia, PA 19104
Phone: 215-590-6864
E-mail: peeblesr@email.chop.edu

코네티컷 CONNECTICUT

렌프루 센터 연합
Renfrew Center Foundation

1445 East Putnam Avenue
Old Greenwich, CT 06870
Phone: 800-RENFREW
Website: www.renfrew.org
섭식장애를 위한 교육, 예방, 연구 및 치료를 확산키는 세금 면제 비영리 단체. 14살 이상 가능.

매사추세츠 MASSACHUSETTS

매사추세츠 종합병원/섭식장애 임상 및 연구 프로그램
Massachusetts General Hospital/Eating Disorders Clinical and Research Program

2 Longfellow Place, Suite 200
Boston, MA 02114
Phone: 617-726-8470
Website: www.massgeneral.org/psychiatry/services/eating-disorders-home.aspx

이곳은 연구와 교육에 헌신하며 섭식장애에 대한 지식, 탐색, 치료 및 예방에 대한 지식을 확장시키는 동시에 그 지식을 지역사회에 널리 공유하는 것을 추구함. 아동, 젊은 여성 그리고 위험에 처한 모든 사람들의 건강 발달을 촉진시키는 것에 집중함.

메릴랜드 MARYLAND

Center for Eating Disorders at Sheppard Pratt

Harry Brandt, MD, Director
Steven Crawford, MD, Associate Director
Physicians Pavilion North
6535 North Charles Street, Suite 300
Baltimore, MD 21204
Phone: 410-938-5252

Fax: 410-938-5250

E-mail: EatingDisorderInfo@sheppardpratt.org

Website: http://eatingdisorder.org

다양한 형태의 섭식장애를 위한 서비스를 제공함.

뉴 햄프셔 NEW HAMPSHIRE

Center for Eating Disorders Management, Inc.

Kathleen Corkery, LICSW, Clinical Director(trained in FBT)

360 Route 101, Unit 10

Bedford, NH 03110

Phone: 603-472-2846

Fax: 603-472-2872

북 캐롤라이나 NORTH CAROLINA

섭식장애를 위한 듀크 센터
Duke Center for Eating Disorders

Department of Psychiatry

Duke University

Pavilion East at Lakeview

2608 Erwin Road, Suite 300

Durham, NC 27705

Phone: 919-668-0398

Website: www.dukehealth.org/services/eating-disorders

섭식장애를 위한 경험적으로 검증된 치료의 도입에 집중하는 센터임. 신경성 식욕부진증, 신경성 폭식증, 폭식증, 아동 음식공급 장애, 음식 회피, 비만을 다룸. 또한 가족 개인 및 그룹 상담, 기술에 근거한 부모 그룹 프로그램, 영양 서비스, 의학적 조치, 다양한 교육 워크숍을 제공함.

University of North Carolina at Chapel Hill/Eating Disorders Program

Neurosciences Hospital

101 Manning Drive, CB #7160

Chapel Hill, NC 27599

Phone: 919-966-7012

Website: www.psychiatry.unc.edu/eatingdisorders

신경성 식욕부진증, 신경성 폭식증 그리고 그와 관련된 증상을 위한 치료에 대해 종합적이고 특수화된 접근을 제공함. 섭식장애로 고통받고 있는 사람들이 집중 입원, 주간치료, 통원 서비스들을 통해서 지속적인 회복을 달성하도록 돕기 위해 가장 최신의 그리고 최첨단 증거기반 치료를 제공함.

루지아나 LOUISIANA

River Oaks Hospital/Eating Disorders Treatment Center

1525 River Oaks Road West

New Orleans, LA 70123

Phone:800-366-1740 or 504-734-1740

Fax: 504-733-7020

Website: www.riveroakshospital.com/programs/eating-disorders/

남성, 여성, 청소년 그리고 성인들을 위한 전문적인 케어와 함께 거식증, 신경성 폭식증 그리고 그와 관련된 섭식장애들을 위한 종합 입원과 부분 입원프로그램을 제공함.

중서부

일리노이 ILLINOIS

Alexian Brothers Behavioral Health Hospital

1650 Moon Lake Boulevard

Hoffman Estates, IL 60194

Phone: 800-432-5005 or 847-882-1600

Website: www.alexianbrothershealth.org/abbhh/ourservices/eating-disorders

섭식장애를 앓고 있는 청소년과 성인을 위한 입원 및 통원 서비스를 제공함.

University of Chicago Medicine/Eating Disorders Program

Andrea Goldschmidt, PhD, Director

Department of Psychiatry

University of Chicago

5841 South Maryland Avenue, MC 3077

Chicago, IL 60637
Phone: 773-834-5677
Website: www.eatingdisorders.uchicago.edu
Facebook: www.facebook.com/UofCEatingDisordersProgram
시카고 대학 섭식장애 프로그램은 각 환자들을 위한 가장 최상의 결과를 보장하기 위해 사전 연구에 근거한 치료를 고수함. 또한 평가를 위한 종합 통원 서비스 및 치료, 섭식장애를 겪는 청소년들의 후속 상담 등을 제공하며 청소년의 신경성 식욕부진증, 신경성 폭식증, 폭식증 그와 관련된 장애들을 다룬다.

Insight Behavioral Health Center

333 North Michigan Avenue, Suite 1900
Chicago, IL 60601
Phone: 312-540-9955
Website: www.insightbhc.com/stories/about
청소년 성인 대상을 다루는 다양한 섭식장애를 위한 집중 통원 서비스와 통원 서비스를 제공함.

미주리 MISSOURI

McCallum Place

Kimberli McCallum, MD, CEO, Founder and Medical Director
Lynn Stark, APRN, MSN, COO, Co-Founder, Clinical Nurse Speci-alist, and Program Director

Eating Disorders Treatment Center
231 West Lockwood Avenue, Suite 201
St. Louis, MO 63119
Phone: 314 968-1900
Fax: 314-968-1901
Website: www.mccallumplace.com
섭식장애와 그와 관련된 증상을 다루는 청소년과 성인을 위한 통원치료, 주간치료, 거주자 및 급성 케어치료 등의 프로그램을 진행한다.

미네소타 MINNESOTA

Emily Program

Website: www.emilyprogram.com

Anna Westin House
1449 Cleveland Avenue North
St. Paul, MN 55108
Phone: 651-645-5323
Fax: 651-328-8254

St. Louis Park Location
1660 South Highway 100, Suite 260
St. Louis Park, MN 55416
Phone: 952-746-5774
Fax: 952-746-5962

Stillwater Location

Chestnut Building

200 East Chestnut Street, Suite 202

Stillwater, MN 55082

Phone: 651-645-5323

Fax: 651-439-1098

섭식장애를 겪는 사람들을 위한 종합 심리학적, 영양학적, 의학적 케어를 제공하는 통원치료를 진행함. 다른 지역의 탐색을 위해 웹사이트를 보길 바란다.

Children's Hospitals and Clinics of Minnesota/ Center for the Treatment of Eating Disorders

2525 Chicago Avenue South

Minneapolis, MN 55404

Phone: 612-813-6000

Website: www.childrensmn.org/services/other-programs-and-services/other-programs-and-services-e-l/eating-disorders

아동의 통원 프로그램과 입원프로그램은 가족 중심의 프로그램이며 특별히 아동 청소년 및 성인을 위해 만들어짐.

Park Nicollet Melrose Center

3525 Monterey Drive

St. Louis Park, MN 55416

Phone: 952-993-6200

Website: www.parknicollet.com

섭식장애를 위한 입원, 부분 입원, 집중 통원 및 일반 통원치료로 구성되어 있음.

네브래스카 Nebraska

Children's Hospital and Medical Center/Eating Disorder Program

1000 North 90th Street
Omaha, NE 68114
Phone: 402-955-6190
Website: www.childrensomaha.org/TheEatingDisordersProgram
섭식장애를 겪는 아동 청소년을 전문으로 하는 입원프로그램, 부분 입원 및 통원치료를 구성함.

노스다코타 North Dakota

The Eating Disorders Institute

100 4th Street South, Suite 204
Fargo, ND 58103
Phone: 701-234-4111
Website: www.sanfordhealth.org or www.med.und.nodak.edu or www.nrifargo. com/edi.asp
이 기관은 Sanford Health, 신경정신과 연구기관, North Dakota 의대 그리고 건강과학 센터들과의 협동 프로그램임. 이 그룹은 섭식과 비만에 대한 평가, 치료 및 연구를 수행함. 성인과 12살 이상의 청소년을 다룸.

오클라호마 OKLAHOMA

Laureate

6655 South Yale Tulsa, OK 74136
Phone: 918-481-4000
Website: www.laureate.com
이 프로그램은 다른 치료방식과 12단계의 철학을 통합하고 있음.

위스콘신 WISCONSIN

Rogers Memorial Hospital/Eating Disorder Services

34700 Valley Road
Oconomowoc, WI 53066
Phone: 800-767-4411
Fax: 262-646-3158
Website: www.rogershospital.org
섭식장애를 겪는 남성과 여성에게 종합적 치료를 제공-다분야 및 개별 치료 계획을 사용하는 입원, 통원, 거주자, 밑 부분 입원.

아이오와 IOWA

University of Iowa Hospitals and Clinics/ Eating and Weight Disorder Program

200 Hawkins Drive
Iowa City, IA 52242
Phone: 319-356-2263
Fax: 319-356-2587
Website: www.uihealthcare.org/EatingDisorders
섭식장애를 위한 진단과 종합적 치료를 제공.

남서부

텍사스 TEXAS

Menninger Clinic

2801 Gessner Drive
P.O. Box 809045
Houston, TX 77280-9045
Phone: 800-351-9058
Website: www.menningerclinic.com
개인(청소년 포함)을 위한 서비스와 구조화된 4주 종합 프로그램을 제공함.

University of Texas, Southwestern Medical Center/ Eating Disorders Services Program

Children's Medical Center
1935 Motor Street, 5th Floor
Dallas, TX 75235
Phone: 214-456-5900
Website: www.utswmedicine.org/conditions-specialties/mental-health/eating

신경성 식욕부진증, 신경성 폭식증 및 그와 관련된 장애에 대한 종합 진단 평가 및 치료를 제공함. 또한 좀 더 제한적 관리 수준의 케어를 가능한 최소화하는 집중 통원 집단치료를 강조하는 다분야 치료 접근을 사용함.

University of Texas at Austin/Eating Disorder Services

Department of Educational Psychology
Texas Child Study Center at Dell Children's Medical Center
1600 W 38th Street, Suite 212
Austin, TX 78731 Phone: 512-324-9999, ext. 15852
Fax: 512-324-3314
E-mail: jeblack@seton.org

서부

워싱턴 WASHINGTON

Eating and Weight Disorders Program of Seattle

1200 5th Avenue, Suite 800
Seattle, WA 98101
Phone: 206-374-0109
E-mail: info@ebtseattle.com
Website: http://ewdcseattle.com/ewdc.html
섭식장애를 위한 연구에 의해 안내되는 치료를 제공하는 동시에 개인의 독특한 상황에 대한 치료계획을 고안한다. 치료팀들은 섭식장애를 해결하고 의학적 복잡성을 다루기 위해 심리학자, 의사, 영양사 모두 함께 협동작업을 한다. 이 프로그램을 진행하는 임상가들은 인지행동치료(CBT), 가족 근거 기반 치료(FBT) 대인관계 정신 치료(IPT), 변증법적 행동 기술(dialectical behavioral skills), 청소년 집중 치료(AFT) 그리고 전문가 지지 임상조치에 대해서 광범위한 훈련을 받아온 사람들이다.

Children's Hospital and Regional Medical Center/ Eating Disorders Program

Department of Child and Adolescent Psychiatry and Behavioral Health
4540 Sand Point Way NE, Building 1, Suite 200
Seattle, WA 98105

Phone: 206-987-2028
Website: www.seattlechildrens.org
신경성 식욕부진증, 신경성 폭식증 및 비만에 대한 종합 치료를 위한 다분야 훈련 프로그램. 개인에게 필요한 수준의 케어에 따라 입원치료, 통원치료, 주간치료 서비스를 위한 지속적 케어를 제공함.

캘리포니아 CALIFORNIA

Center for Discovery

4281 Katella Avenue, Suite 111
Los Alamitos, CA 90720
Phone: 866-458-5441
Website: www.centerfordiscovery.com/index.html
섭식장애를 앓고 있는 아동, 청소년, 성인 여성의 치료에 헌신하는 종합 거주자 형태의 치료 프로그램.

University of California, Los Angeles/Eating Disorders Program

Resnick Neuropsychiatric Hospital at UCLA 150 Medical Plaza
Los Angeles, CA 90095
Phone: 310-825-5730
Website: http://eatingdisorders.ucla.edu
역동, 표현, 인지행동치료를 사용하는 청소년과 성인를 위한 종합 서비스. 입원과 통원 서비스 가능함.

Stanford University School of Medicine/Eating Disorders Clinic

James Lock, MD, PhD, Director
Child and Adolescent Psychiatry Clinic
Department of Psychiatry and Behavioral Sciences
Stanford University School of Medicine
401 Quarry Road, Room 1326
Stanford, CA 94305
Phone: 650-723-5511
Website: www.med/stanford.edu/school/psychiatry/eatdisorders
치료 계획과 진단적 평가를 제공함. 치료계획은 현재 과학적 연구, 가치 반영 및 아동과 가족들의 자원에 기초한다. 그들은 다음과 같은 치료적 접근을 포함한다. 개인치료, 가족치료, 집단치료, 행동치료, 부모 상담 및 약물치료.

University of California, San Diego, School of Medicine/ Eating Disorders Center for Treatment and Research

Walter Kaye, MD, Director
4510 Executive Drive, Suite 315
San Diego, CA 92121
Phone: 858-534-8019
Website: http://eatingdisorders.ucsd.edu/index.shtml
신경성 식욕부진증과 신경성 폭식증을 겪는 십 대와 성인을 위한 다양한 치료 옵션을 제공함. 다분야 훈련팀은 집중 통원치료, 주간치료, 청소년 주간치료 및 집중 다중가족치료를 제공함.

University of California, San Francisco/Eating Disorders Program

Daniel Le Grange, PhD, Director
UCSF Division of Adolescent and Young Adult Medicine,
Department of Pediatrics
Department of Psychiatry, Benioff's Children's Hospital
3333 California Street, Suite 245
San Francisco, CA 94118
Phone: 415-353-2002
Website: http://eatingdisorderprogram.ucsf.edu

아동 청소년 및 어른들을 위한 종합적 서비스를 제공하며 근거 기반 치료를 사용하며, 입원치료 및 통원치료가 제공된다.

Eating Recovery Center of California

3610 American River Drive, Suite 140
Sacramento, CA 95864
Phone: 916-574-1000
Fax: 916-574-1001
Website: www.sedop.org

예전에 섭식장애 회담 및 봉사활동 프로그램으로 알려진 이 프로그램은 거식증, 신경성 폭식증 및 폭식증, 식사제한 회피 장애 그리고 합병으로 오는 장애를 겪는 여성, 남성 및 성인을 다루는 의학적으로 감독하는 치료 프로그램이다.

2. 캐나다

BC Children's Hospital/Provincial Specialized Eating Disorders Program for Children and Adolescents

P3—Mental Health Building
4500 Oak Street
Vancouver, British Columbia V6H 3N1, Canada
Phone: 604-875-2200
Fax: 604-875-2099
Website: http://keltyeatingdisorders.ca/provincial-specialized-eating-disorders-program-children-and-adolescents-bc-children-s-hospital
거식증과 신경성 식욕부진을 겪는 아동과 청소년을 위한 종합평가 치료를 제공함. 입원 서비스, 주간치료 및 통원치료 케어를 실시함.

Dalhousie University Medical School/Eating Disorders Clinic

Department of Psychiatry
IWK Health Centre Child and Adolescent Mental Health Program
5850/5980 University Avenue
P.O. Box 9700
Halifax, Nova Scotia B3K 6R8, Canada
Phone: 902-470-8375
E-mail(for general queries): psychiatry@dal.ca
Website: http://psychiatry.medicine.dal.ca
종합훈련팀은 젊은 환자들이 그들의 식욕부진과 신경성 폭식증의 신체적 심리적 문제를 해결할 수 있도록 돕는다. 팀들은 직접적인 임상 서비스와 상담 및 교육프로그램 발달에 개입한다.

Hospital for Sick Children/Eating Disorder Program

555 University Avenue
Toronto, Ontario M5G 1X8, Canada
Phone: 416-813-1500
Website: www.sickkids.ca/Psychiatry/What-we-do/Clinical-care/Eating-disorders-program
섭식장애를 겪는 아동과 청소년의 평가 및 치료를 위한 학제 학제 간 프로그램(interdisciplinary program), 신경성 식욕부진증, 신경성 폭식증 또는 비 특정 섭식장애가 있는 젊은 사람들을 평가하고 치료함. 입원치료, 통원치료 및 상담 서비스를 받을 수 있음.

University of Western Ontario/Child and Adolescent Mental Health Care Eating Disorders Program

London Health Sciences Centre(Victoria Hospital)
800 Commissioners Road East
London, Ontario N6C 2V5, Canada
Phone: 519-667-6640

Children's Hospital of Eastern Ontario/Eating Disorders Program

401 Smyth Road
Ottawa, Ontario K1H 8L1, Canada

268 resources
Phone: 613-737-7600
Website: www.cheo.on.ca
의사의 리퍼를 요구하며 통원 서비스, 주간치료 프로그램, 입원 서비스 및 부모 지지그룹을 포함한다.

Bellwood Health Services, Inc.

1020 McNicoll Avenue
Toronto, Ontario M1W 2J6, Canada
Phone: 800-387-6198 or 416-495-0926
E-mail: info@bellwood.ca
Website: www.bellwood.ca
섭식장애와 강박적 문제 행동을 위해 다양한 치료를 제공한다. 토론토에서 최고의 치료임에도 불구하고, 캐나다 전 지역을 담당할 뿐 아니라 미국과 다른 나라의 환자들을 돕는다.

McMaster Children's Hospital Eating Disorder Program

Hamilton Health Sciences
Hamilton, Ontario, Canada
Phone: 905-521-2100, ext. 73497

North York General Eating Disorders Program

North York General Hospital
4001 Leslie Street

Toronto, ON M2K 1E1
Phone: 416-756-6750
Website: www.nygh.on.ca/Default.aspx?cid=1230&lang=1
신경성 식욕부진증, 신경성 폭식증 그리고 그와 관련된 장애들을 겪는 청소년 및 성인들을 위해 서비스를 제공함.

Westwind Eating Disorder Recovery Centre

1605 Victoria Avenue
Brandon, Manitoba R7A 1C1, Canada
Phone: 888-353-3372 (toll free in North America) or (204) 728-2499
E-mail: info@westwind.mb.ca
Website: www.westwind.mb.ca
16세 이상의 여성을 위한 사설 거주자 집단 프로그램. 전통적인 병원이나 클리닉의 기관형태와는 현저히 다른 집 같은 분위기 속에서 거식증, 신경성 폭식증 그와 관련된 장애를 겪는 사람들을 위한 상담과 치료를 제공함. 치료는 협력적인 형태를 띠고 다양한 상호작용의 테크닉이 사용되며 케어는 개별적이며 개인에 따라 다름.

3. 영국

Great Ormond Street Hospital for Children NHS Trust

Great Ormond Street
London WC1N 3JH, United Kingdom
Phone: 7405 9200

Fax: 7829 8657

Website: www.ich.ucl.ac.uk

의사 및 간호사 직원, 가족치료사들, 정신치료사들, 심리학자들을 포함하는 섭식장애 팀. 젊은이들이 건강한 체중을 회복하고 건강하게 먹을 수 있도록 도우며 섭식장애로 인해 발생할 수 있는 의학적 문제를 다룸. 또한 젊은이들이 그 문제들을 극복할 수 있도록 건강한 방법들을 배우고 그들의 감정에 대해서 말할 수 있도록 돕는 치료적 접근임.

University of London/Eating Disorders Unit

Maudsley Hospital Institute of Psychiatry

Kings College, Box PO59

De Crespigny Park

London SE5 8AF, United Kingdom

Phone: 7836 5454

E-mail: edu@iop.kcl.ac.uk

Website: www.iop.kcl.ac.uk

섭식장애의 스펙트럼과 모든 나이를 섭렵하는 환자들을 위한 높은 수준의 서비스들을 제공.

Royal Free Hospital

Pond Street

London NW3 2QG, United Kingdom

Phone: 7794 0500

Fax: 7830 2468

Website: www.royalfree.nhs.uk

아동 청소년을 위한 종합적 서비스를 제공하는 병원. 다양한 아동 청소년들의 문제들을 다루며 그 안에 섭식장애 팀이 있다.

St. Mary's Hospital

Dr. Matthew Hodes, Contact
Praed Street
London W2 1NY, United Kingdom
Phone: 3312 6666
Website: www.imperial.nhs.uk/stmarys

Guy's Hospital

Great Maze
Road London SE1 9RT, United Kingdom
Phone: 7188 7188
Website: www.guysandstthomas.nhs.uk

South West London and St. George's Eating Disorders Service

Child and Adolescent Service
Harewood House
Springfield University Hospital
61 Glenburnie Road
Tooting SW17 7DJ, United Kingdom
Phone: 8682 6683
Fax: 8862 6724

Website: www.swlstg-tr.nhs.uk
치료는 필요에 따라 11살 이상의 통원환자, 주간환자 또는 입원환자를 위해 행해짐.

Leicester University/Eating Disorders Service

Division of Psychiatry
University Road
Leicester LE1 7RH, United Kingdom
Phone: 6252 2522
Fax: 6252 2200
Website: www.le.ac.uk
이러한 증상들을 위한 전문성을 갖춘 몇 개 안되는 국립 및 국제 센터 중의 하나임. 실험적 치료를 포함한 섭식장애의 모든 영역들에 대한 연구를 지원함.

Connect-ED Eating Disorders Specialist Children's Services

NHS Greater Glasgow and Clyde
Glasgow, Scotland
Phone: 0141 277 7406

4. 호주

Wesley Eating Disorders Centre

Wesley Private Hospital

91 Milton Street
Ashfield, New South Wales 2131, Australia
Phone: 9716 1400
Fax: 9799 6585
Website: www.wesleymission.org.au/centres/wesprivate
섭식장애를 위한 입원 및 주간 프로그램을 제공함.

Children's Hospital at Westmead

Dr. Michael Kohn, Contact
Locked Bag 4001
Westmead 2145
Sydney, New South Wales, Australia
Phone: 9845 0000
Fax: 9845 3489
Website: www.chw.edu.au
섭식장애와 체중 조절 프로그램을 제공함.

Centre for Adolescent Health/Eating Disorders Program

Royal Children's Hospital Melbourne
Centre for Adolescent Health
50 Flemington Road
Parkville, Victoria 3052, Australia
Phone: 03 9345 4738
Website: www.rch.org.au/cah/health-services/Eating-Disorders-Program

RCH 청소년 건강 센터(RCH Center Adolescent Health), RCH 통합 정신건강 프로그램(RCH Integrated Mental Health Programs), 멜본 대학(the University of Melbourne), 시카고 대학(the University of Chicago)과의 협력체 프로그램. 이 프로그램은 (1) 평가 클리닉 (2) 가족근거기반치료(FBT) (3) 입원프로그램 세 개의 주요 치료구성을 이룬다.

Centre for Clinical Interventions

Dr. Anthea Fursland, Principal Clinical Psychologist
223 James Street
Northbridge,
Western Australia 6003
Phone: 08 9227-4399; 08 9328-5911
E-mail: Info.cci@health.wa.gov.au

Family Based Eating Disorders Team Clinic

Richard Litster, Senior Social Worker
Child and Youth Mental Health Service
North West Community Health Centre
49 - 59 Corrigan Street
Keperra, Queensland 4054, Australia
Phone: 07 3335 8888

Interdisciplinary Family Based Treatment Clinic

Ingrid Wagner, Associate Professor
Queensland University of Technology Health Clinics
44 Musk Avenue
Kelvin Grove, Queensland 4059, Australia
Website: www.healthclinics.qut.edu.au
Phone: 07 3138 9777

Eating Disorder Program

Kim Hurst, Senior Psychologist
Child and Youth Mental Health Service
Robina Health Precinct
Level 3, 2 Campus Drive
Robina, Queensland 4226, Australia
Phone: 07 56356392

Mater Child and Youth Mental Health Service

Mater Children's Hospital
South Brisbane, Queensland 4101, Australia
Phone: 07 3163 1640(Eating Disorders Coordinator)
Website: www.kidsinmind.org.au

5. 뉴질랜드

Regional Eating Disorders Service

Auckland District Health Board
Level 2, Building 14
Greenlane Clinical Centre
Auckland, New Zealand
Phone: 623 4650, Ext. 27970
Fax: 623 4656
E-mail: pmasfen@adhb.govt.nz

교육/지지/리퍼

1. 미국

섭식장애 아카데미
Academy for Eating Disorders

111 Deer Lake Road, Suite 100
Deerfield, IL 60015
Phone: 847-498-4274
Fax: 847-480-9282
E-mail: info@aedweb.org
Website: www.aedweb.org

섭식장애에 대한 연구, 치료 그리고 예방에 대한 전문성을 추구하는 국제 학제 간 전문 조직. 교육, 훈련 그리고 공동 포럼과 전문적 대화를 제공함.

섭식장애 인식을 돕는 연맹
Alliance for Eating Disorders Awareness

P.O. Box 2562
West Palm Beach, FL 33402
Phone: 561-841-0900
Fax: 561-653-0043
E-mail: info@eatingdisorderinfo.org
Website: www.eatingdisorderinfo.org
경고 사인, 위험, 거식증, 신경성 폭식증 및 그와 관련된 장애들의 문제에 대해 부모나 양육자에게 교육적 정보를 전파함.

아동 및 청소년 정신과를 위한 미국인 아카데미
American Academy of Child and Adolescent Psychiatry

3615 Wisconsin Avenue NW
Washington, DC 20016-3007
Phone: 202-966-7300
Fax: 202-966-2891
Website: www.aacap.org
AACAP의 미션은 연구, 훈련, 지지, 예방, 종합적 진단과 치료, 동료 지지와 협력을 통해 아동, 청소년 그리고 가족들의 정신건강을 증진함.

필라델피아의 미국인 거식증/신경성 폭식증 협회
American Anorexia/Bulimia Association of Philadelphia

P.O. Box 1287
Langhorne, PA 19047
Phone: 215-221-1864 (24-hour information helpline)
Fax: 215-702-8944
Website: www.aabaphila.org
거식증, 신경성 폭식증 그리고 그와 관련된 장애들에 의해 영향을 받거나 그것들에 관심이 있는 사람들을 위한 서비스와 프로그램을 제공하는 비영리 단체. 삶을 위협하는 이러한 장애들을 위한 교육과 예방에 대한 도움을 주는 것을 목적으로 함.

섭식장애 연합
Eating Disorders Coalition

720 7th Street NW, Suite 300
Washington, DC 20001
Phone or fax: 202-543-9570
Website: www.eatingdisorderscoalition.org
연구, 법칙 그리고 행동에 중점을 둔 이 기관은 섭식장애를 겪는 사람들, 그들의 가족, 이러한 사람들과 일하는 전문인을 대표하는 연방 지원에 힘쓴 전문적이고 지지기반 조직의 협력체이다.

섭식장애와 정보센터
Eating Disorder Referral and Information Center

Website: www.edreferral.com
The Eating Disorder Referral and Information Center provides referrals to eating disorder practitioners, treatment facilities, and support groups. Referrals to eating disorder specialists are offered at no charge as a community service.

신경성 식욕부진과 그와 관련된 장애를 위한 국립 협회
National Association of Anorexia Nervosa and Associated Disorders

P.O. Box 640
Naperville, IL 60566
Helpline: 630-577-1330
E-mail: anadhelp@anad.org
Website: www.anad.org
ANAD는 직통 전화 상담, 무료지원 그룹들의 국제 네트워크 등을 제공하며, 건강 케어 전문가들에게 리퍼 하는 것과 동시에 자기 수용 및 건강한 생활방식을 촉진하기 위한 교육과 예방 프로그램을 담당한다. 모든 서비스는 무료이다. 또한 주 및 국가 건강보험 패리티를 위한 로비 활동과 연구를 수행하고 장려함.

국립 섭식장애 협회
National Eating Disorders Association

165 West 46th Street
New York, NY 10036
Phone: 212-575-6200
E-mail: info@NationalEatingDisorders.org
Website: www.nationaleatingdisorders.org
섭식장애를 예방하고 거식증, 신경성 폭식증, 폭식증으로 고통받는 사람들과 신체상과 체중 이슈로 고민하는 사람들에게 치료를 위한 리퍼를 제공하는 미국의 가장 큰 비영리 단체.

국립건강 기관
National Institutes of Health

9000 Rockville Pike
Bethesda, MD 20892
Phone: 301-496-4000
Website: www.nih.gov
NIH는 미국의 의학적 행동적 연구의 청지기 역할을 하는 곳임. 건강과 서비스를 담당하는 미국 부서 기관.

청소년 의학적 신체적 건강을 위한 단체
Society for Adolescent Health and Medicine

111 Deer Lake Road, Suite 100
Deerfield, IL 60015

Phone: 847-753-5226

Website: www.adolescenthealth.org

모든 청소년의 웰빙 및 신체, 정신적 사회건강의 발전에 노력하는 다양한 훈련이 제공되는 전문가 기관.

Something Fishy Website on Eating Disorders

Website: www.somethingfishy.org

게시판, 온라인 채팅 및 지원, 정보 그리고 리퍼에 대한 인식을 높이는 것에 집중하는 웹사이트.

2. 캐나다

ANEB(Anorexia and Bulimia Quebec)

114 Donegani Boulevard

Pointe Claire, Quebec H9R 2W3, Canada

Phone: 514-630-0907

Website: www.anebquebec.com

Hope's Garden Eating Disorders Support and Resource Centre

478 Waterloo Street

London, Ontario N6B 2P4, Canada

Phone: 519-434-7721

E-mail: info@hopesgarden.org

Website: www.hopesgarden.org

치료 센터, 치료사 그리고 영양사, 방문 지원에 대한 정보 및 리퍼. 그 밖에 도서, 지지그룹, 강연, 교육자 워크숍, 지원 활동 등을 포함함.

Hopewell/Eating Disorders Support Centre of Ottawa

Heartwood House
153 Chapel Street, Suite 202
Ottawa, Ontario K1N 1H5, Canada
Phone: 613-241-3428
Fax: 613-241-0850
E-mail: info@hopewell.ca
Website: www.hopewell.ca
섭식장애로 영향을 받은 사람들에게 치료와 회복 과정 속에서 필요한 지원과 자료들을 제공함.

National Eating Disorder Information Centre

200 Elizabeth Street, ES 7-421t
Toronto, Ontario M5G 2C4, Canada
Phone: 866-NEDIC-20 (toll free) or 416-340-4156
Fax: 416-340-4736
E-mail: nedic@uhn.on.ca
Website: www.nedic.ca
섭식장애와 체중 집착에 대한 정보 및 자료들을 제공하는 비영리 단체.

3. 영국

British Association for Counseling and Psychotherapy

BACP House
15 St. John's Business Park
Lutterworth LE17 4HB, United Kingdom
Phone: 01455 883300
Fax: 01455 550243
E-mail: bacp@bacp.co.uk
Website: www.bacp.co.uk
지역 안의 상담자 정보를 제공함.

Eating Disorders Association

Wensum House, First Floor,
103 Prince of Wales Road
Norwich NR1 1DW, United Kingdom
Phone: 1603 619 090
Fax: 1603 664 915
E-mail: info@b-eat.co.uk
Website: www.b-eat.co.uk/Home

National Centre for Eating Disorders

54 New Road, Esher
Surrey KT10 9NU, United Kingdom

Phone: 8458 382 040

Website: www.eating-disorders.org.uk

폭식증, 신경성 폭식증 그리고 거식증을 포함한 모든 섭식 문제들을 위한 해결점을 제공하기 위해 세워진 독립기관. 상담 및 전문가 훈련을 포함하며 학생, 저널리스트 그리고 양육자들을 위해 정보를 제공. 섭식장애로 인해 삶에 영향을 끼친 사람들에게 집중하며 영국 전역에 걸쳐 정보와 도움 및 지원을 제공하는 선두 기관. 대중들의 이해와 정책에 긍정적인 영향을 끼치는 것에 목표를 둠.

Somerset and Wessex Eating Disorders Association

Strode House

10 Leigh Road Street

Somerset BA16 0HA, United Kingdom

Phone: 1458 448 600

Website: www.swedauk.org/index.htm

지역의 욕구를 반영하는 편견 없는 서비스, 정보, 자원들을 제공하는 섭식장애 협회임. 전화, 헬프라인, 방문, 지역 도우미, 도서관 서비스 등을 제공한다.

4. 호주

ACEDA(공황장애, 불안, 강박과 섭식장애의 치료를 포함)

589 South Road

Everard Park, South Australia 5035, Australia

Phone: 8297 4011

Fax: 8297 7587

E-mail: ed@aceda.org.au

Website: www.aceda.org.au

가족, 부부 및 친구들을 위해 지지, 지원 및 상담을 제공하며 지역적 인식을 높임.

Eating Disorders Foundation of Victoria Inc.

1513 High Street

Glen Iris, Victoria 3146, Australia

Phone: 9885 0318

Fax: 9885 1153

Website: www.eatingdisorders.org.au

섭식장애에 대해서 좀 더 나은 정보를 제공하고 섭식장애에 의해 영향을 받은 사람들을 돕는 것을 목표로 하는 비영리 단체.

National Eating Disorders Collaboration

103 Alexander Street

Crows Nest, New South Wales 2065, Australia

Phone: (02) 9412 4499

E-mail: info@nedc.com.au

Website: www.nedc.com.au

섭식장애의 환자 또는 섭식장애를 발전시키는 위험에 있는 사람들의 건강 회복을 목표로 하며 섭식장애를 위한 초기 개입, 예방, 회복 및 호전을 위한 장기간 치료 접근의 필요성을 다룸. NEDC 웹사이트는 한 장소에서 함께 한 분야의 리더들로부터의 견해, 전문적 지식, 연구 자료들을 제공한다.

호주 정신 치료 및 상담 연합회
Psychotherapy and Counselling Federation of Australia

300 Park Street, Fitzroy North
Victoria 3068, Australia
Phone: 9486 3077
Fax: 9486 3933
E-mail: admin@pacfa.org.au
Website: www.pacfa.org.au
호주 지역에 있는 정신치료와 상담훈련에 대한 다양한 양식들을 구비하고 있는 전문적 제휴기관들로 구성된 대표기관.

Eating Disorder Outreach Service

Information and Referral Service for Queensland
Phone: 07 3114 0809
E-mail: EDOS@health.qld.gov.au

5. 뉴질랜드

Canterbury Mental Health Education and Resource Centre Trust(MHERC)

P.O. Box 13 167
Christchurch, New Zealand
Phone: 365 5344 or 424 399(toll free)
Fax: 03 366 7720
Website: www.mherc.org.nz

Eating Difficulties Education Network

1 Garnet Road
Westmere, Auckland, New Zealand
280 resources
Phone: 378 9039
Fax: 378 9393
Website: www.eden.org.nz

뉴질랜드 상담자 협회
New Zealand Association of Counselors

Federated Farmers Building, 3rd Floor
169 London Street
Hamilton 2015, New Zealand
Phone: 834 0220
Fax: 834 0221
E-mail: execofficer@nzac.org.nz
Website: www.nzac.org.nz
NZAC는 현재 교육, 건강, 정의, 사회 복지를 맡고 있는 정부 기관, 사회 서비스를 기초로 하는 지역 기관, Iwi 사회서비스, Pacific Island 기관, 개인 수련 그리고 다양한 민족들을 위한 특정 도움 기관 등에서 일하는 약 2,500명의 상담자들을 두고 있다.

6. 다른 국제 기관

섭식장애 전문인들을 위한 국제 협회
IAEDP: The International Association of Eating Disorders Professionals

P.O. Box 1295
Pekin, IL 61555-1295
Phone: 800-800-8126
Fax: 800-800-8126
Website: www.iaedp.com
섭식장애로부터 고통받는 사람들을 치료하는 수련자들에게 윤리적 전문적 기준을 강조하는 것과 동시에 고급 수준의 전문성을 제공하는 것을 목표로 함. 또한 그 분야의 수련과 교육을 제공하며 전문적 필수조건을 충족하는 사람들에게 자격증을 부여함.

International Eating Disorder Referral Organization

Website: www.edreferral.com
섭식장애의 모든 형태를 위한 치료자원과 정보를 제공함.

찾아보기

한글

(가)

가슴의 통증 53
가족 개입 16, 103
가족 시스템 186, 332
가족 역동 295
가족기반치료 6-9, 85, 185-186, 372
가족기반치료(FBT) 6, 8, 85, 185, 211, 214-215, 282, 291, 372
가족작업 14
가족치료 8, 15, 71, 82, 85, 103, 181, 184-189, 191-192, 194-195, 201, 291, 293-294, 299, 372-373, 392, 398
각성제 52
간섭 13, 63, 84, 148, 163-164, 204, 304, 305, 354
간헐적 발작성 근육 경련 142
갈등 회피 81, 104, 292
갑상선(thyroid) 검사 46
강박 관념 98, 196
강박성 67
강박장애 53, 145-146, 271
강박적 사고 365
강박적으로 체중을 재는 것 261
강인함의 감정 36
같은 마음 313-314
개방형 질문 51
개별화 72, 162, 191, 295
개인 심리학 294
개인치료법 185
개인치료의 추종자들 75
개입 시기 366
거리 두기 63
거식증 5, 9, 19, 30-32, 58, 73-76, 79-84, 98, 105, 121, 145-147, 161-166, 183-185, 195-197, 224-225, 234-237, 260, 294-296, 319-321, 327-328, 342, 382, 412
거식증 치료요법 85
거식증의 병인론 81
거식증의 요인 81
거식증의 회복 324
거절에 대한 공포 72
거주 집단 케어 72
거주자 집단 치료 8, 200, 231, 290, 355-356, 367, 397
거짓 독립 82
건강보조제 53
결정권 18, 201, 277
결핍된 자아 101
경계선적 성격장애 146
경고 사인 43, 47, 49, 352, 364, 405
경련 141-142
경제적 부담 284
경직된 가족 82
경험적 행동 299

계획 36, 49, 80, 142, 176, 194, 218–219, 233–234, 246–247, 253, 281, 298–299, 333, 341, 353
고착화 41, 58, 68
고혈압 31, 42, 143, 165
골감소증 134
골다공증 30, 132–134
골수 저형성증 136
공복 상태 256
공통적인 전략 316
공포 70, 72, 130, 154, 222
공포적 회피 반응의 결과 105
과도한 운동 44, 52, 57, 127, 201, 259, 269
과도한 자가 평가 127
과도한 집착 193
과업 77
과외활동 296
과잉 보호적인 가족 82
과잉간섭 73
관계적 딜레마 303
교착상태 168, 321
구강기 환상 101
구성원 6–9, 72, 85–86, 104, 144, 187, 195, 230, 280, 293, 313, 332–333, 338, 347–348, 357–358, 360, 362
구조적 가족치료 103–104
구조화된 접근 254
구조화된지지 234
구토제 31, 141
궁극적인 성공 77
궤양 30
귀밑샘 164
규율 161
규칙 35, 170, 174, 251, 257, 262, 326
규칙적인 식사 238–239
규칙적인 식사 습관 238, 302
균열감 167
균형감 164, 247, 267, 354
균형된 음식 235
극단적인 신념 127
극심한 다이어트 32, 39–40, 72
극심한 영양실조 164
극심한 저 체중 53
금식 44, 52, 127
금욕주의적인 개념 35
기능적인 가족관계 304
기대에 대한 명확성 247
기술 46, 50, 126, 216, 268, 289, 300–301, 309–310, 368
기술 습득 309
기절 31, 45, 53, 138
꿈 해석 101

(나)

내면적 불안감 72
내재화 80, 109
내적 갈등 317
내적 자원 72
뇌의 구조적 이상 136
눈 안의 터진 혈관 53
느린 박동수 285

(다)

다 인성적인 96
다양한 치료 접근 278
다이어트 27, 29, 34–35, 37–40, 42–44, 52–53, 98, 105, 111, 158–162, 164–165, 192, 215, 250, 260, 267, 295, 297

다이어트 과정 34
다이어트 기술 126
다이어트 빈도수 53
단결 313
단식 43–44, 52
단합 336, 338, 348, 358, 364
단합된 봉쇄망 20
단합의 힘 6, 313
당뇨 31, 42, 45
당뇨병 113, 115, 143, 165
당신의 적 226
대변인 296
대사성 알칼리증 140
대안 247–248, 258, 266, 277, 281, 289–290, 295, 304, 342, 357
대인관계 21, 101, 146, 193, 308
대인관계 결여 304
대인관계 심리치료 184, 303
대인관계 심리치료(IPT) 185, 303, 390
대인관계적 효능성 309
대중 매체 108, 122
대처 전략 41, 177
대처하는 기술 310
도덕성 35
도파민 99
독립된 개체 19
독립된 정체성 105
독립성 69, 83, 160, 162, 201, 293, 341
독립을 쟁취 76
독립적인 사고 72, 82
동기 9, 35, 88, 159, 227, 235, 254, 278, 281, 303, 366
동기 강화 299
동기부여 35, 51, 241, 246
동맹 292, 336, 348
동반 질환 143, 145, 147
두려움 39–40, 125, 130, 175, 222, 252, 293, 295, 302
두통 53, 55, 131
딜레마 15, 58, 88, 161–162, 186, 213, 223, 296–297, 303, 321, 337, 348–349, 359–360, 369

(라)

리퍼 46–47, 51, 215, 351, 353, 396, 404, 407–410

(마)

마른 몸의 이상화 80
마른 외모 35
마음챙김 309
만성 신부전증 140
만성적인 의학적 문제 134
많은 치료 프로그램들 12
명시적 메시지 94
모성 욕구 72
몸속의 칼륨 30
무결점 161
무력감 72, 369
무월경 126, 133, 136
무작위 임상 실험 185–186, 188, 191–192
무작위 통제 실험 193
무질서한 섭식 152, 275
무질서한 섭식 행동 193, 229, 303
무질서한 식습관 115, 200–201, 230
문제 해결 299, 302
문제의 발달 54, 110
문제의 본질 137, 304
문화적 압력 81, 107, 109
문화적인 20, 130

미국 소아과 학회 56
미디어 107, 110–111, 260, 264–268
미디어의 영향 264
미성숙 101–102, 190–191, 293, 295
미적 기준에 대한 사회문제에 관해 115
밀착된 가족들 81

(바)

반 기아 연구 결과 172
반복적인 굶주림 146
반복적인 폭식 127–128
발달과정 54, 125, 279, 295
발달적 결여 72
발달적 문제 294
발달적 어려움 295
발달적 이슈 16
발달적인 문제 54, 106
발달치료사 75
발작 113–114, 141
방과 후 활동 296
방어 메커니즘 101
방해적 요소 122
백업(Backup) 계획 281
변증법적 치료(DBT) 185, 372
변증법적 행동 치료 71, 309
병원 입원 72, 202–203, 231
보상 경험 99
보상 행동 53, 127–128, 192
보편적인 해결책 232
본능적인 감각 63
본질적인 핵심 84
부모 9, 11–23, 31–34, 48–51, 53–57, 61–66, 68–78, 80–91, 94–98, 114–115, 142–149, 151–171, 186–189, 215–225, 230–237, 242–252, 265–351, 353–369, 405
부모 상담 289
부모 심리 병리학 73
부모 양육 341
부모 지지그룹 289–290, 396
부모교육 미팅 288
부모들의 참여 14
부모의 '간섭' 164
부모의 개입 20–21, 148, 181, 275–276, 286
부모의 권한 246
부모의 능력 299
부모의 역할 17, 71, 80, 260, 275, 281, 283, 291, 293–294, 297, 299, 303, 309–310, 335, 359
부모의 자원 77
부모의 질병 34
부모의 탐색 122
부모의 탓 13
부모의 한계 297
부모참여 72
부모참여의 제거 72
부은 귀밑 침샘, 혈청 아밀라아제 수치 증가 142
부은 목 분비선 53
부은 침샘 45
부인 39, 47, 55, 125, 131, 133, 163, 165–167, 213, 301, 320–322, 335
부적절 감 72
부적절한 동맹 292
부적절한 보상 행동 127–128
부적절한 자기 감각 101
부정적인 기분 상태 98
부정적인 정서 309
부종 137, 140
분노 36, 42, 101, 178, 221, 223, 226–228, 244, 247, 306, 308

분리 19, 72, 103, 156, 169–170, 180, 189, 191, 224–225, 227, 292, 295, 306, 339–340, 358
분리 개별화 72
분리 불안 54
분리개념 295
분열 20, 317–318, 323
불안 12, 36, 56, 63, 67, 88, 98–99, 114, 147, 193, 196–197, 199, 212–213, 227, 256, 269, 292, 294, 331, 412
불안감 40, 77, 105, 133, 166, 187, 249, 260, 263, 307, 319, 331, 350
불안장애 53, 363
비 합리성 72
비교 문화 연구 109
비만 40, 57, 108, 143, 165, 381, 386, 391
비밀 보장 53, 296
비밀스러운 행위 256
비특이성 191
비현실적인 두려움 293
빈도수 53, 129, 133

(사)

사고방식 102, 151, 153, 310, 347
사고방식의 유연함 102
사랑과 능력 88
사망률 30, 139
사생활에 대한 욕구의 힘 71
사인과 증상 44, 149
사회불안 42, 271
사회적 가치 108, 266
사회적 기준 35
사회적 문화적 압력 81, 107
사회적 어려움 41
사회적 학습 265
사회적 활동 279
사회적인 위기감 42
산/염기 불균형 139
산증 139
살바도르 미누친 81, 187
삼각관계 325, 331
상호작용 80, 96, 292, 397
생리 34, 44, 55, 76, 83, 126, 132, 161, 192, 269, 375
생산적인 벌 245
서로 합의하는 법 313
서맥 134–135
서양의 미적 개념 110
서양적 개념 109
선택적 세로토닌 재흡수 억제제 196
설사제 31, 36, 39–40, 44, 108, 126–127, 258–259
섭식 문제 29, 53–54, 98, 110, 112, 130, 167, 193, 214, 281, 377, 412
섭식 및 음식 공급의 어려움 129
섭식 패턴 33, 41, 375
섭식 행동 46, 52, 86, 88, 98, 114, 192, 211, 222–223, 229, 231, 270, 303, 340, 369
섭식 훈련 287, 373
섭식장애 5–25, 42–48, 63–73, 77–82, 85–91, 108–115, 145–149, 151–156, 183–196, 220–229, 231–238, 260–265, 315–328, 335–344, 347–355, 374–388, 404–408
섭식장애 성격 67
섭식장애 프로그램 17, 375, 383
섭식장애 프로들의 웹사이트 264
섭식장애에 대한 원인 94
섭식장애에 대한 취약성 98
섭식장애의 복잡성 5, 121
섭식장애의 본성 66, 69
성 학대 53
성격장애 53, 146
성격적 특성 35, 54, 98

성공 가능성 79
성공에 핵심적 역할 88
성공할 가능성 115
성장 호르몬 변화 135
성적 억압 101
성적 외상 112
성적 학대 112
성취 36, 82
성취감 27, 131, 159, 240, 245, 265
세로토닌 99, 196
셀프 모니터링 299
소변 비중(urine specific gravity) 검사 46
소외감 237, 341
솔루션 121
솜털 135
쇠약 53, 133
쇠약 증세 165
수분 섭취 11, 52
수용력 172, 297
수축기(누웠다 서 있을 때) 혈압 285
수치심 39–40, 42, 88–89, 116, 128, 138, 166, 178, 256, 263, 289, 321, 323
수행 기준 160
순응적인 전략 72
순종 72
스스로 선택한 굶주림 104
스스로의 발전에 관한 생각 35
스케줄의 조정 231
시상 하부 성선 기능 저하증 136
식단 33, 84, 194, 243, 251–252, 299, 302, 341, 365
식도 파열 139
식사 계획 194, 233
식사 패턴 192, 212, 238, 241
식욕부진 123, 125–126, 130–131, 134, 136–137, 153, 158–160, 164–165, 170–172, 253, 374–376, 394, 407
식욕부진의 하위유형 125
식욕이 낮은 130
신경 이완제 196
신경성 식욕 폭식증 16
신경성 식욕부진증의 의학적 합병증 131
신경성 폭식증 5, 9, 30, 40–41, 88, 126–128, 147–149, 160–166, 176–179, 183–186, 192–195, 197–200, 301–305, 374–376, 381–383, 405–406
신경성 폭식증의 심각도 127
신경성 폭식증의 의학적 합병증 138–139
신경성 폭식증이 있는 환자 111
신경전달물질 98–99
신뢰 형성과 협동적 관계 216
신뢰감 49
신장문제(Renal Problems) 140
신체 성숙의 궤도 76
신체상의 왜곡 176
신체적 상실감 53
실패감 42, 178
심각도 126–127
심각한 영양실조 134, 284
심각한 체중감소 30–31, 179
심근 독성 141
심리 역동 접근 294
심리 역동 치료 71, 294
심리 치료법 190, 198, 201
심리 통찰 중심의 치료법 201
심리적 기제 14
심리적 요소 126
심리적 질병 94, 122, 143
심리적 치료 95, 355
심리평가 47, 49, 372
심인성 질환 81–82
심인성 질환의 가족 81–82

심장 기능 장애 137
심장 박동수 45, 134, 164, 240, 284
심장 박동수 감소 30
심장 부정맥 141
심장마비 30
심장의 비정상적인 전기 전도 139
심전도(electrocardiogram) 검사 46

(아)

아동 가이던스 클리닉 187
악순환 53, 324
안도감 156, 163, 177, 179, 258–259, 349–350
알칼리의 영향 140
암 생존자 269
애도 304
애착 관계 54
액상 보조제 78
약리학적 치료 198
약물 36, 52–53, 99–100, 113–114, 125, 132, 141, 145, 148, 195–199, 271, 356, 365
약물의 남용 81, 127, 148–149, 308
약물의 효능 196
약물치료 65, 146, 184, 198–199, 372–373, 392
양가적인 의무감 221
양육방식 341–343
어려움 16–17, 41–42, 72–77, 101–102, 121–122, 144–145, 177, 183, 202, 217–218, 240, 260, 271, 295–297, 302–303, 329–331, 347, 349
어지럼증 53, 140
억압 83, 101, 292
엄격한 감독관 178
업데이트 정보 280
에나멜 침식 31, 45
에나멜(Enamel) 상실 141
에너지 35, 67, 95, 110, 125, 129, 156, 166, 201, 205, 242, 246, 253, 260, 265, 292, 335–336
에너지 저하 134, 375
역할 분쟁 304
역할 전환 304, 306–307
역할의 전환점 306
역효과 49, 96, 240, 251, 254, 292
연관성의 본질 111
염화물 140
영양 결핍 31, 126, 129
영양사 7, 55, 62, 78, 80, 194–195, 204, 261, 288, 365, 377, 390, 410
영양실조 79, 125, 134, 164, 230, 241, 252, 284
영양실조 상태 245
예방 7, 113–114, 133, 196, 201, 377–378, 405–408, 413
예상되는 입원 기간 283
옷 쇼핑 260, 262
완벽주의 35, 67, 98, 295
완벽주의적인 성향 66–67
왜곡된 가치 265
왜곡된 사고 5, 20, 151, 245, 260
외모의 매력 265
외상 100, 112–113
외상의 역할 113
외현화 101
우울감 40, 42, 146, 175–176, 191, 295, 363
우울증 30, 42, 53, 68, 99, 145–146, 193, 195, 197–198, 271
월경 30, 36, 105, 132–134, 188
월경의 멈춤 45, 53
월경이 중단 133
위 팽창 137, 142
위급한 문제 19
위약 통제 실험 197
위와 복부 통증 53

위장 문제 31, 137
위장 장애 137
위험률 98
윌리엄 걸 경 71, 95
유기불안 308
유능감 91, 295
유연성 8, 247, 262, 310
유연한 스케줄 234
유익한 동맹 20
유전적 취약성 115
유전적 측면 97
유제품 252
육식과 단백질 섭취 52
융통성 84, 337
음식 섭취 68, 72, 78, 174, 176, 211, 216, 225, 313, 326
음식 재공급 프로그램 78-79
의견 불일치 344
의견 차이 276, 315, 333, 336, 338, 356
의견충돌 315, 317, 320, 322-324
의료 검진 142
의사소통 문제 292
이뇨제 40, 52, 127
이론적 개념 96
이민자들에 관한 연구 109
이상적 내재화 109
이상적인 체중(IBW) 55
이원적 치료 100
이차적인 동기 235
인과론에 대한 지식 95
인슐린 생성 113
인지 왜곡 152, 154-156, 167-168, 181
인지적 개선 치료 310
인지적 과정 16
인지적 재구조화 299
인지행동치료 184, 299, 372-373, 391
인지행동치료(CBT) 185, 299, 390
인후통 53
일관된 방법 314
일반적인 가족 문제 291
일치된 협력심 313
입원에 대한 목표 283
입원치료 185, 200, 202-203, 282-286, 288-290, 367, 373, 391, 393, 395

(자)

자기 가치감 저하 110
자기주장 75, 82, 101-102, 294, 296, 305
자녀의 발달적인 과업 82
자녀의 유익 87
자녀의 질병 18, 76, 153, 197, 216, 320, 323, 335, 355
자발적 역류 53
자부심 131, 159, 165-166, 263
자신감 32, 79, 91, 97, 101, 116, 132, 213, 217, 290, 294-295, 298, 356
자신을 개방 293
자신을 돌보기 215, 271
자신의 가치감 40, 266
자신의 개별화 162
자신의 결단 67
자아 동조적 131, 321
자아 동질적 질병 165
자아 이질적 166
자아 존중감 266-267
자아 지향적 개인치료 191
자아-이질적 138
자아정체감 294
자유로움 111
자유연상 101

자율성 51, 69, 75, 82, 105, 160, 185, 296, 310
잘못된 개념 12
잠재성 87
장애의 위험 102, 109
재발 방지 303
재발을 방지 193
재양육 73
재지 46, 351
저 염소 혈증 140
저지방 우유 252, 323
저체온증 134
저칼륨혈증 139
저혈압 30, 45, 65, 134
저혈압의 안정화 202
전기 뇌 활동의 추가적 변화 136
전기적 중성 140
전략 29, 41, 72, 110, 121, 152–153, 167, 179–180, 190, 217, 234, 253, 295, 302–303, 316, 323, 338, 349
전문가들과 함께 작업하기 214
전문기관 6, 286, 367, 371–372, 374
전신 피로 140
전유(whole milk) 252
전통적 가족 개입 103
전해질 124
전해질 불균형 285
전해질 수치 124
전해질(electrolytes) 검사 46
전형적인 반응 342
정서 조절 309
정서적 미성숙 295
정서적 상태 300
정신 분석학 전통 101
정신 역동 치료 190, 192
정신 질환 87, 101, 112, 122, 143, 148, 165, 181
정신 질환 진단 및 통계 매뉴얼 56
정신과적 진단 321, 350
정신분석 74, 100–101
정체성 72, 102, 105, 264
정체성의 발달 72–73, 109
제한 유형 125
조언자 90
조절력 40
종합 신체검사 45
죄책감 36, 40, 88, 93, 95–96, 101, 116, 128, 146, 166, 172, 178, 228–229, 248, 256, 262, 307–308, 318
주거 집단 프로그램 276, 290
주의 환산 89
주의를 분산 222, 235–236, 344
증상의 개선 355
지방 함량을 제한하는 것 52
지속적인 자신감 294
지지 역할 6, 275–276
지지그룹 272, 289–290, 396, 410
지지적인 친구 관계 263
지지적인 환경 123
진단 기준 125–126, 129
진단적 체계 16
진정한 소망 72
질병으로부터 분리 180
질병의 수치심 88
질병의 시기 69
질병의 외재화 180
질병의 원인 93–94, 96, 114, 205, 296
질병의 증상 69
질식 경험의 사건 130
집중 통원치료 프로그램 289
집중의 어려움 53
집중적 운동 요법 267

(차)

찰스 라세귀 71, 95
책임감 75, 82, 85–86, 88, 90–91, 292, 298, 306, 334
천연두 94
청소년 IPT 307
청소년 발달 188, 276
청소년 발달의 궤도 162, 183
청소년 식욕 부진 189
청소년 의학 사회단체 284
청소년 중심치료(AFT) 185
청소년 집중치료 294
청소년의 발달과업 341
체벌의 감정 308
체온 134–135, 244, 285
체온 저하 30
체중 11, 34–42, 52–57, 78–80, 94, 108–109, 124–127, 165–169, 171–180, 200–203, 242–245, 251–254, 286–289, 309–310, 328–330, 363–364
체중 감량 36, 57, 88, 101, 106, 110, 126, 158, 161–163, 165, 167, 170–171, 175–177, 283
체중 감량제 52
체중 저하 283
체중 조절 전략 176
체중감소 30–33, 36, 44–45, 77–79
체중에 대한 믿음 225
체중증가 39
체중지수 55–56
체질량 지수 55, 126
초경의 경험 52
초기 기질 54
초기 박탈감 100
초기 정신분석 이론 101
초기 징후 133, 144
촉발 사건 34, 113
최대 골량기 감소 134
최소화 47, 51, 285, 301, 389
추가적인 임상적 주의 130
치료 초기 216, 238, 240, 262, 264, 280
치료단계 241, 353
치료사 7–9, 23, 62–65, 73–76, 112, 114, 185–188, 215–218, 222–224, 278–282, 295–302, 304–310, 333–334, 410
치료사의 딜레마 112
치료의 초기 단계에서 191
치료적 관계 295
치아의 에나멜 31, 45

(카)

칼로리를 체크하는 것 52
칼륨의 저하 165
컨설턴트 322
크레아티닌 140
크리에티닌(creatinine)의 검사 46

(타)

탈수 31, 138–140, 284
탈수상태 283
탈수증세 134
테스토스테론 134
통원치료 72, 184, 202, 284, 289–290, 313, 356, 384–386, 392–395
통일된 동맹 314
통제 63, 77–79, 113–115, 127–129, 160–164, 193, 214, 220–221, 269–270, 305, 317, 340, 362
통제 불능 160
통제권 78, 285, 341

통제력 78, 127–128, 145, 149, 162
통제불가 63, 72
통찰력 106, 175
트라우마 8, 52–53, 94, 112
특별한 발견 16
테타니 142

(파)

파괴적인 시도 295
파괴적인 전략 295
퍼징 19, 21, 38–41, 43–45, 70, 125–127, 138–139, 160, 176–178, 192–193, 253–259, 297–302, 321, 343, 350
퍼징 행동 52, 126, 137, 177
퍼징(purging) 9, 30
페미니스트적 관점 110
폐렴 94
포만감 172–173
폭식 19, 21, 39–42, 52–53, 70, 115, 126–129, 137–139, 143, 155, 163, 177, 183, 198, 200, 220, 235, 254–259, 299–302, 321, 335, 354
폭식 행동 194, 256
폭식장애 16, 19, 111, 123, 128–129, 143, 162–166, 186, 189–190, 197, 199, 250, 319, 375
폭식장애의 의학적 합병증 143
폭식증 장애 95
폭식–퍼징 유형 125–126
프로작(Prozac) 196
피드백 52, 279, 287, 310
피부와 모발의 변화 135
필수 전해질 30
필요한 에너지 129

(하)

학교로 복귀 270
학대 52–53, 112
한부모 가족 304, 307–308
함께 작업하는 것 49, 219, 292, 325, 329, 367
함께 장을 보러 가는 것 262
합병증 30–31, 54, 122, 131, 134, 137–139, 142–143, 197
합일된 연결 233
합일점 277, 324, 326
항불안제 196
항우울제 197
해결책 15, 63, 131, 158, 175, 186, 232, 268, 302, 333, 353
행동 변화에 대한 보상 186
행동을 취하는 것 48–49, 58, 97, 204
행동적 요소 126
향상 욕구 35
현실점검의 역할 81
혈구 수치 45
혈압 31, 45, 134, 139, 285
혈액질소요소(BUN: blood urea nitrogen) 46
혈청 중탄산염 140
협력 17, 20, 200, 245, 279, 282, 311, 313, 315, 329, 397, 402, 405–406
혼란스러운 식사 습관 256
화학 신호 114
환상 101, 105, 111
환상적 삶 101
회복률 189
회복에 대한 동기 88
회복을 위한 동기 254, 278
회복의 핵심 요소 96
회복할 동기 227
회피적 반응 129

회피적/제한적 음식 섭취장애 5, 16, 19, 113, 123, 129, 174, 186, 241, 250, 291, 319
효능감 86, 104, 185, 295
후속 치료법 285
후퇴 76, 124, 215, 233, 249, 268–269
희생 155, 314, 331
힘 6, 8, 55, 67, 80, 91, 95, 110, 139, 157–158, 161, 165, 201, 225, 247, 309, 313, 347

영어

(A)

AFT(Adolescent Focused Therapy) 191

(C)

CBT 185–186, 192–195, 198–199, 299–300, 303, 390

(F)

FBT 8, 85, 87, 181, 185, 187–190, 192, 195, 203, 211–212, 214–215, 275, 277, 282, 291, 380, 390, 402
FBT 접근법 212

(I)

IPT 185–186, 193–195, 303–304, 307, 390

저자 소개

James Lock, Md, Phd

스탠퍼드 대학(Stanford University) 소아 정신과 교수이자 스탠퍼드 아동 청소년 섭식장애 프로그램 부서 감독 James Lock 박사는 섭식장애와 관련된 연구로 많은 수상을 받았으며 Daniel Le Grange와 공동으로 전문가들을 위한 책들을 출판하였다. 또한 아동, 청소년, 그들의 가족들을 위한 근거 기반 치료를 제공하기 위해 헌신해 오고 있다.

Daniel Le Grange, Phd

Daniel Le Grange 박사는 캘리포니아 샌프란시스코 대학(The University of California, San Francisco)의 섭식장애 프로그램의 부서의 공동 감독관이자 소아정신과 아동 건강 부서의 교수이다. 또한 2014년까지 섭식장애 프로그램 부서의 감독으로 있었던 시카고 대학(University of Chicago)의 명예교수이기도 하다. 그는 수상 경력의 업적을 세운 연구원으로서, 거식증을 위한 가족 기반 치료(family-based treatment)를 발전시켰던 런던의 모즐리 병원(Maudsley Hospital)의 구성원의 멤버이기도 하였으며, 섭식장애로 고통받고 있는 수많은 청소년과 그 가족들을 치료해 왔다.

역자 소개

윤줄리아 영 심리상담사

카톨릭 대학교 상담심리대학원 석사
미시간 주립대학교 음악예술학부 박사

라이트인유 국제심리상담센터(Light In-U International Counseling Center) 및
부설 한국 섭식장애 연구소 소장
E-mail: lightinucenter@gmail.com

청소년의 섭식장애 어떻게 도울까? 제2판

가족기반치료(Family-Based Treatment) 중심

초판인쇄 2021년 4월 16일
초판발행 2021년 4월 23일

지 은 이 James Lock, Md, Phd & Daniel Le Grange, Phd
옮 긴 이 윤줄리아 영
펴 낸 이 소 정 영
펴 낸 곳 하나醫學社

출판신고 제25100-2013-000061호(1988. 4. 1.)
주 소 서울시 서대문구 거북골로 7-7(홍은동) 하나빌딩 1층

전화번호 (02)730-2555, 2556
팩 스 (02)730-2557
홈페이지 www.hanampc.co.kr
이 메 일 hanampc1@naver.com

값 22,000원

ISBN 979-11-85696-99-7 93510